Krauß / Müller / Unterreitmeier
Arzneimitteleinnahme

für die **Kitteltasche**

Krauß / Müller / Unterreitmeier

Arzneimittel-einnahme

Wann – Wie viel – Womit

Jürgen Krauß, München
Petra Müller, München
Doris Unterreitmeier, Gräfelfing

3., überarbeitete und erweiterte Auflage

wvg Wissenschaftliche Verlagsgesellschaft Stuttgart

Anschriften der Autoren

Dr. Jürgen Krauß
Department Pharmazie
Butenandt Straße 5–13
81377 München

Petra Müller
Elfenstr. 7a
81739 München

Dr. Doris Unterreitmeier
Jahn-Apotheke
Jahnplatz 1–3
82166 Gräfelfing

Alle Angaben in diesem Buch wurden sorgfältig geprüft. Dennoch können die Autoren und der Verlag keine Gewähr für deren Richtigkeit übernehmen.

Ein Markenzeichen kann warenzeichenrechtlich geschützt sein, auch wenn ein Hinweis auf etwa bestehende Schutzrechte fehlt.

Bibliografische Information der Deutschen Nationalbibliothek
Die Deutsche Nationalbibliothek verzeichnet diese Publikation in der Deutschen Nationalbibliografie; detaillierte bibliografische Daten sind im Internet unter http://dnb.d-nb.de abrufbar.

Jede Verwertung des Werkes außerhalb der Grenzen des Urheberrechtsgesetzes ist unzulässig und strafbar. Das gilt insbesondere für Übersetzungen, Nachdrucke, Mikroverfilmungen oder vergleichbare Verfahren sowie für die Speicherung in Datenverarbeitungsanlagen.

3., überarbeitete und erweiterte Auflage 2014
ISBN 978-3-8047-3138-7 (Print)
ISBN 978-3-8047-3290-2 (E-Book, PDF)

© 2014 Wissenschaftliche Verlagsgesellschaft mbH
Birkenwaldstr. 44, 70191 Stuttgart
www.wissenschaftliche-verlagsgesellschaft.de

Printed in Germany

Satz: le-tex publishing services GmbH, Leipzig
Druck und Bindung: Kösel, Krugzell
Umschlagabbildung: Gio – Fotalia.com
Umschlaggestaltung: deblik, Berlin

Danksagung

Für die Unterstützung bei der Bearbeitung dieses Buches und der Bereitstellung von Literatur danken wir Herrn Prof. Dr. Franz Bracher, Department für Pharmazie der Ludwig-Maximilians-Universität München, Herrn Pharmazierat Apotheker Rudolf Harbeck, Linden Apotheke Taufkirchen und Herrn Apotheker Karl-Heinz Schucht, Apotheke Blumlage, Celle, sehr herzlich.

Ganz besonders möchten wir Herrn Dr. Eberhard Scholz und Frau Beate Riek, Wissenschaftliche Verlagsgesellschaft Stuttgart, danken, die durch zahlreiche Ideen und Gestaltungshinweise sowie ihre große Geduld bei der Erstellung der neuen Auflage sehr zum Gelingen dieses Buches beigetragen haben.

Vorwort zur 3. Auflage

Patientenberatung hat einen hohen Stellenwert in der Offizinpharmazie. Neben dem Hinweis auf Wechselwirkungen mit Arzneimitteln spielen zunehmend auch Wechselwirkungen mit der Nahrung eine Rolle. Hier ist an eine wachsende Zahl von Wechselwirkungen zu denken, zumal unsere Nahrung immer vielseitiger wird und zahlreichen Veränderungen unterliegt. Functional food, das in Amerika zunehmend den Markt erobert, kann zu neuen Wechselwirkungen mit Arzneimitteln führen.

Wenn zunehmend Bestandteile wie Fett oder Cholesterol aus der Nahrung entfernt werden, können z. B. lipophile Arzneistoffe schlechter aufgenommen werden. Erschwerend kommt noch hinzu, dass sich jeder Patient anders ernährt und sich dadurch die Bewertung der Nahrungseinflüsse schwierig gestaltet. All dies sind wichtige Gründe, warum gerade in der Apotheke die Patienten auf mögliche Gefahren und Risiken hingewiesen werden müssen.

Der richtige Einnahmezeitpunkt kann viele Wechselwirkungen und Nebenwirkungen eines Arzneimittels vermindern oder sogar vermeiden bzw. seine Wirksamkeit entscheidend beeinflussen.

Diese Hinweise sind im Sinne praktizierter Pharmazeutischer Betreuung dem Patienten bei der Arzneimittelabgabe mit auf den Weg zu geben, und wer kann das besser als Apotheker und PTA?

In diesem Kitteltaschenbuch wollen wir zur Beantwortung solcher Fragen eine Hilfestellung geben und die wichtigsten Arzneimittelgruppen abhandeln, um schnelle Informationen zur Einnahme des entsprechenden Medikaments zu ermöglichen. Die Angaben werden in den einzelnen Monographien durch pharmakokinetische Daten und eine pharmakodynamische Charakterisierung ergänzt. Wenn möglich werden auch Aussagen zur häufig von Patienten gestellten Frage nach Wirkeintritt und Wirkdauer gemacht. Leider sind genaue Angaben zu diesen beiden Punkten häufig spärlich zu finden und teilweise stark von Arzneiform und Zubereitung abhängig.

Am Ende des Buches findet sich eine Zusammenstellung der einzelnen Nahrungsmittel mit deren Einfluss auf die Einnahme und Wirkung von Arzneimitteln.

Der Leser mag den Autoren verzeihen, wenn nicht immer eine eindeutige Empfehlung gemacht werden kann, da die Literatur im Hinblick auf Interaktionen mit Nahrungsmitteln und Einnahmehinweise häufig uneinheitlich ist.

In den letzten drei Jahren seit Erscheinen der 2. Auflage sind zahlreiche neue Arzneimittel auf den Markt gekommen. Diese Neuauflage nimmt nun den größten Teil dieser Arzneistoffe und ihre pharmakokinetischen Eigenschaften sowie die Einnahmehinweise auf. Ferner wurden bei einigen Arzneistoffen Hinweise zu pädiatrischen Dosierungen ergänzt. Alle übrigen Angaben wurden geprüft und aktualisiert. Die Angaben können allerdings nicht immer für alle am Markt befindlichen Zubereitungen voll zutreffend sein, so dass im Einzelfall eine abweichende Einnahme möglich oder sogar erforderlich ist.

München, im Frühjahr 2014 Die Autoren

Inhaltsverzeichnis

Danksagung V
Vorwort zur 3. Auflage VII

Erläuterungen, Hinweise

Abkürzungsverzeichnis 3
Abkürzungen in Fertigarzneimittel-Namen 5
Piktogramme 6
Interaktionen 7
Chronopharmakologie 9
Personalisierte Medizin 10
Gender-Medizin 11
Allgemeine Einnahmehinweise 12

TEIL 1 Arzneistoffe

Alzheimertherapeutika 21
Analgetika/Antipyretika/Antirheumatika 23
Anorektika/Analeptika 49
Antazida 54
Anthelminthika 58
Antiallergika 62
Antiarrhythmika 67
Antibiotika/Chemotherapeutika 74
Antidepressiva 118
Antidiabetika 130
Antidiarrhoika 139
Antidote 147
Antiemetika/Antivertiginosa 148
Antiepileptika 159
Antihypertonika 180
Antikoagulantien 196
Antimykotika 204

Antitussiva/Expektorantia	209
Antivarikosa/Antiexsudativa	214
Broncholytika/Antiasthmatika	216
Carminativa	223
Cholagoga	224
Corticoide	225
Dermatika	228
Diuretika	230
Durchblutungsfördernde Mittel	239
Entwöhnungsmittel	245
Enzyminhibitoren	249
Gichttherapeutika	251
Hypnotika/Sedativa	256
Hypothalamushormone	262
Immunsuppressiva	263
Kardiaka	276
Koronarmittel	280
Laxanzien (Abführmittel)	283
Lipidsenker	291
Migränetherapeutika	296
Mineralstoffe	300
Mund- und Rachentherapeutika	311
Muskelrelaxanzien	312
Neuroleptika	321
Neuropathiemittel	331
Osteoporosetherapeutika	334
Parkinsonmittel	339
Polyneuropathietherapeutika	350
Schilddrüsen- und Nebenschilddrüsentherapeutika	351
Sexualhormone und deren Hemmstoffe	357
Spasmolytika	369
Ulkustherapeutika	373
Urologika	379
Virustatika	391
Vitamine und Derivate	410
Zytostatika	433

TEIL 2   Nahrungsmittelgruppen

Alkohol (Ethanol, Weingeist) 469
Ballaststoffe.. 471
Chininhaltige Limonaden..................................... 472
Eiweiß 473
Fett 474
Fruchtsäfte... 475
Gallensäuren... 476
Grapefruit.. 477
Kaffee.. 479
Milch und Milchprodukte.................................... 480
Ω-3-Fettsäuren 481
Resorbierbare Kohlenhydrate............................... 482
Saure Getränke (Limonaden) 483
Tabakprodukte... 484
Tee und gerbstoffhaltige Nahrungsmittel 485
Tyramin 486
Wasser/Flüssigkeiten 487

Literatur.. 489
Sachregister.. 491
Die Autoren 507

Erläuterungen, Hinweise

Abkürzungsverzeichnis

a	Jahre
ACC	Acetylcystein
ACE	Angiotensin-Konvertierendes Enzym
a. H.	außer Handel
ASS	Acetylsalicylsäure
AUC	Fläche unter der Plasma-Zeit-Kurve (Area under the curve)
B	biliär
BPH	Benigne Prostatahyperplasie
BV	Bioverfügbarkeit
C_{max}	maximale Plasmakonzentration zum Zeitpunkt t_{max}
CMV	Cytomegalie Virus
COPD	Chronische obstruktive Lungenerkrankung (Chronic obstructive pulmonal disease)
d	Tage
E	Elimination
ED	Einzeldosis
F	fäkal
GABA	Gammaaminobuttersäure
GIT	Gastrointestinaltrakt
h	Stunden
HAART	Hoch aktive antiretrovirale Therapie
HWI	Harnwegsinfekt
HWZ	Halbwertszeit
KHK	Koronare Herzkrankheit
KG	Körpergewicht
LUTS	Lower urinary tract symptoms
min	Minuten
mg	Milligramm
MR	Magensaftresistent
MS	Multiple Sklerose
µg:	Mikrogramm
PB	Plasmabindung
R	renal
Rkps	Retardkapsel

Rtbl	Retardtablette
TD	Tageshöchstdosis
Tbl	Tablette
TS	Trockensaft
t_{max}	Zeit, nach der die maximale Plasmakonzentration erreicht ist
WE	Wirkungseintritt
WD	Wirkungsdauer
w	Wochen
WW	Wechselwirkung

Abkürzungen in Fertigarzneimittel-Namen

COMP	Compositum, zusammengesetzt (Präparat aus mehreren Wirkstoffen)
Dispers	Tabletten zur Herstellung einer Suspension
Depot	Langzeitwirkung
Forte	Präparat mit höherer Dosierung als im Ursprungspräparat
ID	Initial Dosis
Long	Langzeitwirkung
Mite	Präparat mit geringerer Dosierung als im Ursprungspräparat
Mono	Präparat aus einem Wirkstoff
MUPS	Multi Uni pellet System
NK	Nullte-Ordnung Kinetik, Retardformulierung mit Freisetzungsprofil nach Kinetik 0. Ordnung
Plus	Compositum, zusammengesetzt (Präparat aus mehreren Wirkstoffen)
PP	Push and Pull-Formulierung: Osmotische Freisetzung des Wirkstoffes
Retard	Langzeitwirkung
SL	Schnell + Langsam: Formulierungen aus einem schnell frei setzenden Wirkstoff und einem retardierten Wirkstoffanteil.
SR	Slow release, langsame Freigabe
SRO	Slow Release Oral
UD	Unit dose (einzeln abgepackte Dosis)
Uno	einmal täglich einnehmen
ZOK, ZOT, ZERO	Zero Order Kinetics: Retardformulierung mit Freisetzungsprofil nach Kinetik 0. Ordnung

Piktogramme

 Das Arzneimittel ist mit reichlich Flüssigkeit (einem Glas Wasser) einzunehmen.

 Das Arzneimittel ist unmittelbar nach einer Hauptmahlzeit einzunehmen. Diese Angabe gilt nicht absolut. Bei bestimmten galenischen Zubereitungen kann sich der Food Effect anders darstellen.

 Das Arzneimittel ist 0,5–1 h vor oder zwischen den Hauptmahlzeiten einzunehmen. Diese Angabe gilt nicht absolut. Bei bestimmten galenischen Zubereitungen kann sich der Food Effect anders darstellen.

 Das Arzneimittel ist zu oder unmittelbar nach einer Hauptmahlzeit einzunehmen. Diese Angabe gilt nicht absolut. Bei bestimmten galenischen Zubereitungen kann sich der Food Effect anders darstellen.

 Alkoholhaltige Getränke können die Wirksamkeit des Arzneimittels beeinträchtigen oder zu Unverträglichkeiten führen.

Interaktionen

Interaktionen sind die gegenseitige Beeinflussung von zwei oder mehreren Arzneistoffen, Hilfsstoffen, Nahrungsmitteln oder Nahrungsergänzungsmitteln im Sinne einer Wirkungsverstärkung oder Wirkungsabschwächung des Arzneimittels.

Interaktionen können in pharmakokinetische und pharmakodynamische Wechselwirkungen unterteilt werden. Der größte Teil der Wechselwirkungen mit Nahrungsmitteln umfasst den Bereich der Pharmakokinetik und dabei insbesondere die Absorption von Arzneimitteln. Letzten Endes geht es um die Frage: Soll ein Arzneimittel vor, nach oder zum Essen eingenommen werden?

Wichtige pharmakokinetische Daten sind in diesem Buch für die jeweiligen Arzneistoffe in Tabellen zusammengefasst. Die Angaben stammen sowohl aus der Originalliteratur als auch aus den einschlägigen Nachschlagewerken. Bleiben Tabellenfelder leer, so waren keine Angaben auffindbar oder die Angaben stark schwankend.

Interaktion von Arzneistoffen mit Nahrungsmitteln

Pharmakokinetische Wechselwirkungen betreffen die Freisetzung (Liberation), Aufnahme (Absorption), Verteilung (Distribution), Umwandlung (Metabolisierung) und Ausscheidung (Elimination) eines Arzneimittels.

Wechselwirkungen bei der Liberation

Eine Nahrungsaufnahme führt generell zur Erhöhung des pH-Wertes im Magen. Bei magensaftresistent überzogenen Arzneiformen kann dabei die Freisetzung verfrüht erfolgen, andere Arzneimittel wie manche Antimykotika brauchen gerade diesen sauren pH-Wert für ihre Resorption.

Wechselwirkungen bei der Absorption

Häufig treten als Wechselwirkung mit der Nahrung negative Effekte auf, zum Beispiel bilden Tetracycline mit Ca^{2+}-Ionen aus Milch und Milchprodukten schwer lösliche Komplexe. Allerdings werden fettlösliche Vitamine – also Vitamin E, D, A und K besser resorbiert, wenn gleichzeitig fettreiche Nahrung aufgenommen wird. Dies gilt auch für besonders lipophile Substanzen, wie zum Beispiel Griseofulvin, Etretinat, Propranolol, Metoprolol, Atenolol und Ciclosporin A.

Wechselwirkungen bei der Metabolisierung

Auch durch Nahrungsbestandteile können genauso wie durch andere Arzneistoffe Enzymsysteme induziert oder vermehrt werden (Upregulation). Dadurch wird auch die Verstoffwechselung jener Arzneistoffe verstärkt, die durch das aktivierte Enzymsystem abgebaut werden. Als Enzyminduktoren kommen Nahrungsmittel und Genussmittel wie Benzpyrene aus Grillfleisch oder Zigarettenrauch in Betracht.
Arzneistoffe, die insbesondere durch letztere beeinflusst werden, sind: Theophyllin, Lidocain, Oxazepam, Propranolol, Imipramin, Coffein u. a.
Umgekehrt können Nahrungsbestandteile genauso wie andere Arzneimittel Metabolisierungsenzyme hemmen und dadurch den Abbau von Arzneistoffen verzögern. Bekanntestes Beispiel ist hier der Grapefruit-Saft, der die Biotransformation von Nifedipin oder Midazolam verzögern kann und dadurch zu erhöhten Blutspiegeln führt.

Wechselwirkungen bei der Elimination

Da zum Beispiel Säuren aktiv ausgeschieden werden, kann die Ausscheidung saurer Arzneistoffe durch gleichzeitige Zufuhr saurer Nahrungsbestandteile kompetitiv vermindert werden.
Dies kann man sich beispielsweise bei Lactam-Antibiotika zunutze machen und so die Verweildauer im Körper steigern.
Dagegen sorgen Nahrungsmittel, die eine Diurese bewirken – hierzu zählen u. a. Spargel oder Brennnesselblätter – gleichzeitig dafür, dass harngängige Arzneistoffe verstärkt ausgeschieden werden.
Das Gleiche gilt auch für die fäkale Ausscheidung. Stoffe, welche die Darmtätigkeit anregen, sorgen für eine schnellere Ausscheidung im GIT. Als Beispiele sind Rhabarber, durch seinen Gehalt an Anthrachinonen, und Leinsamen, durch seinen Gehalt an Quellstoffen, zu nennen.

Chronopharmakologie

Obwohl schon lange bekannt ist, dass physiologische Vorgänge im Organismus periodischen Veränderungen unterliegen, hat sich erst in den letzten Jahrzehnten ein neuer Zweig der Medizin und Pharmazie entwickelt, die Chronopharmakologie.

Die Chronopharmakologie befasst sich mit der Erkenntnis, dass die Gabe eines Pharmakons zu unterschiedlichen Zeiten innerhalb von 24 Stunden, sowohl quantitative, als auch qualitative Auswirkungen auf den pharmakologischen Effekt hat (Chronopharmakodynamik). Aber nicht nur die pharmakologische Wirkung, sondern auch Resorption und Metabolismus eines Arzneistoffes können aufgrund der periodischen Veränderungen im Organismus beeinflusst werden (Chronopharmakokinetik). Periodischen Veränderungen im Körper unterliegen zum Beispiel der Blutdruck, die Körpertemperatur, die Pulsfrequenz und die Sexualhormonausschüttung bei Frauen. Dabei muss es sich nicht immer um einen 24-Stunden-Rhythmus (zirkadianer Rhythmus) handeln, die Ausschüttung von Sexualhormonen im weiblichen Organismus unterliegt einem 28-Tage-Rhythmus.

Das beim Menschen bekannteste Beispiel für einen zirkadianen Rhythmus ist die körpereigene Cortisolkonzentration im Plasma. Sie erreicht ihre Höchstwerte in den frühen Morgenstunden, zwischen 6 und 9 Uhr, ihr Minimum am Abend. Bei Patienten mit einer Corticoidtherapie sollte sich die Dosierung möglichst nach dem physiologischen Rhythmus richten. Das heißt eine große Dosis am Morgen, eine kleine am Abend. Nebenwirkungen können so vermindert werden, der natürliche Tagesrhythmus bleibt weitgehend erhalten. Auch bei anderen Arzneimittelgruppen wurden tageszeitabhängige Unterschiede in Wirkung und Toxizität nachgewiesen. So unterliegen zum Beispiel allergische Reaktionen und die Lungenfunktion ebenfalls einem Tagesrhythmus, der bei der Therapie von Allergikern und Asthmatikern von Bedeutung ist. Diese tageszeitlich unterschiedliche Ansprechbarkeit des Organismus auf Arzneimittel kann und sollte zu Gunsten des therapeutischen Effekts ausgenutzt werden. Forschungsergebnisse zeigen, dass eine Vielzahl von Wirkstoffen diesen periodischen Schwankungen unterliegt. Daher wird der Faktor „Einnahmezeit eines Medikaments" in Zukunft sicherlich mehr und mehr an Bedeutung gewinnen.

Personalisierte Medizin

Nicht jedes Medikament ist für jeden Patienten und jede Krankheitsform gleich gut geeignet. Dieser Aspekt wird in der Zukunft immer stärker bei der Arzneimitteltherapie zu berücksichtigen sein.

Bei einigen Krebserkrankungen ist heute schon vor der Einleitung einer Therapie mit Kinase-Inhibitoren etc. eine Testung auf bestimmte Mutationen der Krebszellen erforderlich. Nur bei diesen Mutationen sind die Medikamente wirksam.

Arzneistoffbeispiele: Lapatinib, Dabrafenib

Ebenso ist die Enzymausstattung nicht bei allen Menschen gleich. Muss ein Medikament erst durch die Enzyme der Leber aktiviert werden, so können unterschiedliche Aktivitäten der Leberenzyme für Wirksamkeit, Wirkungsverlust bzw. erhöhte Nebenwirkungen entscheidend sein. Ebenso sind unsere Leberenzyme für den Abbau vieler Arzneistoffe entscheidend. Arbeiten diese zu schnell („Fast Metabolizer") lässt die Wirkung zu schnell nach, arbeiten sie zu langsam oder gar nicht kommt es zu gefährlichen Überdosierungen („Slow Metabolizer").

Arzneistoffbeispiele: Codein, Clopidogrel, Tamoxifen

Gender-Medizin

Bei den meisten Arzneistoffen werden für Erwachsene gleiche Dosierungen angegeben (z.B. Acetylsalicylsäure), nur einzelne werden genauer nach Gewicht der Patienten dosiert. Häufiger gibt es allerdings auch Unterschiede zwischen Männern und Frauen in der Wirkung von Arzneistoffen. In den klinischen Studien wird dies meistens nicht unterschiedlich untersucht. Neuere Untersuchungen zeigen jedoch, dass es in Zukunft sicher bei einigen Arzneistoffen unterschiedliche Dosierungen für Männer und Frauen geben könnte. Die Gründe dafür können sowohl in der Pharmakokinetik (z.B. basaler Magen-pH-Wert bei Frauen höher, Magenmotilität bei Frauen langsamer, Enzymaktivitäten etc.) als auch in der Pharmakodynamik liegen.

Allgemeine Einnahmehinweise

Feste perorale Arzneiformen sollten stets mit etwa 100 ml Flüssigkeit und mit aufrechtem Oberkörper eingenommen werden, am besten im Stehen. Eine größere Flüssigkeitsmenge ist im Regelfall von Vorteil. Trinkwasser ist allen anderen Getränken vorzuziehen. Bei Einnahme mit schwarzem Tee, Milch, Mineralwässern oder Fruchtsäften ist immer an eine Beeinflussung der Bioverfügbarkeit zu denken. Insbesondere Arzneimittel mit aggressiven Inhaltsstoffen sollten am besten im Stehen mit ausreichend Flüssigkeit eingenommen werden (z. B. Biphosphonate), um eine Adsorption und Schädigung in der Speiseröhre zu verhindern.

Brausetabletten

Brausetabletten werden im Regelfall in einem Glas kaltem Leitungswasser aufgelöst und nach dem vollständigen Auflösen getrunken. Sie sollten möglichst bis unmittelbar vor der Anwendung im Blister verbleiben, da sie sonst Wasser ziehen könnten. Brausetabletten sind in vielen Fällen nicht teilbar. Je nach Kalkgehalt des Wassers bleibt nach der Einnahme ein Kalkfilm (Calciumcarbonat) im Glas zurück. Sie sind besonders für Patienten mit Schluckstörungen geeignet und zeigen meist einen schnelleren Wirkeintritt als Tabletten.

Wirkstoffbeispiele: ACC, Amoxicillin, ASS, Paracetamol, Vitamin C, Calcium D_3, Magnesium, Zink, Eisen

Dragees

Dragees können im Regelfall nicht geteilt werden. Sie sind mit ausreichend Flüssigkeit im Stehen, zumindest mit aufrechtem Körper zu schlucken. Häufig lassen sie sich durch die glatte Oberfläche besser schlucken als Tabletten.

Hartkapseln

Hartkapseln sollten mit leicht vorgebeugtem Oberkörper eingenommen werden. Die Kapsel gelangt in den Rachenraum und kommt dort mit der Nachzutrinkenden Flüssigkeit in Kontakt. Ein Öffnen von Kapseln ist nur möglich, wenn dies der Hersteller ausdrücklich erlaubt ist. Kapseln sind häufig leichter zu schlucken. Hartgelatinekapseln sind nicht teilbar.

Kaugummi
Nur wenige Wirkstoffe werden als Kaugummi angewendet. Sie bringen einen Wirkstoff schnell über die Mundschleimhaut zur Wirkung. Probleme können Patienten mit schlecht sitzenden dritten Zähnen haben.

Wirkstoffbeispiele: Nicotin, Dimenhydrinat

Kautabletten
Kautabletten müssen gut gekaut werden, um den Wirkstoff zur Wirkung zu bringen. Gerade bei älteren Patienten kann das manchmal ein Problem sein, wenn durch fehlende oder dritte Zähne dies schwierig ist oder eine geringe Speichelproduktion vorliegt.

Wirkstoffbeispiele: Antazida (Hydrotalcid), ASS, Calciumsalze, Lanthancarbonat, Magnesiumsalze, Montelukast, Simeticon, Vitamin D_3

Lutschtabletten
Lutschtabletten werden durch Lutschen langsam wie ein Bonbon im Mund aufgelöst angewendet. In den meisten Fällen ist eine lokale Wirkung im Hals, Rachen oder Mundbereich angestrebt. Es gibt aber auch Fertigarzneimittel zur systemischen Anwendung (z. B. Cetirizin).

Wirkstoffbeispiele: Ambroxol, Amphotericin, Benzocain, Benzydamin, Cetirizin, Lidocain

Mundspray
Mundsprays werden in den meisten Fällen zur lokalen Anwendung im Mund und Rachenbereich (z. B. Hexetidin) angewendet. Aber auch hier gibt es Arzneimittel zur systemischen Anwendung (z. B. Cannabis-Spray, Glyceroltrinitrat). Diese sollten senkrecht mit dem Sprühkopf nach oben gehalten werden und bei angehaltenem Atem unter die Zunge (oder auf die Zunge) sprüht werden. Der Sprühstoß sollte nicht gleich geschluckt werden (1–2 Minuten im Mund bleiben). Es sollte nicht sofort etwas

gegessen oder getrunken werden. Vor erstmaligem Gebrauch müssen Pumpsprays erst „angepumpt" werden (3 Ansaughübe).

Säfte

Säfte sind in den meisten Fällen für Kinder im Einsatz. Sie sind häufig recht süß und enthalten teilweise Alkohol und Zucker/Süßstoffe. Da sie meist Dosierungen für Kinder ermöglichen sollen, müssen Erwachsene recht große Mengen dieser Säfte einnehmen. Sie können aber bei Erwachsenen mit Schluckbeschwerden eine Alternative sein.

Wirkstoffbeispiele: Ambroxol, Antibiotika, Codein, Ibuprofen, Paracetamol, Pentoxyverin, Dextromethorphan, Aciclovir

Trinkgranulate

Trinkgranulate werden im Regelfall wie Brausetabletten in einem Glas kaltem Leitungswasser aufgelöst und nach vollständiger Lösung oder Suspendierung getrunken. Einige Zubereitungen sind explizit zur Einnahme mit warmen Wasser zuzubereiten (z. B. Aspirin® complex).

Wirkstoffbeispiele: ACC, ASS, Erythromycin, Ibuprofen, Levetiracetam, Montelukast

Tropfen

Tropfen sollten möglichst mit ausreichend Flüssigkeit (1 Glas Wasser) eingenommen werden.
Tropfen führen meist zu einer schnelleren Wirkung des Arzneistoffes als bei Tabletten. Sie sind gut geeignet für Patienten mit Schluckstörungen etc. Die genaue Dosierung der Tropfen ist häufig für ältere Patienten oder motorisch eingeschränkte Patienten ein Problem. Richtiges Halten der Flasche, so dass diese richtig tropft (je nach Art des Tropfaufsatzes), ist Voraussetzung für die richtige Dosierung.

Wirkstoffbeispiele: Ambroxol, Codein, Metamizol-Natrium, Metoclopramid, Nifedipin, Pentoxyverin, Promethazin, Tilidin, Tramadol, Morphin, L-Polamidon

Schmelztabletten

Schmelztabletten werden auf die Zunge aufgelegt, wo sie sich auflösen und mit dem Speichel hinuntergeschluckt werden können. Die Tabletten dürfen erst unmittelbar vor der Anwendung dem Blister entnommen werden und nur mit trockenen Händen angefasst werden. Die Einnahme ist im Regelfall auch im Liegen möglich.

Wirkstoffbeispiele: Donepezil, Ibuprofen, Loperamid, Mirtazapin, Olanzapin, Risperidon, Rizatriptan, Vardenafil, Zolmitriptan

Sublingualtabletten

Um eine optimale Resorption zu gewährleisten, müssen Sublingualtabletten unter die Zunge gelegt werden, bis sie sich vollständig aufgelöst haben. Die Tablette lösen sich im Speichel innerhalb kurzer Zeit auf (Unterschiede je nach Präparat: Sekunden bis Minuten). Bei sehr trockener Mundschleimhaut kann diese vorher angefeuchtet werden. Die Tabletten dürfen nicht gekaut, zerbissen oder geschluckt werden. Nach der Einnahme muss zehn Minuten lang auf Essen und Trinken verzichtet werden.

Wirkstoffbeispiele: Asenapin, Buprenorphin, Fentanyl, Isosorbidinitrat

Trinktabletten

Trinktabletten werden im Regelfall in Leitungswasser zerfallen eingenommen. Viele können auch alternativ komplett geschluckt werden. Namenszusätze wie Dispers weisen meist auf diese Anwendung hin (z. B. Diclofenac).

Wirkstoffbeispiele: Diclofenac, ACC, Levodopa/Benserazid

Trockensäfte (TS)

Trockensäfte kommen in den meisten Fällen bei Antibiotika-Säften für Kinder zum Einsatz, aber auch Antimykotika oder Virustatika sind im Handel. Aufgrund der besseren Haltbarkeit werden die Wirkstoffe als Trockensäfte ausgeboten. Die Herstellung erfordert ein genaues Lesen und Verstehen der Packungsbeilage und etwas Geduld. Die Apotheken bieten daher den Patienten die Herstellung an. Dies ist allerdings nur möglich, wenn der Saft zur sofortigen Anwendung bestimmt ist.

1. Aufschütteln des Pulvers und Entfernung der Schutzfolie
2. Einfüllen von ca. 2/3 der benötigten Flüssigkeitsmenge (Ausnahme: TS mit Einfüllbecher z.B. Amoxypen®), → kaltes Leitungswasser (bei einigen Herstellern kann man die genaue Auffüllmenge erfragen)
3. Kräftig schütteln
4. Warten bis Schaum sich gesetzt hat (dies ist nicht immer zeitlich möglich)
5. Ergänzen der restlichen Flüssigkeitsmenge bis zur vom Hersteller angegebenen Markierung, (Ausnahme siehe oben)
6. Kühl lagern, max. im Regelfall 14 Tage
7. Vor jeder Anwendung kräftig schütteln.
8. Da die Dosierung meist nach Körpergewicht erfolgt, falls nicht in Packung enthalten, Dosierspritze mitgeben.

Wirkstoffbeispiele: Amoxicillin, Cefixim, Fluconazol, Phenoxymethylpenicillin

Weichgelatine-Kapseln

Weichgelatine Kapseln sind im Normalfall zum Schlucken gedacht und mit ausreichend Flüssigkeit einzunehmen. Sie sind nicht teilbar. In einigen Fällen kann die Kapsel aufgeschnitten werden und der Inhalt eingenommen werden.

Wirkstoffbeispiele: Ibuprofen, Naproxen, Nifedipin, Rizinusöl

Zerbeißkapseln
(Weichgelatinekapseln zum Zerbeißen)

Zerbeißkapseln sollen einen Wirkstoff sehr schnell über die Mundschleimhaut zur Wirkung bringen. Der Patient muss die Kapsel zerbeißen und den Inhalt möglichst lange im Mund behalten. Die Kapselhülle kann ausgespuckt oder geschluckt werden. Im Falle verminderter Kaufähigkeit kann ein kleines Loch in die Kapselhülle gestochen werden.

Wirkstoffbeispiele: Nitroglycerin

Retard-Formulierungen
Retardkapseln können nur einigen Fällen geteilt werden. Sie müssen mit ausreichend Flüssigkeit geschluckt werden.

Wirkstoffbeispiele: Diclofenac, Ibuprofen, Ambroxol, Nifedipin, Metoprolol

Bei einigen Retardformulierungen (z. B. OROS) wird die Hülle nahezu unverändert wieder ausgeschieden, was beim Patienten zu Irritationen führen kann.

Wirkstoffbeispiele: Paliperidon

Einnahme magensaftresistenter und retardierter Arzneiformen
Unabhängig von den Eigenschaften eines Wirkstoffes kann die Nahrung eine Verbesserung oder eine Verschlechterung der Bioverfügbarkeit aus magenresistenten Formulierungen verursachen. Manchmal hat sie auch überhaupt keinen Einfluss.

Die Empfehlungen zur Einnahme magensaftresistenter Arzneiformen sind sehr unterschiedlich und stark vom Präparat abhängig. Während magensaftresistent überzogene Verdauungsenzyme zu den Mahlzeiten eingenommen werden sollen, wird für Diclofenac eine Einnahme ein bis zwei Stunden vor der Mahlzeit auf nüchternen Magen empfohlen.

Eine Einnahme auf nüchternen Magen scheint die Verweilzeit im Magen zu minimieren.

Nicht zerfallende (monolithische) magensaftresistent überzogene Tabletten verbleiben in der Regel solange im Magen, bis der Speisebrei komplett entleert ist. Der nüchterne Magen entleert feste Objekte in der Regel innerhalb 1–2 Stunden. Partikel mit einem Durchmesser unter 2 mm können dagegen gemeinsam mit dem Speisebrei aus dem Magen entleert werden. Wird eine schnelle Passage in den Dünndarm gewünscht, sollte der Patient monolithische Arzneiformen möglichst nüchtern und im Abstand von möglichst zwei Stunden vor der nächsten Mahlzeit einnehmen. Beispiel Diclofenac MR Ftbl.: Die magensaftresistenten Tabletten werden unzerkaut mit reichlich Flüssigkeit (z. B. 1 Glas Wasser) ein bis zwei Stunden vor der Mahlzeit auf nüchternen Magen eingenommen.

Magensaftresistente Arzneiformen, die den Wirkstoff in Pellets oder Granulatpartikeln enthalten, können jedoch auch zum Essen genommen werden.

Die Empfehlung für nicht zerfallende Arzneiformen steht im Widerspruch zur bisherigen Lehrmeinung und auch zu den meisten Herstellerangaben auf dem Beipackzettel. Es ist die Aufgabe des Apothekers, Irritationen des Patienten zu vermeiden, die aus widersprüchlichen Einnahmeempfehlungen resultieren.

Im Gegensatz zu den magenresistenten sind bei den retardierten Formulierungen noch viele Fragen offen. So zeigte die Arbeitsgruppe von Prof. Blume und Dr. Schug, Oberursel, für Nifedipin, dass die generische Substitution von Retardformen sogar fatale Folgen haben kann. Hier sind in naher Zukunft neue Erkenntnisse zu erwarten. Nach wie vor gilt allerdings, dass Retardpräparate immer zum gleichen Zeitpunkt und im gleichen Abstand zur Mahlzeit eingenommen werden sollten.

Beispiel Pankreatin MR-Kps: Die Kapseln ungeöffnet und unzerkaut während oder direkt nach einer Mahlzeit oder einer Zwischenmahlzeit mit ausreichend Flüssigkeit einnehmen.

Teil 1
Arzneistoffe

Alzheimertherapeutika

Acetylcholinesterasehemmer

Pharmakodynamik
Donepezil, Galantamin, Rivastigmin und Tacrin sind zentral wirksame reversible Acetylcholinesterasehemmer und werden zur Therapie mittelgradiger Demenz des Morbus Alzheimer eingesetzt.

Pharmakokinetik

	ED [mg]	TD [mg]	PB [%]	BV [%]	HWZ [h]	t_{max} [h]	WD [h]	E
Donepezil	5–10	10	95	100	70	3–4	24	R +(B)
Galantamin	8	16	18	89	7–8	1	12	R + B
Rivastigmin	1,5–6	12	40	36	1	1	9	R
Tacrin	10–40	160	55	2,4–36	2–4	1–2	6	R + B

Interaktion mit Nahrungsmitteln
Tacrin ist auf leerem Magen besser verfügbar, da durch die Nahrung ein verstärkter First-pass-Effekt auftritt, dieser ist auch bei Männern um 50 % höher als bei Frauen. Die Serumkonzentrationen sind bei Rauchern deutlich geringer als bei Nichtrauchern (Metabolisierung über CYP1A2).
Galantamin wird in seiner Resorption durch Nahrung verzögert und C_{max} um ca. 25 % verringert.
Die Resorption von Rivastigmin wird durch Nahrung um ca. 90 min verzögert, C_{max} nimmt ab, die AUC steigt um ca. 30 %.
Nahrung hat keinen Einfluss auf die Einnahme von Donepezil. Donepezil wird über CYP3A4 und 2D6 metabolisiert.

Einnahmeempfehlungen
Donepezil sollte 1×tgl. am Abend, kurz vor dem Schlafengehen eingenommen werden (es stehen Film- und Schmelztbl. zur Verfügung). Die Schmelztbl. sollten sich auf der Zunge aufgelöst haben bevor sie geschluckt werden, Therapie mit 1×tgl. 5 mg für mind. einen Monat beginnen.

Galantamin 2 × tgl. mit dem Frühstück und Abendessen einnehmen. Das Einnahmeschema ist strikt einzuhalten.

Rivastigmin sollte morgens und abends zur Mahlzeit eingenommen werden. Grundsätzlich sollte die Therapie einschleichend begonnen werden.

Tacrin auf 4 Einzeldosen zwischen den Mahlzeiten verteilen ca. 1 h vor den Mahlzeiten. Auf Alkohol ist unter der Therapie ganz zu verzichten, er verstärkt die Lebertoxizität.

Analgetika/Antipyretika/Antirheumatika

Acetylsalicylsäure (ASS)

Pharmakodynamik
ASS wirkt über eine weitgehend unspezifische irreversible Hemmung der Cyclooxygenasen (COX-1 und COX-2). Es wird als Analgetikum, Antiphlogistikum, Antipyretikum sowie als Thrombozytenaggregationshemmer (zur Vorbeugung arteriosklerotischer Ereignisse wie Schlaganfall, Herzinfarkt) eingesetzt. Ein Einsatz bei Kindern unter 12 Jahren sollte nicht erfolgen.

Pharmakokinetik

	ED [mg]	TD [mg]	PB [%]	BV [%]	HWZ [h]	t_{max} [h]	WE [min]	WD [h]	E
ASS	30–500	3000	80–85	70–90	2*	1–2	30	4–8	R

*Metabolit: Salicylsäure
Die Resorption erfolgt im Magen und oberen Dünndarm.

Interaktion mit Nahrungsmitteln
ASS wird durch Einnahme mit der Nahrung in seiner Resorption verlangsamt und in seiner Wirkstärke abgeschwächt (C_{max} und t_{max} sind vermindert). Die AUC bleibt gleich. Bei Brause- oder Kautabletten ist der Effekt nicht so deutlich ausgeprägt. ASS steigert den Alkoholblutspiegel um 50% durch Hemmung der gastrischen Alkoholdehydrogenase. Daneben wird durch Alkohol eine mögliche Schädigung der Magenschleimhaut noch verstärkt.

Einnahmeempfehlungen
Als Analgetikum: 3 × tgl. 500–1000 mg
Als Thrombozytenaggregationshemmer: 1 × tgl. 30–300 mg. Eine Langzeittherapie mit Ibuprofen verhindert die Wirkung von ASS als TAH.
Um eine schnellere Wirkung zu erzielen, sollte die Einnahme nicht direkt mit der Nahrung erfolgen, am besten 1 h vorher oder 2–3 h nachher. Dies ist insbesondere bei akuten Schmerzen wichtig. Eine Einnahme auf nüchternen Magen ist allerdings nicht zu empfehlen und Patienten mit Ma-

generkrankungen sollten die Wirkungsverzögerung durch Einnahme zur Mahlzeit in Kauf nehmen. Ausreichend Flüssigkeit (1/2 bis 1 Glas Wasser) ist nachzutrinken. Eine Anwendung bei Kindern und Jugendlichen mit viralen Infekten sollte unterbleiben (Gefahr des Reye-Syndroms).

Körpergewichtsbezogene Dosierung

	Erwachsene		Kinder (ab 3 Monate)	
	ED [mg/kg KG]	TD [mg/kg KG]*	ED [mg/kg KG]*	TD [mg/kg KG]*
ASS	10–15	70–90**	10–15	60–90

* Rheumatherapie normalerweise kein Einsatz bei Kindern
** hohe Dosen nur Rheumatherapie

Basistherapeutika in der Rheumatherapie

Pharmakodynamik
Chloroquin und sein Metabolit Hydroxychloroquin werden als Basistherapeutika in der Rheumatherapie (rheumatoide Arthritis) eingesetzt. Sie hemmen die Produktion von TNF-α, Interleukin-6 und Interferon-γ sowie die Lymphozytenproliferation und die Aktivität der natürlichen Killerzellen.

Pharmakokinetik

	ED [mg]	TD [mg]	PB [%]	BV [%]	HWZ [d]	t_{max} [h]	WE [w]	WD [h]	E [%]
Chloroquinphosphat	81–250	250	84–86	50–60	30–60	3	6	24	40–70 R
Hydroxychloroquin	200	600	50		30–60	4	6	24	B

Interaktion mit Nahrungsmitteln
Nahrung im Magen erhöht die BV von Chloroquin um bis zu 40 %.

Einnahmeempfehlungen
Die Wirkung setzt nach ca. 6 Wochen ein; wenn nach 6 Monaten keine Wirkung feststellbar ist, ist ein Therapieversagen wahrscheinlich. Unter Therapie ist eine regelmäßige Kontrolle des Sehvermögens durchzuführen (Gefahr Retinopathie).
Chloroquin: 1 × tgl. 250 mg (Erwachsene)
Hydroxychloroquin: zu Therapiebeginn: 2–3 × tgl. 200 mg, als Erhaltungsdosis 1–2 × tgl. 200 mg zu den Mahlzeiten mit genügend Flüssigkeit.

Körpergewichtsbezogene Dosierung

	Erwachsene		Kinder	
	ED [mg/kg KG]	TD [mg/kg KG]	ED [mg/kg KG]	TD [mg/kg KG]
Chloroquinphosphat	4	4		4
Hydroxychloroquin			5–6,5*	

* ab 6 Jahren (KG > 35 kg)

COX-2-Hemmer (Coxibe)

Pharmakodynamik
Über eine Hemmung der Cyclooxygenase 2 wirken die Arzneistoffe Etoricoxib, Celecoxib, Rofecoxib und Valdecoxib antiphlogistisch und analgetisch. Sie werden zur symptomatischen Behandlung von Reizzuständen degenerativer Gelenkerkrankungen (aktivierte Arthrosen) und chronischer Polyarthritis eingesetzt und zeigen eine höhere Magenverträglichkeit als andere NSAR. Valdecoxib war auch zur Dysmenorrhö-Behandlung zugelassen. Celecoxib reduziert ferner die Anzahl von Darmpolypen (Einsatz bei familiärer adenomatöser Polyposis).

Pharmakokinetik

	ED [mg]	TD [mg]	PB [%]	BV [%]	HWZ [h]	t_{max} [h]	WE [h]	WD [h]	E [%]
Celecoxib	100–200	400	97		8–12	2–3		12–24	R
Etoricoxib	60–120	120	92	100	20–30	1		12–24	70 R, 20 B
Rofecoxib*	12,5–25	25	85	93	17	3–4		12–24	72 R, 14 B
Valdecoxib*	10–40	80	98	83	8–11	3		12–24	70 R, 20 B

* Aufgrund des kardiovaskulären Risikos in der Langzeitanwendung wurden beide Substanzen von den Herstellern vom Markt genommen, bei Valdecoxib sind zusätzlich schwerwiegende Hautreaktionen aufgetreten.

Interaktion mit Nahrungsmitteln
Die Einnahme von Celecoxib zu den Mahlzeiten (fettreiches Essen) verzögert die Resorption um ungefähr eine Stunde, erhöht allerdings die Bioverfügbarkeit um 10–20 %. Celecoxib wird über CYP2C9 (Vorsicht bei genetischem Polymorphismus) metabolisiert.
Gleichzeitige Nahrungsaufnahme hat keinen Einfluss auf die Wirkung von Rofecoxib.
Bei Einnahme von Etoricoxib zu einer Mahlzeit wird der Wirkungseintritt verzögert (t_{max} wird verzögert erreicht).

Einnahmeempfehlungen

Einnahme 1×tgl. unabhängig von der Nahrung. Bei Patienten mit schwarzer Hautfarbe und älteren Patienten sollte die Celecoxib-Therapie mit einer niedrigen Dosierung begonnen werden (100 mg). Strenge Indikation in der Schwangerschaft. Die Wirkung in der Rheumatherapie tritt innerhalb von 24 h ein. Etoricoxib solte nicht bei Senioren angewendet werden.

Diclofenac und Aceclofenac

Pharmakodynamik
Diclofenac und Aceclofenac werden als Analgetika und Antiphlogistika insbesondere auch als Antirheumatika eingesetzt. Sie wirken über eine unspezifische Hemmung der Cyclooxygenase.

Pharmakokinetik

	ED [mg]	TD [mg]	PB [%]	BV [%]	HWZ [h]	t_{max} [h]	WE [h]	E
Aceclofenac	100	200	99,7	100	4–4,3	1,25–3		2/3 R
Diclofenac	25–150	150	90–93	35–70	2	1,6–2,0	0,5	2/3 R

Interaktion mit Nahrungsmitteln
Nahrung verzögert die Resorption von Diclofenac und Aceclofenac. Dies ist bei der chronischen Einnahme aber ohne Bedeutung, da die Bioverfügbarkeit unverändert bleibt.

Besondere Arzneiformen
Die magensaftresistent überzogenen Arzneiformen sind bevorzugt vor den Mahlzeiten einzunehmen, um die Verweilzeit im Magen konstant zu halten, bei empfindlichem Magen empfehlen die meisten Hersteller die Einnahme zum Essen. Siehe hierzu auch Erläuterungen, Hinweise.
Retardformen sind zu festen Zeitpunkten zu den Mahlzeiten einzunehmen.
Auch die Diclofenac-Colestyramin-Zubereitungen (Resinate) und Zerfallstabletten sind zu den Mahlzeiten einzunehmen.

Einnahmeempfehlungen
Einnahme 1–3×tgl. je nach Arzneiform zu den Mahlzeiten mit ausreichend Flüssigkeit (Nachtrinken) aufgrund der besseren Verträglichkeit. Die Einnahme sollte nicht auf nüchternen Magen erfolgen. Magensaftresistente Formen sollten 2 h vor dem Essen, Retardpräparate sollten zu festen Zeitpunkten zum Essen eingenommen werden.

Körpergewichtsbezogene Dosierung

	Erwachsene		Kinder ab 6 Jahren	
	ED [mg/kg KG]	TD [mg/kg KG]	ED [mg/kg KG]	TD [mg/kg KG]
Diclofenac		1,5–2		1–3

Flupirtin

Pharmakodynamik
Flupirtin ist eine starkes zentral wirksames Analgetikum mit bisher nicht genau geklärtem Wirkmechanismus, vermutlich wirkt es über eine Interaktion mit Kalium-Kanälen und GABA-Rezeptoren. Zusätzlich zeigt es eine muskelrelaxierende Wirkkomponente. Flupirtin gilt als Prototyp der Substanzklasse SNEPCO (Selective Neuronal Potassium Channel Opener). Es ist ein zentral wirkendes nicht-opioides Analgetikum, das keine Sucht erzeugt und keine Toleranzentwicklung verursacht.

Pharmakokinetik

	ED [mg]	TD [mg]	PB [%]	BV [%]	HWZ [h]	t_{max} [h]	WE [h]	WD [h]	E [%]
Flupirtin	100	600	84	90	7	2	0,5	3–5 (–24)	69 R

Interaktion mit Nahrungsmitteln
Flupirtin kann die Wirkung von Alkohol verstärken.

Einnahmeempfehlungen
Einnahme unzerkaut mit ausreichend Flüssigkeit, die Behandlungsdauer sollte im Regelfall bis zu 8 Tagen betragen (maximal 2 Wochen).
Bei eingeschränkter Nierenfunktion sollte die TD nicht über 300 mg liegen. Die Behandlung sollte nur erfolgen, wenn andere opioide und nicht-opioide Analgetika kontraindiziert sind. Die Substanz beinhaltet ein hepatotoxisches Risiko.

Indometacin und Acemetacin

Pharmakodynamik
Die Arylessigsäurederivate Indometacin und Acemetacin (Prodrug von Indometacin) werden als Analgetika und Antiphlogistika insbesondere auch als Antirheumatika eingesetzt. Sie wirken über eine Hemmung der Cyclooxygenasen. Sie werden bei akuten und chronischen Erkrankungen des rheumatischen Formenkreises sowie bei akuten Gichtanfällen eingesetzt.

Pharmakokinetik

	ED [mg]	TD [mg]	PB [%]	BV [%]	HWZ [h]	t_{max} [h]	WE [h]	WD [h]	E [%]
Acemetacin	30–90	300	82–94	100	4,5	2	0,7–2	ca. 12–24*	40 R, 50 B
Indometacin	25–75	200	90–93	100	4–11	0,5–2	1–2	4–6	R + B

* Retard-Präparat

Interaktion mit Nahrungsmitteln
Acemetacin zeigt eine Interaktion mit Alkohol. In Abhängigkeit von der Nahrungszusammensetzung insbesondere durch Kohlenhydrate wird die Resorption von Indometacin verzögert.

Einnahmeempfehlungen
Acemetacin und Indometacin während den Mahlzeiten mit ausreichend Flüssigkeit einnehmen. Insbesondere darf die Einnahme nicht auf nüchternen Magen und nicht gemeinsam mit Alkohol erfolgen. Indometacin sollte bei Senioren möglichst nicht eingesetzt werden (Priscus-Liste).
Indometacin: Kps.: 2–3 tgl. (meist TD 25–150 mg), Ret.-Kps.: 1–2 × tgl.
Acemetacin: Kps.: 1–6 × tgl. (meist TD: 30–180 mg), Ret.-Kps.: 1–2 × tgl.
Höchstdosen sollten nicht länger als 7 Tage gegeben werden.

Körpergewichtsbezogene Dosierung

	Erwachsene		Kinder (4–6 Jahre)	
	ED [mg/kg KG]	TD [mg/kg KG]	ED [mg/kg KG]	TD [mg/kg KG]
Indometacin		1–3	0,1–2	1–4

Nabumeton

Pharmakodynamik
Nabumeton ist ein Prodrug, das im Körper in seine wirksame Form 6-Methoxynaphthylessigsäure umgewandelt wird. Diese ist wie zahlreiche andere NSAR bei Erkrankungen des rheumatischen Formenkreises und anderen schmerzhaften Schwellungen und Entzündungen nach Verletzungen als COX-Inhibitor wirksam.

Pharmakokinetik

	ED [mg]	TD [mg]	PB [%]	BV [%]	HWZ [h]	t_{max} [h]	WE [min]	WD [h]	E [%]
Nabumeton	500	2000	99	36	24	6		12–24	R

Interaktion mit Nahrungsmitteln
Bei Einnahme zusammen mit einer Mahlzeit oder Milch sind die C_{max} und AUC erhöht, bei Nüchterneinnahme wird t_{max} deutlich verlängert (10 h).

Einnahmeempfehlungen
1 × tgl. einnehmen. Normalerweise beträgt die Tagesdosis 1000 mg Nabumeton mit einer Mahlzeit (nicht nüchtern). Die Dosis kann bei starken und anhaltenden Beschwerden auf 1500 mg oder 2000 mg Nabumeton pro Tag erhöht werden. Bei Tagesdosen über 1000 mg soll die Einnahme auf 2 Einnahmezeitpunkte über den Tag verteilt werden. Bei längerer Therapiedauer sollte versucht werden, mit der niedrigstmöglichen Wirkdosis auszukommen.

Opioidantagonisten

Pharmakodynamik
Naltrexon und Naloxon sind Opiatantagonisten (Blockade der Morphin-Rezeptoren). Sie kommen parenteral bei Opioidvergiftungen oder als Tabletten in Kombination mit Opioiden (Tilidin, Oxycodon), zur Vermeidung des Missbrauchs durch Opiatabhängige und zur Verringerung von Nebenwirkungen zum Einsatz. Naltrexon-Tabletten werden auch als zusätzliche Behandlung innerhalb eines umfassenden Therapieregimes für entwöhnte Patienten, die opioidabhängig waren, und zur Unterstützung der Abstinenz bei Alkoholabhängigkeit eingesetzt.

Pharmakokinetik

	ED [mg]	TD [mg]	PB [%]	BV [%]	HWZ [h]	t_{max}	E
Naloxon	4–12	16	32–45	<5	1	0,5–2	überw. R
Naltrexon	50	150	21	5–40	4–9		R

Interaktion mit Nahrungsmitteln
Interaktionen mit der Nahrung sind nicht beschrieben.

Einnahmeempfehlungen
Einnahme mit etwas Flüssigkeit.
Naloxon wird mit Oxycodon oder Tilidin in Tabletten kombiniert.
Naltrexon im Rahmen der Entzugstherapie sollte nur bei Patienten angewendet werden, die mindestens 7–10 Tage opioidfrei sind.

Opioide (Btm)

Pharmakodynamik

Die Analgetika Buprenorphin, Codein, Dihydrocodein (DHC), Fentanyl, Hydrocodon, Hydromorphon, Levomethadon, Methadon, Morphin, Pentazocin, Pethidin, Oxycodon, Tapentadol und Tilidin (+ Naloxon) werden bei starken und sehr starken Schmerzen angewandt, Codein und Dihydrocodein zusätzlich als Antitussiva. Dihydrocodein und Methadon werden ferner in der Substitutionstherapie eingesetzt. Die Wirkung erfolgt in erster Linie zentral über eine Erregung von Morphinrezeptoren. Codein findet sich auch auch in Kombinationspräparaten mit anderen Analgetika (ASS oder Paracetamol).

Pharmakokinetik

	ED [mg]	TD [mg]	rel. Wirkstärke	PB [%]	BV [%]	HWZ [h]	t_{max} [h]	WE [min]	WD [h]	E [%]
Buprenorphin	0,2–8	24	30	96	10–55	3–8	1–2	30	6–8	B
Codein	30–50	200	0,1	7	54	3	1	15–30	4–6	R
Dihydrocodein+	60–120	240	0,08–0,16		20	3,3–4,5	2–6	10–30	4–5 12+	R
Fentanyl	0,2–1,6	3,2	120	80–85	50		0,2–0,7		0,5	R
Hydrocodon	5	30	1,5			3,8	1,3		4–8	R
Hydromorphon	4–24	24	7,5	hoch	60	2,5	1		3–4 12+	R
Levacetylmethadol°	60–90	120		80	60–87	48–72		120–240	72	
Levomethadon	2,3–7,5	48	2	60–90	82	15–60	4	60–120	6–8	R + B
Morphin	10–200	400	1	20–35	20–40	1,7–4,5	2*	30	4–5	90 R

Analgetika/Antipyretika/Antirheumatika

	ED [mg]	TD [mg]	rel. Wirkstärke	PB [%]	BV [%]	HWZ [h]	t_{max} [h]	WE [min]	WD [h]	E [%]
Oxycodon⁺	10–80	400	1,5–2	38–45	66–87	4–6	3	60	12	R + B
Pentazocin	50	600	0,3	40–75	11–30	4	1–3	15–30	3–5	60 R
Pethidin	50–150	1000	0,1	65–75	50	4–6	1–2	20	2–4	R
Tapentadol	50–250	500	0,3–0,5	20	32	4	3–6		12	R
Tilidin	50–150	600	0,1–0,2	25	98	3–5	0,83	10–15	4–6	90 R

* je nach Darreichungsform starke Schwankungen
⁺ Retardform
° außer Handel, die Zulassung ruht (lebensbedrohliche Herzrhythmusstörungen)

Interaktion mit Nahrungsmitteln

Durch alle Opioide wird die Wirkung von Alkohol auf das zentrale Nervensystem verstärkt. Oxycodon zeigt keine Interaktionen mit der Nahrung. Weitere Wechselwirkungen mit der Nahrung sind nicht bekannt. Codein wird über CYP2D6 metabolisiert.

Besondere Arzneiformen

Bei Morphin-Continus-Kapseln ist im Regelfall eine 1 × tägliche Gabe anzustreben, diese kann maximal auf einen 12-h-Einnahmerhythmus verkürzt werden.
Buprenorphin ist als orale Arzneiform nur als Sublingualtablette im Handel.

Einnahmeempfehlungen

Codein: 15–60 mg alle 6 h (als Analgetikum) bzw. 15–30 mg alle 6 h als Antitussivum
Vorsicht bei Patienten insbesondere Kindern mit CYP2D6 Polymorphismus (Ultra-rapid Metabolizer).
Oxycodon, Hydromorphon und Morphin-Retardformulierungen in der Regel 2 × tgl. alle 12 h zu oder unabhängig von den Mahlzeiten mit ausreichend Flüssigkeit einnehmen. Die Zeitspanne von 12 h zwischen den Einzelgaben sollte möglichst nicht unterschritten werden.

Hydrocodon mit reichlich Flüssigkeit einnehmen, möglichst nicht auf leeren Magen.

Dihydrocodein unzerkaut mit reichlich Flüssigkeit nach festem Zeitplan im Regelfall 2×tgl. einnehmen. Ein behandlungsfreies Intervall von 8 h sollte nicht unterschritten werden.

Sublingualtabletten mit Buprenorphin werden unter die Zunge gelegt und lösen sich innerhalb von 2–10 min auf. Bei trockener Mundschleimhaut können einige Tropfen Flüssigkeit hinzugefügt werden. Sublingualtabletten dürfen nicht gekaut oder geschluckt werden. Opioide als Antitussiva zur Nacht anwenden.

Pentazocin: mit ausreichend Flüssigkeit einnehmen, Einnahme alle 3–4 h ggf. wiederholen.

Auf den Genuss von Alkohol sollte unter einer Opioidtherapie verzichtet werden.

Fentanyl wird als Lutschtablette im Mund an die Wange gelegt und mit einem Applikator hin und her bewegt.

Tilidin (in Kombination mit Naloxon): 2×tgl. 50–200 mg Rtbl., bis zu 6×tgl. nicht ret. Zubereitungen

Tapentadol: 2×tgl. 50–250 mg Rtbl.

Körpergewichtsbezogene Dosierung

	Erwachsene		Kinder	
	ED [mg/kg KG]	TD [mg/kg KG]	ED [mg/kg KG]	TD [mg/kg KG]
Codein	0,5		0,5	2–3
Morphin	0,15		0,2	0,8–1,2
Pentazocin			1*	
Pethidin	0,75		0,5–2	6
Tilidin			0,5 (ab 2 J.)	2

* Perorale Arzneiformen für Kinder unter 12 Jahhren stehen in Deutschland nicht zur Verfügung.

Oxicame

Pharmakodynamik
Die Arzneistoffe Lornoxicam, Meloxicam, Piroxicam und Tenoxicam werden als Antiphlogistika und Antirheumatika eingesetzt. Sie wirken über eine Hemmung der Cyclooxygenase, Meloxicam zeigt eine etwas höhere Affinität zur COX-2.

Pharmakokinetik

	ED [mg]	TD [mg]	PB [%]	BV [%]	HWZ [h]	t_{max} [h]	E [%]
Lornoxicam	4–8	16	99	90–100	3–4	1–2	30 R, 60 B
Meloxicam	7,5–15	15	99	89	20	6	50 R
Piroxicam	10–20	20 (–40)	98	100	30–60	2–3 6–10*	überw. R
Tenoxicam	20	40	99	100	70	6–10	66 R

* Die Oxicame zeigen einen enterohepatischern Kreislauf, so dass es zu zwei Plasmaspitzen kommt.

Interaktion mit Nahrungsmitteln
Direkte relevante WW sind nicht beschrieben. Die Einnahme erfolgt zur Mahlzeit aufgrund besserer Magenverträglichkeit. Durch Nahrung wird aber wie bei allen NSAR die Resorption verzögert (beschrieben für Tenoxicam). Für Meloxicam ist keine WW mit der der Nahrung beschrieben. Piroxicam wird über CYP2C9 metabolisiert.

Besondere Arzneiformen
Piroxicam-β-Cyclodextrin (Brexidol®) zeigt ebenfalls keine Interaktionen mit der Nahrung.

Einnahmeempfehlungen

Einnahme 1×tgl. während oder nach einer Mahlzeit mit ausreichend Flüssigkeit (mind. 50 ml). Bei Tenoxicam sollte die Einnahme möglichst immer zur gleichen Tageszeit erfolgen.

Körpergewichtsbezogene Dosierung

	Erwachsene		Kinder über 2 Jahren	
	ED [µg/kg KG]	TD [µg/kg KG]	ED [µg/kg KG]	TD [µg/kg KG]
Meloxicam				125

Paracetamol

Pharmakodynamik
Paracetamol wird als Analgetikum und Antipyretikum eingesetzt. Es hemmt vermutlich zentral und in geringerem Ausmaß peripher die Prostaglandinsynthese, ferner den Effekt endogener Pyrogene auf das hypothalamische Temperaturregulationszentrum.

Pharmakokinetik

	ED [mg]	TD [mg]	PB [%]	BV [%]	HWZ [h]	t_{max} [h]	WE [min]	WD [h]	E
Paracetamol	250–1000	4000	10	70–90	1,5–2,5	0,5–1,5	30	3–4	R

Interaktion mit Nahrungsmitteln
Die Einnahme zu oder nach einer Mahlzeit kann zu einer deutlichen Wirkungsverzögerung führen. Je höher der Ballaststoffanteil der Nahrung ist, umso stärker ist die Resorptionsverzögerung. Die absolute Bioverfügbarkeit bleibt aber unverändert. Akuter Alkoholkonsum vermindert den Abbau von Paracetamol, chronischer fördert den Abbau von Paracetamol. Durch Alkohol kann die Hepatotoxizität von Paracetamol gesteigert werden.

Einnahmeempfehlungen
Einnahme 1 h vor der Mahlzeit oder 2–3 h nach einer Mahlzeit mit reichlich Flüssigkeit. Die Einnahme mit Ballaststoffen und besonders Alkohol ist zu vermeiden. Die Tagesdosis sollte auf 3–4 Einzelgaben verteilt werden. Die Einnahmedauer sollte bei Paracetamol möglichst den Zeitraum von einer Woche nicht überschreiten. Vorsicht bei Patienten mit Leber- oder Nierenschäden. Die Selbstmedikation sollte auf 3 Tage begrenzt bleiben.
Durch Kombination mit MCP kann der Wirkungseintritt beschleunigt werden.

Körpergewichtsbezogene Dosierung

	Erwachsene		Kinder (ab 6 Monate)	
	ED [mg/kg KG]	TD [mg/kg KG]	ED [mg/kg KG]	TD [mg/kg KG]
Paracetamol	10–15	60	10– (15)	60

Phenylbutazon

Pharmakodynamik
Phenylbutazon ist ein Pyrazolonanalgetikum zur Kurzzeitbehandlung von akuten Schüben des Morbus Bechterew und chronischem Gelenkrheumatismus sowie Gichtanfall. Der Wirkungsmechanismus von Phenylbutazon beruht hauptsächlich auf der Hemmung der Prostaglandinsynthese.

Pharmakokinetik

	ED [mg]	TD [mg]	PB [%]	BV [%]	HWZ [h]	t_{max} [h]	WE [min]	WD [h]	E [%]
Phenylbutazon	200	600	99	90	50–100 (75)	2–5			70 R 30 B

Interaktion mit Nahrungsmitteln
Interaktionen mit der Nahrung sind nicht beschrieben.

Einnahmeempfehlungen
2–3 × tgl. 200 mg (max. 1 Woche) während oder nach einer Mahlzeit eingenommen. Bei längerdauernder Gabe von Phenylbutazon ist eine regelmäßige Kontrolle der Leberwerte, der Nierenfunktion sowie des Blutbildes erforderlich.

Die antirheumatische Wirkung setzt innerhalb von 3–7 Tagen ein, die symptomatische Linderung beim Gichtanfall innerhalb von 1–4 Tagen.

Profene

Pharmakodynamik

Dexibuprofen, Dexketoprofen, Ibuprofen, Ketoprofen und Naproxen werden als Analgetika und Antirheumatika eingesetzt. Sie wirken über eine unspezifische Hemmung der Cyclooxygenasen. Ferner zeigen sie eine antipyretische Wirkung.

Pharmakokinetik

	ED [mg]	TD [mg]	PB [%]	BV [%]	HWZ [h]	t_{max} [h]	WE [min]	WD [h]	E [%]
Dexibuprofen	200–400	1200	99	92	1,8–3,5	3–4	30	4–6	90 R
Dexketoprofen	25	75	99	90	1,65	0,5		12	R
Ibuprofen	200–800	2400	99	70	1,8–3,5	3–4	30	4–6	90 R
Ibuprofenlysinat	500	2000	99		1,8–3,5	0,5–2			90 R
Ketoprofen	50–100	300	99	90	1,5–2	1–2		12	92 R
Naproxen	250–1000	1250	99	90	10–18	1	60	7	R

Die Resorption erfolgt teilweise im Magen, vollständig im Dünndarm.

Interaktion mit Nahrungsmitteln

Ibuprofen, Naproxen und Ketoprofen werden mit der Nahrung deutlich verzögert aufgenommen. Bei Ketoprofen ist die Resorption um 100 min durch die Nahrung verzögert, die Maximalkonzentration um 35 % reduziert. Ibuprofen verstärkt insbesondere in höheren Dosen die Wirkung von Alkohol. Bei Naproxen wird die Bioverfügbarkeit durch Nahrung nicht verringert, nur t_{max} verzögert.

Einnahmeempfehlungen

Zwar wird durch Nahrung die Resorption aller Profene zum Teil beachtlich verzögert, doch sollte wegen der besseren Verträglichkeit die Einnahme nicht auf nüchternen Magen erfolgen, bei empfindlichen Patienten besser zur Mahlzeit. Ausreichend Flüssigkeit ist zur Einnahme erforderlich. Beim Dexketoprofen und Naproxen sollte die Einnahme mindestens

30 min vor einer Mahlzeit erfolgen. Die antirheumatische Wirkung setzt in voller Stärke innerhalb von 2 Wochen ein.

Naproxen: 1–3 × tgl. 200–500 mg. Das Wirkmaximum ist nach 2–4 h, die antipyretische Wirkung dauert bis zu 10 h und die analgetische 7 h und länger.

Ibuprofen: 2–4 × tgl. je nach ED, Patienten unter ASS-Therapie sollten kein Ibuprofen einnehmen, zumindest in der Dauertherapie.

Ketoprofen: 1–2 tgl. während oder nach einer Mahlzeit.

Alle Profene sollten so kurz und niedrig dosiert werden wie möglich. Vorsicht bei Risikopatienten (Alter, Ulcusanamnese).

Körpergewichtsbezogene Dosierung

	Erwachsene		Kinder ab 5 kg (ca. 6–8 Monate)	
	ED [mg/kg KG]	TD [mg/kg KG]	ED [mg/kg KG]	TD [mg/kg KG]
Ibuprofen			7–10	20–30*

* verteilt auf 3–4 Einzelgaben mindestens 6 Std Abstand!

Pyrazolone

Pharmakodynamik

Propyphenazon, Phenazon und Metamizol (Novaminsulfon) werden als Analgetika und Antipyretika eingesetzt, Metamizol hat zusätzlich geringe antiphlogistische sowie eine spasmolytische Wirkkomponente. Der genaue Wirkmechanismen ist nicht bekannt. Die Substanzen gehören zur Gruppe der Typ-II-Prostaglandininhibitoren, die durch eine Hemmung der Isomerase-Reduktase die Bildung von PGE_2 und $PGE_{2\alpha}$ unterdrücken, daneben wird ein zentraler Angriffspunkt angenommen.

Pharmakokinetik

	ED [mg]	TD [mg]	PB [%]	BV [%]	HWZ [h]	t_{max} [h]	WE [h]	E [%]
Metamizol	500	5000	50	90	2,7–11,2*	1–2	0,5–1	96 R
Phenazon	500–1000	4000	0	100	11–12	1–2		R
Propyphenazon	220–500	4000	10–40	>90	1,5–2	0,5		80 R

* je nach Metabolit

Interaktion mit Nahrungsmitteln

Die Resorption von Phenazon wird durch die Nahrung reduziert. Nahrung hat keinen Einfluss auf die Pharmakokinetik von Metamizol.

Einnahmeempfehlungen

Einnahme von Propyphenazon und Phenazon laut Hersteller zu den Mahlzeiten, bei Metamizol kann die Einnahme unabhängig von den Mahlzeiten mit viel Flüssigkeit erfolgen. Die Einnahme kann alle 4–8 h bis zum Erreichen der Tageshöchstdosis wiederholt werden. Metamizol färbt den Harn rot. Der analgetische Effekt von Propyphenazon ist doppelt so stark wie der von ASS.

Körpergewichtsbezogene Dosierung

	Erwachsene		Kinder (ab 3 Monaten)	
	ED [mg/kg KG]	TD [mg/kg KG]	ED [mg/kg KG]	TD [mg/kg KG]
Metamizol	6–16	32–64	6–16	32–64
Propyphenazon		13		

Tramadol

Pharmakodynamik
Tramadol ist ein partieller Opiatagonist, dessen maximale Wirkstärke jedoch deutlich geringer ist als bei den klassischen Opiaten (1/5–1/10 Morphinstärke), ebenso die atemdepressive und suchterzeugende Wirkung. Tramadol wird als Analgetikum bei starken bis mässig starken Schmerzen eingesetzt.

Pharmakokinetik

	ED [mg]	TD [mg]	rel. Wirkstärke	PB [%]	BV [%]	HWZ [h]	t_{max} [h]	WE [min]	WD [h]	E
Tramadol	50–200	400*	0,1–0,2	15–20	68	1–2 5–7	1,2 5–6⁺	30–60	3–8 8–12⁺	R

* Bei starken Schmerzen nach einer Operation oder Tumorschmerzen können auch deutlich höhere TD erforderlich sein.
⁺ Retard

Interaktion mit Nahrungsmitteln
Interaktionen mit Nahrungsmitteln sind nicht beschrieben, die zentrale Wirkung von Alkohol wird verstärkt (insbesondere die Atemdepression).

Einnahmeempfehlungen
Tramadol unabhängig von den Mahlzeiten mit ausreichend Flüssigkeit einnehmen. Auf den Genuss von Alkohol sollte verzichtet werden.
Tropfen: Tritt nach 30–60 min keine Besserung ein, kann eine zweite ED genommen werden.
Retardformulierungen: 2 × tgl. (morgens und abends) einnehmen.

Analgetika/Antipyretika/Antirheumatika

Körpergewichtsbezogene Dosierung

	Erwachsene		Kinder 1–12 Jahre	
	ED [mg/kg KG]	TD [mg/kg KG]	ED [mg/kg KG]	TD [mg/kg KG]
Wirkstoff			1–2	8

Anorektika/Analeptika

Coffein

Pharmakodynamik

Coffein führt zu einer Hemmung der Phosphodiesterase, Mobilisierung von Calcium und der Freisetzung von Catecholaminen. Es wird als Stimulans und zur kurzfristigen Beseitigung von Ermüdungserscheinungen verwendet. Coffein kommt auch in Kombinationspräparaten mit Schmerzmitteln zum Einsatz und verstärkt die analgetische Wirkung.

Pharmakokinetik

	ED [mg]	TD [mg]	PB [%]	BV [%]	HWZ [h]	t_{max} [min]	WD [h]	E
Coffein	30–200	600	30–40	100	3,5	30–40	*	R

* mehrere Stunden

Interaktion mit Nahrungsmitteln

Coffein kann die Resorption von Alkohol beschleunigen.

Einnahmeempfehlungen

Einnahme unzerkaut mit etwas Flüssigkeit. Die Einnahme auf nüchternen Magen, zerkleinert und mit Wasser beschleunigt den Wirkeintritt. Die Einnahme sollte am Tag und nicht zur Nacht erfolgen (Schlafstörungen). Die Einnahme sollte zeitlich begrenzt erfolgen (Gefahr des Coffeinismus).

Indirekte Sympathomimetika

Pharmakodynamik

Indirekte Sympathomimetika werden als Appetitzügler (Norephedrin, Amfepramon), Stimulanzien (Amphetamin, Metamphetamin) z. B. bei zwanghaften Schlafanfällen (Narkolepsie) und für Kinder und Jugendliche beim Aufmerksamkeitsdefizithyperaktivitätssyndrom (ADHS = hyperkinetischen Syndrom) (Methylphenidat, Dexamfetamin, Lisdexamfetamin, Btm) verwendet. Lisdexamphetamin ist ein Dexamphetamin-Prodrug mit Lysin.

Darüber hinaus sind sie in Grippe-Kombinationspräparaten (Pseudoephedrin, Norephedrin, Ephedrin) und Antiallergika-Kombinationen (Pseudoephedrin) enthalten. Die Substanzen wirken als indirekte, teilweise direkte Sympathomimetika (Hemmen Transporter für Noradrenalin, Dopamin).

Pharmakokinetik

	ED [mg]	TD [mg]	PB [%]	BV [%]	HWZ [h]	t_{max} [h]	WE [min]	WD [h]	E
Amfepramon	25–60	75			3–6	4–8	30		R
Dexamfetamin	5	40	15–40		8,9–12,5	1,5	30–60	3–6	R
Ephedrin	25–50	150		100	2,5–4		15–60	2–4	R
Methylphenidat	5–20	60	20–33	10–50	2–4	2	30	6–8	R
Lisdexamfetamin	30–70	70			1–11[+]	1–3,5[+]		13–14	R 96
Norpseudoephedrin	30	30		100	3–92				R
Phenylephrin	10	60	95	20–25	2–3	0,75–2			R
Phenylpropanolamin*	25–50	150		38	0,05	4			R
Pseudoephedrin	30	180	0	100	9–16	0,3–2			R

* als Retardformulierung
[+] Dexamphetamin

Interaktion mit Nahrungsmitteln
Die Einnahme von Methylphenidat wird durch Mahlzeiten beeinträchtigt, da eine ausreichende Magensäurekonzentration zur Resorption erforderlich ist. Ein saurer Harn beschleunigt die Ausscheidung der indirekten Sympathomimetika.

Lisdexamfetamin: Nahrung verlängert t_{max} um 1 h, BV und C_{max} bleiben gleich.

Einnahmeempfehlungen
Phenylpropanolamin und Norpseudoephedrin nach dem Frühstück unzerkaut mit etwas Flüssigkeit einnehmen.

Amphepramon als Retardformulierung 1 × tgl. im Laufe des Vormittags bis 30 min vor dem Mittagessen.

Einnahme von Methylphenidat sollte zu oder nach den Mahlzeiten erfolgen. Treten anorektische Effekte auf, 1 h nach den Mahlzeiten. Bei Kindern sollte Methylphenidat bevorzugt 1 h nach den Mahlzeiten gegeben werden.

Lisdexamphetamin 1 × tgl. morgens. Die Behandlung sollte mit 30 mg begonnen werden und ggf. wöchentlich um 20 mg gesteigert werden.

Beim Einsatz als Appetitzügler sollte die Behandlungsdauer im Regelfall 4–6 Wochen betragen, maximal bis zu 3 Monaten.

Modafinil

Pharmakodynamik
Modafinil ist ein Psychostimulans, das zur Therapie der Narkolepsie (plötzliche Schlafepisoden) eingesetzt wird. Modafinil potenziert die cerebrale α_1-adrenerge Aktivität und es beeinflusst zentrale serotoninerge Bahnen.

Pharmakokinetik

	ED [mg]	TD [mg]	PB [%]	BV [%]	HWZ [h]	t_{max} [h]	E
Modafinil	100–200	400	62		10–12	2–3	R

Interaktion mit Nahrungsmitteln
Durch Alkohol wird der Einfluss auf das Reaktionsvermögen verstärkt. Nahrung beeinflusst nicht die Bioverfügbarkeit von Modafinil, allerdings kann t_{max} eine Stunde später erreicht werden. Modafinil induziert CYP3A4/5.

Einnahmeempfehlungen
Einnahme morgens und mittags oder als Einzeldosis am Morgen (Dosisreduktion bei Leber- und Niereninsuffizienz).

Orlistat

Pharmakodynamik

Orlistat ist ein Lipasehemmstoff, der die Fettverdauung bzw. die enzymatische Spaltung von Fetten in Glycerin und freie Fettsäuren im Darm reduziert, die dann verringert aufgenommen werden können. Es wird in Kombination mit einer Diät zur Gewichtsreduktion bei Patienten mit Übergewicht (Body-Mass-Index (BMI) $\geq 28 \, kg/m^2$) eingesetzt.

Pharmakokinetik

	ED [mg]	TD [mg]	PB [%]	BV [%]	HWZ	t_{max}	E [%]
Orlistat	27–120	360	*	*	*	*	97 F

* Orlistat wird so gut wie gar nicht aus dem GIT resorbiert.

Interaktion mit Nahrungsmitteln

Unter einer Therapie mit Orlistat kann eine verminderte Aufnahme der fettlöslichen Vitamine A, D, K, E und Betacaroten auftreten. Interaktionen mit Alkohol sind nicht beschrieben.

Einnahmeempfehlungen

Einnahme unmittelbar vor, während oder bis zu einer Stunde nach der Hauptmahlzeit. Bei nahezu fettlosen Mahlzeiten sollte auf die Einnahme verzichtet werden, bei einer sehr fettreichen Mahlzeit können die Nebenwirkungen verstärkt auftreten (Fettstühle). Einnahme max. 2 Jahre lang und in Kombination mit einer Diät.

Antazida

Aluminiumfreie Antazida

Pharmakodynamik
Die aluminiumfreien Antazida werden wie die aluminiumhaltigen bei Sodbrennen, Magendrücken, Völlegefühl, etc. eingesetzt, meist in Kombinationspräparaten. Sie wirken über eine Neutralisation der Magensäure. Viele Arzneimittel enthalten Kombinationen aus mehreren Salzen.

Pharmakokinetik

	ED [mg]	TD [mg]	PB [%]	BV [%]	HWZ	t_{max}	WD [h]	E
Calciumcarbonat	700	4200					0,5–1	R/F
Magnesiumcarbonat	100	1000		5–10*				R/F
Magnesiumhydroxid	165	750		5–10*			0,5–3	R/F
Magnesiumoxid	250–500	400		5–10*				R/F

* bezogen auf Magnesium

Interaktion mit Nahrungsmitteln
Schwerwiegende Interaktionen mit der Nahrung sind nicht beschrieben. Stark saure Getränke verringern die Neutralisationskapazität der Antazida.

Einnahmeempfehlungen
Einnahme 1–2 h nach der Mahlzeit und eventuell 3 h später erneut. Zusätzlich kann eine Einnahme vor dem Schlafengehen erfolgen. Die Patienten sind bei den magnesiumhaltigen Präparaten auf den laxierenden Effekt (nach 2–8 h) hinzuweisen. Andere Arzneimittel können in ihrer Bioverfügbarkeit durch Antazida beeinflusst werden, daher sollte möglichst ein Einnahmeabstand von 2–3 h eingehalten werden.
Der Wirkeintritt ist nahezu sofort, die Wirkdauer schwankt zwischen 0,5–3 h

Aluminiumhaltige Antazida

Pharmakodynamik

Die aluminiumhaltigen Antazida Aluminiumhydroxid, Aluminium-Magnesium-Silikat, Aluminiumphosphat, Hydrotalcid, Magaldrat und Aluminiumoxid werden bei überhöhter Magensäureproduktion und den damit verbundenen Symptomen Sodbrennen, Völlegefühl, Magendrücken, Magen- und Duodenalulcera sowie Refluxösophagitis eingesetzt. Viele Arzneimittel enthalten Kombinationen aus mehreren Salzen. Aluminiumhydroxid wird ferner als Phosphatbinder bei Niereninsuffizienz oder zur Metaphylaxe von Phosphatsteinen eingesetzt.

Pharmakokinetik

	ED [mg]	TD [mg]	PB [%]	BV [%]	HWZ	t_{max}	WE [min]	WD [min]	E
Aluminiumhydroxid	320	4480					30	30–60	F/R
Aluminiummagnesiumsilikat	2500	10000					30		F/R
Aluminiumoxid	200	1600					30		F/R
Aluminiumphosphat	2000	8000					30		F/R
Hydrotalcid	500–1000	4000					30	120	F/R
Magaldrat	400–800	6400					15–30	120	F/R

Interaktion mit Nahrungsmitteln

Durch Einnahme von aluminiumhaltigen Arzneimitteln wird die Phosphatresorption aufgrund der Fällung von Aluminiumphosphat im GIT gesenkt (Phosphatbinder). Durch eine citratreiche Nahrung aus Fruchtsäften, Limonaden, Obstweinen oder Brausetabletten kann die Aluminiumresorption gesteigert werden und es kommt zu erhöhten Aluminiumblutspiegeln, die sich im schlimmsten Fall in Blutarmut, Verwirrung, Muskelzucken und Krampfanfällen bis hin zum Koma äußern können.

Einnahmeempfehlungen

Einnahme 1–2 h nach der Mahlzeit (zwischen den Mahlzeiten) und eventuell 3 h später erneut. Zusätzlich kann eine Einnahme vor dem Schlafengehen erfolgen. Nur bei Personen mit Niereninsuffizienz, Kindern, Patienten nach Entfernung der Nebenschilddrüse oder unter Eisenmangel kann es zu einem bedrohlichen Anstieg des Aluminiumspiegels kommen. Hier muss die gleichzeitige Einnahme von aluminiumhaltigen Antazida und Citraten oder säurehaltigen Getränken vermieden oder besser ganz auf einen Einsatz aluminiumhaltiger Antazida verzichtet werden.

Die Wirkung setzt sehr schnell ein und hält 0,5–2 h an.

Aluminiumhydroxid als Phosphatbinder: Filmtabletten unzerkaut, evtl. mit etwas Flüssigkeit, 10–20 min vor den Mahlzeiten einnehmen!

Sucralfat

Pharmakodynamik
Sucralfat wird zur Behandlung von Ulcus duodeni, Ulcus ventriculi, zur Rezidivprophylaxe des Ulcus duodeni und des Ulcus ventriculi sowie bei Refluxösophagitis eingesetzt. Sucralfat bildet zusammen mit Gewebsproteinen eine Schutzschicht auf der Schleimhaut und verhindert dadurch einen Säureangriff. Sucralfat ist ein Aluminiumsalz von Saccharosesulfat.

Pharmakokinetik

	ED [mg]	TD [mg]	PB [%]	BV [%]	HWZ	t_{max}	WD [h]	E
Sucralfat	1000	4000		0,5–2			6	R/F

Interaktion mit Nahrungsmitteln
Die gemeinsame Einnahme mit hohen Dosen von Citraten kann die Aluminiumresorption steigern. Sucralfat kann die Resorption von Vitamin B_{12} und zahlreichen Arzneistoffen beeinflussen (2 h-Einnahmeabstand).

Einnahmeempfehlungen
4 × 1000 mg 30 min vor den Mahlzeiten, zur Rezidivprophylaxe morgens und abends, möglichst auf leeren Magen. Eine weitere Gabe vor dem Schlafengehen. Die Therapie sollte über 4–6 Wochen erfolgen, in Einzelfällen über 12 Wochen (Rezidivprophylaxe bis 12 Monate).

Anthelminthika

Mebendazol, Albendazol

Pharmakodynamik
Mebendazol und Albendazol werden bei Madenwürmern (Enterobiasis (Oxyuriasis)), Spulwürmern (Ascariasis), Trichuriasis, Ankylostomiasis, Strongyloidiasis und Bandwürmern (Taeniasis) eingesetzt. Die beiden Substanzen binden an die Mikrotubuli im Darm der Würmer und führen zur Degeneration und Unterbrechung der Glukose-Aufnahme.

Pharmakokinetik

	ED [mg]	TD [mg]	PB [%]	BV [%]	HWZ [h]	t_{max} [h]	E
Albendazol	400	800	70	< 5	8	2–2,4	B, F
Mebendazol	100	200	90–95	20	2,8–9	1,5–7,5	R+B, F

Interaktion mit Nahrungsmitteln
Die Resorption ist nahrungsabhängig. Bei Nüchterneinnahme werden keine nennenswerten Blutspiegel erreicht, bei gleichzeitiger Einnahme fettreicher Nahrung kann die Resorption um bis zu 10 % gesteigert werden. Emulgiertes Fett hat dagegen keinen Effekt auf die Resorption.

Einnahmeempfehlungen
Albendazol: bei Echinokokkosen oder Trichinen Einnahme morgens und abends zu den Mahlzeiten (möglichst fettreich, 40 g Fett pro Mahlzeit).
Mebendazol: Einnahme morgens und abends auch zur Mahlzeit möglich. In den meisten Fällen für 3 Tage, bei Enterobiasis ist die Therapie nach 2–4 Wochen zu wiederholen.

Niclosamid

Pharmakodynamik
Niclosamid ist als Anthelminthikum bei Bandwürmern (Rinder-, Schweinebandwurm) wirksam. Es hemmt die oxidative Phosphorylierung in den Mitochondrien der Parasiten.

Pharmakokinetik

	ED [mg]	TD [mg]	PB [%]	BV [%]	HWZ	t_{max}	E
Niclosamid	500	2000	*	*	*	*	F

* Arzneistoff wird nicht aus dem GIT resorbiert.

Interaktion mit Nahrungsmitteln
Eine Wechselwirkung mit Alkohol ist nicht auszuschließen. Da Niclosamid in Ethanol deutlich besser löslich ist, kann die Resorption aus dem GIT erhöht werden.

Einnahmeempfehlungen
Tagesdosis der Kautabletten 1× nach dem Frühstück fein zerkaut oder in Wasser zerfallen (Herstellerangabe) einnehmen. Bei Rinder-, Schweine- und Fischbandwurm wird eine einmalige Behandlung durchgeführt, beim Zwergbandwurm wird diese über 7 Tage fortgesetzt.
Einzelne Segmente der Würmer können noch über eine Woche ausgeschieden werden. Eine Kombination mit salinischen Abführmitteln (Natriumsulfat, Magnesiumsulfat) ist möglich, sollte aber erst 2 h nach der Anwendung erfolgen (vollständiges Ausstoßen des Wurmes).

Praziquantel

Pharmakodynamik
Praziquantel wird bei Infektionen mit Trematoden und Zestoden wie Taenia saginata (Rinderbandwurm), Taenia solium (Schweinebandwurm), Hymenolepis nana (Zwergbandwurm), Diphyllobothrium pacificum (südamerikan. Fischbandwurm) eingesetzt, sowie bei Infektionen durch Schistosomen (z.B. S. haematobium, S. mansoni, S. intercalatum, S. japonicum, S. mekongi), Leberegel (z.B. Clonorchis sinensis, Opisthorchis viverrini) oder Lungenegel (z.B. Paragonimus westermani u.a. spp.). Praziquantel öffnet Ca^{2+}-Kanäle in der Haut der Würmer und lähmt so die Muskulatur der Würmer.

Pharmakokinetik

	ED [mg]	TD [mg]	PB [%]	BV [%]	HWZ [h]	t_{max} [h]	WE [min]	WD [h]	E [%]
Praziquantel	150–600		85		1–2,5	1–2			80 R

Interaktion mit Nahrungsmitteln
Der gleichzeitige Konsum von Grapefruitsaft kann zu erhöhten Praziquantelspiegeln führen.

Einnahmeempfehlungen
Die Einnahme soll unzerkaut mit ausreichend Flüssigkeit während einer Mahlzeit erfolgen, im Regelfall als Einmalgabe, am besten abends. Die Dosierung ist stark abhängig von der Art des Wurmbefalls.
Taenia saginata (Rinderbandwurm) und Taenia solium (Schweinebandwurm): 5–10 mg/kg KG
Diphyllobothrium pacificum (südamerikanischer Fischbandwurm): 10 mg/kg KG
Hymenolepis nana (Zwergbandwurm): 15–25 mg/kg KG

Pyrviniumembonat

Pharmakodynamik
Pyrviniumembonat kommt als Anthelminthikum bei Oxyuriasis (Infektionen durch den Madenwurm *Enterobius vermicularis*) zum Einsatz. Der Wirkstoff blockiert die Glucoseversorgung des Madenwurms.

Pharmakokinetik

	ED [mg]	TD [mg]	PB [%]	BV [%]	HWZ	t_{max}	E
Pyrviniumembonat	75	400	*	*	*	*	F

* Arzneistoff wird nicht aus dem GIT resorbiert

Interaktion mit Nahrungsmitteln
Interaktionen mit der Nahrung sind nicht beschrieben.

Einnahmeempfehlungen
Einnahme zum Essen aber auch unabhängig davon möglich, im Regelfall als Einmaldosis (Einmalbehandlung). Bei Therapieversagen erneute Dosis, keine Dosiserhöhung. Wiederholungsbehandlung sollte nach 2–4 Wochen erfolgen. Die Suspension kann auch mit Fruchtsaft verdünnt werden.

Antiallergika

H_1-Antihistaminika als Antiallergika

Pharmakodynamik

H_1-Antihistaminika werden bei histamininduzierten Hautreaktionen wie zum Beispiel der Nesselsucht, bei Rhinitis, Rhinorrhö oder Juck- und Niesreiz eingesetzt (z. B. Heuschnupfen). Sie heben kompetitiv die Wirkung von Histamin an den H_1-Rezeptoren auf. Ferner kommt bei einigen Verbindungen ein mastzellstabilisierender Effekt hinzu. Die Antihistaminika können in Vertreter der ersten Generation (1), Vertreter der zweiten Generation (2) und Vertreter der dritten Generation (3) unterteilt werden. Zweite und dritte Generation zeigen deutlich geringere sedierende Effekte (vgl. auch H_1-Antihistamnika als Sedativa).

Pharmakokinetik

Wirkstoff	ED [mg]	TD [mg]	PB [%]	BV [%]	HWZ [h]	t_{max} [h]	WE [h]	WD [h]	E [%]
Azelastin (2)	2	4	80	82	20			12	75 B, 25 R
Astemizol[+]	10	10	97	3	24	1–2		24	80 B 10 R
Bamipin[+]	50	50–400			9,52	1,0			R
Bilastin (2)	20	20	84–90	30	14,5	1,3		24	R+B
Cetirizin (2)	10	10	93	70,1	7,4	0,7	0,3	24	R
Clemastin (1)	1	2	95	~ 100	3,6	2–4	2	3–6	~ 65 R
Desloratadin (3)	5	5	83–87		27	3		24	R
Dexchlorpheniramin (1)	2	12	72	52–57	17–30	3	0,5	3–6	R
Dimetinden (1)	1	6	90	~ 100	6,3	< 1	0,5	8–10	R (pH-abh.) + B
Ebastin (2)	10–20	20	95	100	15–19	2,6–4		24	R

H_1-Antihistaminika als Antiallergika

Wirkstoff	ED [mg]	TD [mg]	PB [%]	BV [%]	HWZ [h]	t_{max} [h]	WE [h]	WD [h]	E [%]
Fexofenadin (3)	120–180	180	60–70	33	11–15	1–3	1–3	12–24	B
Ketotifen	1	2	~75	>80	20	3–4	10 Wo*		60 R
Levocetirizin (3)	5	5	90	~20	7,9	0,9	1	24–48	86 R
Loratadin (2)	10	10	99	dosisabh.	12,4–19,6	1–2	1–3	24–48	R + B
Mizolastin (2)	10	10	98,4	65	13,5	1,5	1		B
Rupatadin (3)	10	10	99		5,9	0,75		24	R+B
Terfenadin (2)	60	120	97	70	20	2,5	1–2	12	40 R + 60 B

* voller Wirkeintritt
⁺ außer Handel
(1) Vertreter der 1. Generation, (2) Vertreter der 2. Generation, (3) Vertreter der 3. Generation

Interaktion mit Nahrungsmitteln

Bei gleichzeitiger Einnahme von H_1-Antihistaminika (besonders Clemastin und Dimetinden) mit Alkohol kommt es sowohl zu einer Wirkungsverstärkung im Sinne der Sedierung als auch zu Intoxikationserscheinungen.

Bei Fexofenadin wird die Bioverfügbarkeit durch gleichzeitige Einnahme von magnesiumhaltigen Nahrungsmitteln und Nahrungsergänzungsmitteln verringert. Im Gegensatz zu seinem Vorgänger Terfenadin kann es bei Fexofenadin nicht zu Arrhythmien durch gleichzeitigen Genuss von Grapefruitsaft kommen.

Bei Loratadin und Terfenadin wird bei gleichzeitiger Einnahme mit der Nahrung die Resorption um ungefähr eine Stunde verzögert. Die Wirkung kann dadurch verlängert werden.

Auf Loratadin und Mizolastin hat Alkohol keinen Einfluss, beide besitzen jedoch sedierende Eigenschaften.

Bei gleichzeitiger Gabe von Hemmstoffen der Cytochromperoxidase, wie zum Beispiel durch Grapefruitsaft kann es zu einer Überdosierung der Arzneistoffe Mizolastin und Terfenadin mit einer Verlängerung des QT-Intervalls, also Herzrhythmusstörungen kommen.

Durch die Hemmung der CYP450 wird auch die Metabolisierung von Terfenadin zum aktiven Metaboliten Fexofenadin unterbunden.
Bei Clemastin und Astemizol (a.H.) wird die Bioverfügbarkeit durch Nahrung um 60% verringert.
Ebastin: Bei gleichzeitiger Nahrungsaufnahme kommt es zu einem Anstieg des Plasmaspiegels von Carebastin, dem aktiven Hauptmetaboliten von Ebastin, um das 1,5–2fache sowie der AUC, während T_{max} unverändert bleibt (klinisch keine Bedeutung).

Einnahmeempfehlungen
Azelastin: 1–2 × tgl. (morgens und abends) vor oder nach dem Essen, Patienten über 65 Jahre zunächst 1 × tgl.
Astemizol: vor dem Essen einnehmen. In Deutschland nicht mehr im Handel.
Bilastin: 1 × tgl. 1 h vor oder 2 h nach den Mahlzeiten, für Kinder ab 12 Jahren, keine Einnahme mit Fruchtsäften insbesondere Grapefruitsaft. Einnahme am besten am Abend.
Cetirizin, Levocetirizin, Loratadin, Desloratadin: 1 × tgl. möglichst am Abend einnehmen.
Clemastin: 2 × tgl. vor den Mahlzeiten.
Dimetinden: 3 × tgl., maximale Reaktion nach 5 h.; Retardformulierungen: 1 × tgl. abends zwischen Abendessen und Schlafengehen mit etwas Flüssigkeit max. 3 Monate.
Ebastin, Rupatadin: 1 × tgl. unabhängig von der Nahrung.
Fexofenadin: 1 × tgl. 120 oder 180 mg vor einer Mahlzeit (ab 12 Jahren), Wirkmaximum nach 6 h.
Ketotifen: 2 × tgl. 1(–2) mg. Der Wirkeintritt erfolgt erst nach 8–12 Wochen, die Therapie muss ausschleichend über 2–4 Wochen beendet werden.
Terfenadin: 1(–2) × tgl. 60 mg zum Essen.
Bei den meisten Vertretern der H_1-Antihistaminika kann die Einnahme unabhängig von der Nahrung erfolgen. Prinzipiell sollte während der Therapie mit H_1-Antihistaminika auf den Genuss von Alkohol verzichtet werden.
Bei allen Vertretern tritt die Wirkung im Durchschnitt nach 1,5–2,5 h ein.

Eine Hemmung der CYP450 durch Grapefruitsaft kann besonders bei Terfenadin und Mizolastin zu Arrhythmien führen und sollte deshalb unbedingt unterbleiben.

Körpergewichtsbezogene Dosierung

Wirkstoff	Dosierung
Azelastin	Kinder ab 6 J.: 2 × tgl. 2 mg
Cetirizin	Kinder ab 2 J.: < 30 kg TD 5 mg, > 30 kg TD 10 mg verteilt auf 2 ED, ab 12 J.: TD 10 mg
Dimetinden	ab 1 J. TD: 0,05–0,1 mg/kg KG
Desloratadin	für Kinder bis 12 J. steht ein Sirup zur Verfügung: 1–5 J.: 1,25 mg tgl. 6–11 J.: 2,5 mg tgl. ab 12 J.: 5 mg (Tabletten)
Loratadin	Kinder 6–12 J. > 30 kg TD 10 mg; < 30 kg TD 5 mg; ab 12 J.: TD 10 mg
Fexofenadin/ Mizolastin	erst ab 12 J. zugelassen
Ketotifen	Kinder ab 6 M–3 J.: 2 × tgl. 0,5 mg ab 3 J.: 1–2 × tgl. 1,0 mg
Levocetirizin	Kinder von 2–6 J.: TD 2,5 mg verteilt auf 2 Einzeldosen (Tropfen) Kinder ab 6 J.: TD 5 mg (Tabletten o. Tropfen)
Terfenadin	Kinder ab 3 J.: 1 mg/kg KG

Hydroxyzin

Pharmakodynamik
Hydroxyzin ist ein H_1-Antihistaminikum der ersten Generation und ein Tranquillans. Es wird zur symptomatischen Behandlung von Angst- und Spannungszuständen bei Erwachsenen, nicht-psychotischen emotional bedingten Unruhezuständen, bei Ein- und Durchschlafstörungen und zur symptomatischen Behandlung von Juckreiz bei Nesselsucht (Urtikaria) und Ekzemen (Neurodermitis) verordnet. Ferner ist auch die Ruhigstellung vor chirurgischen Eingriffen (Prämedikation) in der Zulassung enthalten. Hydroxyzin wird überwiegend zu Cetirizin biotransformiert. Hydroxyzin zeigt ferner sedierende, muskelrelaxierende, anxiolytische, krampflösende und antiemetische Wirkungen.

Pharmakokinetik

	ED [mg]	TD [mg]	PB [%]	BV [%]	HWZ [h]	t_{max} [h]	WE [min]	WD [h]	E [%]
Hydroxyzin	25	75	93	*	7–20	2	30	6–24	R

* wahrscheinlich hoch

Interaktion mit Nahrungsmitteln
In Kombination mit Alkohol verstärkt sich die zentral dämpfende Wirkung.

Einnahmeempfehlungen
2–3 × tgl. vor den Mahlzeiten

Antiarrhythmika

Antiarrhytmika – Kaliumkanalblocker

Pharmakodynamik

Amiodaron und Dronedaron kommen als K^+-Kanalblocker bei schwersten Herzrhythmusstörungen zum Einsatz. Neben den Kaliumkanälen werden auch andere Ionenkanäle beeinflusst (Mehrkanalblocker). Amiodaron hat die Zulassung zur Behandlung von symptomatischen und behandlungsbedürftigen tachykarden, supraventrikulären Herzrhythmusstörungen (wie z. B. AV-junktionale Tachykardien, supraventrikuläre Tachykardien bei WPW-Syndrom oder paroxysmales Vorhofflimmern). Dronedaron ist zum Erhalt des Sinusrhythmus nach einer erfolgreichen Kardioversion bei Erwachsenen, klinisch stabilen Patienten mit paroxysmalem oder persistierendem Vorhofflimmern (VHF) zugelassen. Es führt zu einer Verlängerung des Aktionspotenzials.

Pharmakokinetik

	ED [mg]	TD [mg]	PB [%]	BV [%]	HWZ [h]	t_{max} [h]	WD [h]	E
Amiodaron	100–200	600–1200	90	38–50	20 h–100 d[+]	5	24*	B 10 R
Dronedaron	400	800	98,5–99,7	15	25–30	3–6	12	B 84

* und deutlich länger
[+] individuell starke Schwankungen

Interaktion mit Nahrungsmitteln

Interaktionen mit Alkohol sind nicht auszuschließen. Nahrung erhöht die Bioverfügbarkeit von Dronedaron.

Einnahmeempfehlungen

Amiodaron: 600 (-1200) mg als Aufsättigungsdosis über 8–10 Tage, anschließend Erhaltungsdosis von 200 mg/5 Tage pro Woche. Therapeutische Effekte sind innerhalb weniger Tage bis zu 2 Wochen zu erwarten. Einnahme während oder nach einer Mahlzeit, um Magenbeschwerden zu vermeiden. Patienten dürfen keine Iodallergie haben.

Dronedaron: 2 × tgl. 400 mg mit Frühstück und Abendessen.

Chinidin/Chinin

Pharmakodynamik
Chinidin wird bei tachykarden supraventrikulären Herzrhythmusstörungen als Na^+-Kanalblocker eingesetzt. Das eng verwandte Chinin wird dagegen zur Therapie von nächtlichen Wadenkrämpfen eingesetzt, es hat eine curareähnliche Wirkung.

Pharmakokinetik

	ED [mg]	TD [mg]	PB [%]	BV [%]	HWZ [h]	t_{max} [h]	WD [h]	E
Chinidin	250	2500	70–80	75–90	4–9	1–3	6–8	B + R
Chinin	200	400	70	76–88	11–12	1–3		R

Interaktion mit Nahrungsmitteln
Die Bioverfügbarkeit wird durch Nahrung kaum beeinflusst. Metallkationen können die Resorption vermindern.

Einnahmeempfehlungen
Chinidin: Einnahme der Retardtabletten morgens und abends. Bei Einnahme zum Essen treten weniger Nebenwirkungen auf.
Chinin: 1 × tgl. nach dem Abendessen über 2–3 Wochen.

Flecainid

Pharmakodynamik
Flecainid ist ein Klasse-IC-Antiarrhythmikum zur Behandlung und Rezidivprophylaxe von symptomatischen tachykarden supraventrikulären Herzrhythmusstörungen, ferner zur Behandlung und Rezidivprophylaxe von lebensbedrohlichen ventrikulären tachykarden Herzrhythmusstörungen, wenn andere Therapien unwirksam sind oder nicht vertragen werden. Die Substanz hemmt den schnellen Natriumeinstrom an der Herzzellmembran.

Pharmakokinetik

	ED [mg]	TD [mg]	PB [%]	BV [%]	HWZ [h]	t_{max} [h]	WE [min]	WD [h]	E [%]
Flecainid	50–100	400	32–47	70–95	12–20	1–8		12	81–90 R 5 B

Interaktion mit Nahrungsmitteln
Flecainid wird über CYP2D6 metabolisiert.

Einnahmeempfehlungen
2 × tgl. Die Dosierung muss einschleichend erfolgen (Dosiserhöhung alle 2–4 Tage) und die Dosisfindung muss stationär erfolgen.
5–10 % der Bevölkerung scheiden Flecainid verlangsamt aus (Polymorphismus CYP2D6).

Ipratropiumbromid

Pharmakodynamik
Ipratropiumbromid wird peroral nur als Antiarrhythmikum (Parasympatholytikum) bei Sinusbradykardien oder Bradyarrhythmien verwendet.

Pharmakokinetik

	ED [mg]	TD [mg]	PB [%]	BV [%]	HWZ [h]	t_{max} [h]	WE [h]	E
Ipratropiumbromid	10	45	20	3,3	1,6	2–5	0,05–0,5	R

Interaktion mit Nahrungsmitteln
Interaktionen mit der Nahrung sind nicht beschrieben.

Einnahmeempfehlungen
Einnahme 2–3 × tgl. kurz vor den Mahlzeiten mit ausreichend Flüssigkeit.

Lokalanästhetika (Na$^+$-Kanalblocker)

Pharmakodynamik
Das Lokalanästhetikum Lidocain und das Lokalanästhetikumderivat Procainamid werden als Antiarrhythmika eingesetzt, Lidocain allerdings nur parenteral. Benzocain und Lidocain werden lokal in Halsschmerztabletten eingesetzt. Procain findet sich ferner in Geriatrika. Daneben werden die Lokalanästhetika parenteral zur Leitungs- und Infiltrationsanästhesie verwendet.

Pharmakokinetik

	ED [mg]	TD [mg]	PB [%]	BV [%]	HWZ [h]	t_{max} [min]	WE [h]	E [%]
Benzocain	1,5–10	80		*				R
Lidocain	1	8	60	15–35	1–2			R
Procain	50	50	6		0,5–1			80 R
Procainamid	250–500	375–1000	15	90	3–4	30–90	1–2,5	R

* Die Resorption ist extrem gering.

Interaktion mit Nahrungsmitteln
Durch Nahrung wird die Bioverfügbarkeit von Procainamid nicht beeinflusst.

Einnahmeempfehlungen
Procainamid kann zur Vermeidung von Magenbeschwerden zur Nahrung eingenommen werden. Die Anwendung von Lokalanästhetika wie Benzocain bei Halsschmerzen sollte in der Regel alle 2 h Stunden erfolgen, die Pastillen sollten dabei langsam im Mund zergehen, nicht kauen. Nach der Anwendung sollte möglichst 30 min nichts gegessen werden.

Propafenon

Pharmakodynamik

Propafenon ist ein membranstabilisierendes Antiarrhythmikum (Natriumkanalblocker, Klasse IC nach Vaughan Williams), das bei behandlungsbedürftigen Herzrhythmusstörungen wie tachykarden supraventrikulären Herzrhythmusstörungen und schwerwiegenden, symptomatischen, ventrikulären tachykarden Herzrhythmusstörungen eingesetzt wird. Ferner besitzt es eine β-Adrenozeptoren-antagonisierende Wirkung (Klasse II nach Vaughan Williams) und vermindert die Anstiegsgeschwindigkeit des Aktionspotentials und führt dadurch zur Verlangsamung der Erregungsleitung.

Pharmakokinetik

	ED [mg]	TD [mg]	PB [%]	BV [%]	HWZ [h]	t_{max} [h]	E
Propafenon	10–425	900	85–95	50	2,8–11*	2–3	R

* große individuelle Schwankungen

Interaktion mit Nahrungsmitteln

Nahrung steigert die Bioverfügbarkeit von Propafenon. Propafenon wird über CYP2D6, CYP3A4 und CYP1A2 metabolisiert.

Einnahmeempfehlungen

Tabletten: 2–3 × tgl. unzerkaut mit ausreichend Flüssigkeit nach dem Essen (wegen des bitteren Geschmacks und des lokalanästhesierenden Effektes), bei Säuglingen und Kleinkindern können die Tabletten mit dem Brei verabreicht werden.
SR-Formulierungen: 2 × tgl. alle 12 h

Antibiotika/Chemotherapeutika

Aminopenicilline

Pharmakodynamik
Die Aminopenicilline Amoxicillin und Ampicillin sind Breitspektrumantibiotika zur Behandlung von Infektionen des Hals-Nasen-Ohren-Bereichs, der unteren Atemwege, der Nieren und ableitenden Harnwege, der Geschlechtsorgane, der Gallenblase und Gallenwege, des Magen-Darm-Traktes, der Haut und Weichteile, im Bereich der Augen, Typhus abdominalis (einschließlich der Sanierung von Dauerausscheidern), Listeriose sowie Osteomyelitis im Stadium der oralen Weiterbehandlung. Sie hemmen die bakterielle Zellwandsynthese.

Pharmakokinetik

	ED [mg]	TD [mg]	PB [%]	BV [%]	HWZ [h]	t_{max} [h]	WE [min]	WD [h]	E [%]
Amoxicillin	125–1000	6000	17–20	72–94	50–60	1		6–8	R
Ampicillin	250–1000	6000	17–20	30–60	60–120	1–2		6–8	R

Interaktion mit Nahrungsmitteln
Gleichzeitige Nahrungsaufnahme verschlechtert die Resorption von Ampicillin. Bei Amoxicillin wird die Resorption durch eine Mahlzeit nicht wesentlich beeinflusst.

Einnahmeempfehlungen
Ampicillin: 3–4 × tgl. auf nüchternen Magen. In der Regel wird Ampicillin 7–10 Tage lang angewendet, mindestens aber noch für 2–3 Tage nach Abklingen der Krankheitserscheinungen.
Amoxicillin: 2–3 × tgl. 7 (–10) Tage lang mindestens bis 2–3 Tage nach Abklingen der Krankheitserscheinungen.

Körpergewichtsbezogene Dosierung

	Erwachsene		Kinder (0–12 Jahre)	
	ED [mg/kg KG]	TD [mg/kg KG]	ED [mg/kg KG]	TD [mg/kg KG]
Amoxicillin	12–17	40–50 [100]	10–30	40–90 [100]

Artemether und Dihydroartemisinin

Pharmakodynamik
Artemether wird in Kombination mit Lumefantrin zur Behandlung einer akuten, unkomplizierten Malaria-Infektion durch *Plasmodium falciparum* bei Erwachsenen, Kindern und Säuglingen mit einem Körpergewicht von mindestens 5 kg eingesetzt. Artemether wirkt über eine endogene Peroxidgruppe, die in infizierten Erythrozyten vermutlich für die Plasmodien toxische Radikale bildet. Dihydroartemisinin (DHA) wird in Kombination mit Piperaquin (Eurartesim) in der Therapie der unkomplizierten Malaria durch *Plasmodium falciparum* eingesetzt.

Pharmakokinetik

	ED [mg]	TD [mg]	PB [%]	BV [%]	HWZ [h]	t_{max} [h]	WE [min]	WD [h]	E [%]
Artemether	20–80	240	95,4		2	2			
Dihydroartemisinin	20	160	44–93		1	1–2			

Interaktion mit Nahrungsmitteln
Artemether wird über CYP3A4/5 metabolisiert. Nahrung erhöht die Resorption. Bei Gesunden war die Dihydroartemisinin-Exposition bei Gabe mit einer fett-/kalorienreichen Mahlzeit um 43 % erhöht. DHA ist ein CYP1A2-Inhibitor.

Einnahmeempfehlungen
Artemether: Die Einnahme sollte zusammen mit Nahrung oder einem milchhaltigen Getränk erfolgen. Die Einnahme kann auch erfolgen, wenn der Patienten Nahrung nicht toleriert. Patienten, die innerhalb von 1 h nach Einnahme des Arzneimittels erbrechen, sollten die Einnahme wiederholen.

Eurartesim (Kombination Piperaquin/DHA): 1 × tgl. ohne Nahrung (3 h vorher und 3 h nachher nichts essen) an 3 aufeinander folgenden Tagen (insgesamt 3 Dosen) zur selben Uhrzeit einnehmen. Die Dosierung richtet sich nach dem Körpergewicht.

Atovaquon

Pharmakodynamik

Atovaquon wird zur Akutbehandlung von milden bis mäßig schweren Formen der *Pneumocystis-carinii*-Pneumonie (PCP) eingesetzt, wenn der Patient eine Behandlung mit Trimethoprim/Sulfamethoxazol nicht verträgt. Atovaquon hemmt in zahlreichen humanpathogenen Protozoen selektiv den Elektronentransport der Mitochondrien. In Kombination mit Proguanil wird Atovaquon auch zur Prophylaxe und Behandlung der Malaria tropica eingesetzt (wirksam gegen Blutschizonten und hepatische Schizonten von *Plasmodium falciparum*).

Pharmakokinetik

	ED [mg]	TD [mg]	PB [%]	BV [%]	HWZ [d]	t_{max}	WE [w]	E
Atovaquon	250–750	1500	99,9	21 (Tbl.)* 47 (Susp.)*	2–3		1–3	B

* bei Einnahme mit Nahrung

Interaktion mit Nahrungsmitteln

Die Bioverfügbarkeit von Atovaquon wird bei gleichzeitiger Einnahme mit Nahrung um das 2–4-Fache erhöht, je nach Fettgehalt der Mahlzeit.

Einnahmeempfehlungen

Die volle Einzeldosis Atovaquon muss zusammen mit einer Mahlzeit – möglichst mit reichlichem Fettgehalt – eingenommen werden.

Azalide

Pharmakodynamik
Azithromycin ist der einzige Vertreter der Azalide, einer Untergruppe der Makrolide. Es bindet an bakterielle Ribosomen und hemmt so die Proteinbiosynthese. Azithromycin wird bei Infektionen der oberen Atemwege, inklusive Sinusitis, Pharyngitis, Tonsillitis, Infektionen der unteren Atemwege, inklusive Bronchitis und Pneumonie, akuter Otitis media, Infektionen der Haut- und Weichteile sowie unkomplizierten Genitalinfektionen durch *Chlamydia trachomatis* oder *Neisseria gonorrhoeae* (nicht multiresistente Stämme) eingesetzt.

Pharmakokinetik

	ED [mg]	TD [mg]	PB [%]	BV [%]	HWZ [d]	t_{max} [h]	WE [min]	WD [h]	E [%]
Azithromycin	250–500	1000	12–52	37	2–4	2,5		12–24	B

Interaktion mit Nahrungsmitteln
Interaktionen mit der Nahrung sind für Filmtabletten und Säfte nicht beschrieben. Mineralische Antazida können C_{max} von Azithromycin um 25 % erniedrigen.
Allerdings kann die BV von Azithromycin bei einer Einnahme zum Essen um mehr als 50 % verringert sein. Aufgrund der galenischen Verarbeitung können Azithromycin-Filmtabletten jedoch unabhängig von den Mahlzeiten eingenommen werden. Bei Azithromycin-Kapseln sollte allerdings ein ausreichender Abstand zum Essen eingehalten werden.

Einnahmeempfehlungen
1×tgl. 500 mg über 3 Tage oder 1 Tag 1×500 mg und 4 Tage jeweils 1×250 mg
Azithromycin-Kapseln mindestens 1 h vor oder frühestens 2 h nach einer Mahlzeit einnehmen. Azithromycin-Filmtabletten dagegen können unabhängig von den Mahlzeiten, allerdings mit reichlich Flüssigkeit eingenommen werden. Mineralische Antazida sollten erst 2–3 h nach Azithromycin angewendet werden.

Körpergewichtsbezogene Dosierung

	Erwachsene		Kinder (ab 3 Monate)	
	ED [mg/kg KG]	TD [mg/kg KG]	ED [mg/kg KG]	TD [mg/kg KG]
Azithromycin	5–10	5–10	5–10	5–15

Cephalosporine

Pharmakodynamik

Cephalosporine sind wie die Penicilline Breitspektrumantibiotika mit β-Lactam-Grundgerüst. Der Wirkmechanismus beruht auf einer Hemmung der bakteriellen Zellwandsynthese. Die neueren Oralcephalosporine zeichnen sich durch eine erhöhte β-Lactamase–Stabilität aus.

Einsatzgebiete sind Infektionen der Haut, Atemwege, Weichteile, Niere, der ableitenden Harnwege, Infektionen im HNO-Bereich, sowie die Gonorrhö.

Die Oralcephalosporine werden in drei Klassen unterteilt. Klasse I mit Cefaclor, Cefadroxil, Cefalexin wirkt vor allem gegen grampositive Bakterien, Klasse II mit Cefuroximaxetil und Loracarbef (ein Carbacephem) wirkt im grampositiven und gramnegativen Bereich, Klasse III mit Cefixim, Ceftibuten und Cefpodoximproxetil ebenfalls im grampositiven und gramnegativen Breich. Die drei Klassen unterscheiden sich im grampostiven bzw. gramnegativen Breich in den erfassten Keimen.

Pharmakokinetik

	ED [mg]	TD [mg]	PB [%]	BV [%]	HWZ [h]	t_{max} [h]	WE [d]	E [%]
Cefaclor	125–500	4000	25	>92	ca. 0,75	1	2–5	R
Cefadroxil	100	4000	18–20	100	1,4	1		R
Cefalexin	500–1000	4000	12	90	0,83	1		R
Cefixim	200–400	400	65–70	40–50	2–4	3–4		R
Cefpodoximproxetil	100–200	400	40	40–50	2–3	2–3	3	80 R
Ceftibuten	400	400	62–64	>84	2,5	2–3		R
Cefuroximaxetil	125–500	1000	33–50	30–60	1–1,5	2–3		R
Loracarbef	200–400	800	25	90	1	1–1,5		R

Antibiotika/Chemotherapeutika

Interaktion mit Nahrungsmitteln

Cephalosporine zeigen keine nennenswerten Wechselwirkungen mit bestimmten Nahrungsbestandteilen, dennoch kann es bei einer Einnahme zum Essen zu Veränderungen der Bioverfügbarkeit kommen.

Die Cephalosporin-Prodrugs Cefuroximaxetil und Cefpodoximproxetil sollten zum oder nach dem Essen eingenommen werden, da sich durch gleichzeitige Nahrungsaufnahme die Resorption verbessert und dadurch die Bioverfügbarkeit um bis zu 30 % erhöht wird.

Bei Ceftibuten sollte die Einnahme 1–2 h vor oder nach dem Essen erfolgen, da sich die Bioverfügbarkeit, insbesondere bei fett- und kalorienreichen Mahlzeiten, um 10–20 % verringern kann.

Nahrung verzögert die Resorption von Cefaclor, Cefalexin (zusätzlich Verringerung der Bioverfügbarkeit) und Cefadroxil.

Einnahmeempfehlungen

Ceftibuten: 1 × tgl. 1–2 h vor oder nach einer Mahlzeit einnehmen.
Cephalosporin-Prodrugs (Cefpodoximproxetil, Cefuroximaxetil) möglichst zum oder kurz nach dem Essen einnehmen.
Alle anderen Cephalosporine können sowohl vor, zu oder nach einer Mahlzeit eingenommen werden.
Die Cefaclor-Brausetabletten müssen sofort nach dem Auflösen getrunken werden.
Loracarbef sollte 2 × tgl. morgens und abends vor einer Mahlzeit eingenommen werden.

Körpergewichtsbezogene Dosierung

	Erwachsene		Kinder	
	ED [mg/kg KG]	TD [mg/kg KG]	ED [mg/kg KG]	TD [mg/kg KG]
Cefaclor				20–30 (–50)
Cefalexin				50–(100)
Cefixim				8
Cefpodoximproxetil				5–12
Ceftibuten				9
Loracarbef				30

Chloramphenicol

Pharmakodynamik
Chloramphenicol wird heute aufgrund seiner teilweise schwerwiegenden Nebenwirkungen (Knochenmarksschädigung) nur noch als Reserveantibiotikum zur Behandlung schwerer Infektionen wie z. B. Typhus, Paratyphus und der bakteriellen Meningitis eingesetzt. Seine bakteriostatische Wirkung beruht auf einer Hemmung der Proteinsynthese. In der Roten Liste ist kein orales Chloramphenicol-Präparat mehr gelistet.

Pharmakokinetik

	ED [mg]	TD [mg]	PB [%]	BV [%]	HWZ [h]	t_{max} [h]	E
Chloramphenicol	250–500	3000	50–70	> 90	1,5–4	2–3	R

Interaktion mit Nahrungsmitteln
Es sind keine Wechselwirkungen mit der Nahrung bekannt.

Einnahmeempfehlungen
Chloramphenicol sollte nicht wiederholt über längere Zeit gegeben werden.
Die Therapie darf nicht länger als 14 Tage durchgeführt werden und sollte eine Gesamtdosis von 30 g nicht überschreiten (Kinder: 700 mg/kg KG).
Vitaminreiche Nahrung verbessert die Absorption.

Körpergewichtsbezogene Dosierung

	Erwachsene TD [mg/kg KG]	Kinder TD [mg/kg KG]	Säuglinge TD [mg/kg KG]
Chloramphenicol	25–100	50–80	25

Cotrimoxazol

Pharmakodynamik
Cotrimoxazol ist die fixe Kombination von Sulfamethoxazol und Trimethoprim im Verhältnis von 5 : 1. Beide Antibiotika hemmen die bakterielle Folsäuresynthese und wirken synergistisch. Teilweise zeigt Cotrimoxazol eine ungünstige Resistenzlage (vor allem bei E. coli).

Pharmakokinetik

	ED [mg]	TD [mg]	PB [%]	BV [%]	HWZ [h]	t_{max} [h]	WE [min]	WD [h]	E [%]
Cotrimoxazol	240–960	2880	30–40	*	100	1–4		*	

* siehe Einzelwirkstoffe

Interaktion mit Nahrungsmitteln
Keine klinisch relevanten Interaktionen mit Nahrungsmitteln.

Einnahmeempfehlungen
2 × tgl. 960 mg (800 + 160) nach den Mahlzeiten.
Bei unkomplizierter Cystitis der Frau Single-Shot: 1 × 2880 mg
Rezidivprophylaxe von HWI: 1 × tgl. 960 mg über 3–12 Monate

Körpergewichtsbezogene Dosierung

	Erwachsene		Kinder (ab 2 Monate)	
	ED [mg/kg KG]	TD [mg/kg KG]	ED [mg/kg KG]	TD [mg/kg KG]
Cotrimoxazol	13–60	26–120 (100/20)	2–24	5–48

Diaminobenzylpyrimidine

Pharmakodynamik
Diaminobenzylpyrimidine wirken bakteriostatisch, indem sie die Dihydrofolsäurereduktase und damit die gesamte bakterielle Folsäuresynthese hemmen. Alle drei Wirkstoffe sind in Kombination mit Sulfonamiden einsetzbar. Der Einsatz von Trimethoprim als Monosubstanz ist lediglich bei unkomplizierten Harnwegsinfekten möglich und gilt als besser verträglich als die Kombination mit Sulfamethoxazol (Cotrimoxazol). Pyrimethamin wird in Kombination mit einem Sulfonamid (z. B. Sulfadiazin) zur Behandlung der Toxoplasmose einschließlich okularer und kongenitaler Infektionen sowie zur Behandlung der Toxoplasmose bei Personen mit einer Immunschwäche eingesetzt.

Pharmakokinetik

	ED [mg]	TD [mg]	PB [%]	BV [%]	HWZ [h]	t_{max} [h]	E
Pyrimethamin	25	100	80–90	80–87	95	2–7	R
Tetroxoprim	25–100	200	10–14		6–8	2–4	R
Trimethoprim	40–200	400	40	80–100	10	1–4	R

Interaktion mit Nahrungsmitteln
Interaktionen mit Nahrungsbestandteilen sind nicht bekannt. Die Substanzen können evtl. einen Folsäuremangel verstärken.

Einnahmeempfehlungen
Pyrimethamin: 1 × tgl. 25–50 mg (100 mg Initialdosis erster Tag) über 3–6 Wochen.
Die Einnahme erfolgt am besten nach dem Essen unzerkaut mit ausreichend Flüssigkeit. Antazida und Caolin sollten nicht gleichzeitig eingenommen werden.

Trimethoprim: 2×tgl. zum oder nach dem Essen (aufgrund der besseren Verträglichkeit) über 3–7 Tage. Zur Rezidivprophylaxe 1×tgl.

Körpergewichtsbezogene Dosierung

	Erwachsene		Kinder	
	ED [mg/kg KG]	TD [mg/kg KG]	ED [mg/kg KG]	TD [mg/kg KG]
Pyrimethamin				1–2 (3–6 Jahre)
Timethoprim		8	2–3	2–6

Ethambutol

Pharmakodynamik
Ethambutol ist bei Tuberkulose sowie einigen atypischen Mykobakteriosen indiziert, wobei es nur in Kombination mit anderen Antituberkulostatika angewendet werden darf. Ethambutol blockiert die Nukleinsäuresynthese der Mykobakterien. Eine Resistenzentwicklung gegen Ethambutol erfolgt vergleichsweise langsam, was es zu einem wertvollen Partner in der Kombinationstherapie macht.

Pharmakokinetik

	ED [mg]	TD [mg]	PB [%]	BV [%]	HWZ [h]	t_{max} [h]	E
Ethambutol	400	2500	10–40	75–80	ca. 4	2–4	R

Interaktion mit Nahrungsmitteln
Die Resorption von Ethambutol wird durch gleichzeitige Nahrungsaufnahme nicht beeinträchtigt.

Einnahmeempfehlungen
Ethambutol morgens vor dem Frühstück nüchtern als Einmaldosis mit den anderen Kombinationsarzneimitteln einnehmen (andere Hersteller empfehlen die Einnahme nach dem Frühstück). Die Standardtherapie geht über 6 Monate.

Körpergewichtsbezogene Dosierung

	Erwachsene		Kinder ab 6 Jahren	
	ED [mg/m² KOF]	TD [mg/m² KOF]	ED [mg/m² KOF]	TD [mg/m² KOF]
Ethambutol				850

Fidaxomicin

Pharmakodynamik
Fidaxomicin ist ein makrocyclisches Antibiotikum, das die bakterielle RNA-Polymerase hemmt. Es wirkt bakterizid gegen *Clostridium difficile* und wird bei schweren, durch diese Bakterienspezies ausgelösten Darmentzündungen bei Erwachsenen eingesetzt.

Pharmakokinetik

	ED [mg]	TD [mg]	PB [%]	BV [%]	HWZ [h]	t_{max} [h]	WE [min]	WD [h]	E [%]
Fidaxomicin	200	400		*	8–10	1,75			66 B, F

* Resorption ist gering.

Interaktion mit Nahrungsmitteln
Die C_{max} von Fidaxomicin und seinem Metabolit im Plasma fiel nach einer fettreichen Mahlzeit um 22 % bzw. 33 % niedriger aus als im nüchternen Zustand, allerdings war das Ausmaß der Exposition (AUC_{0-t}) äquivalent.

Einnahmeempfehlungen
2 × tgl. 200 mg über 10 Tage (unabhängig von den Mahlzeiten)

Gyrasehemmer

Pharmakodynamik

Gyrasehemmer sind Breitspektrumantibiotika aus der Gruppe der Chinolone. Der Wirkungstyp dieser Substanzen ist bakterizid und beruht auf einer Hemmung der DNA-Gyrasen (Topoisomerasen). Nach ihrem Wirkspektrum und ihren pharmakokinetischen Eigenschaften werden die oralen Gyrasehemmer in vier Klassen eingeteilt.

Klasse I (nur gramnegative Bakterien): Norfloxacin, Pefloxacin (a. H.)
Klasse II (Breitspektrum): Ciprofloxacin, Ofloxacin, Enoxacin,
Klasse III (Breitspektrum): Levofloxacin, Sparfloxacin (a. H.)
Klasse IV (Breitspektrum): Moxifloxacin

Pharmakokinetik

	ED [mg]	TD [mg]	PB [%]	BV [%]	HWZ [h]	t_{max} [h]	E [%]
Ciprofloxacin	125–750	1500	20–30	70–80	3–5	1–1,5	R
Enoxacin	200–400	400–800	ca. 30	87	4–6	1–2	R
Fleroxacin	200–400	400	23	~100	ca. 10	1–2	R
Levofloxacin	250–500	1000	30–40	100	6–8	1	85 R
Moxifloxacin	400	400	48	91	12	1,5	R + B
Norfloxacin	400	800	14	40	3–4	0,75–2	R + B
Ofloxacin	100–400	800	25	95	5–7	1	R
Pefloxacin*	400–800	800	30	90	11–13		R + B
Sparfloxacin[+]	200–400	400	45	70–90	20	3–5	B + R

* außer Handel
[+] Rückruf wegen schwerer Nebenwirkungen

Interaktion mit Nahrungsmitteln

Chinolone bilden mit Erdalkali- und Metallionen Chelatkomplexe, wodurch die Absorption wesentlich beeinflusst werden kann. Bei allen Gyrasehemmern sollte deshalb darauf geachtet werden, dass Antazida, Zink-, Magnesium-, Calcium- und Eisensalze nicht gleichzeitig eingenommen werden. Ein Abstand von 4h ist zu empfehlen. Bei gleichzeitiger Ein-

nahme von Milch oder Joghurt vermindert sich die Bioverfügbarkeit von Norfloxacin um mindestens 40 %, bei Ciprofloxacin um etwa 30 % und bei Fleroxacin um 10 %.
Bei Enoxacin, Ofloxacin und Levofloxacin tritt lediglich eine Verminderung der C_{max} auf. Für Moxifloxacin ist keine Interaktion mit Calciumionen beschrieben, es kann also mit Milch und Milchprodukten verabreicht werden. Mit anderen Nahrungsbestandteilen traten ebenfalls keine klinisch relevanten Wechselwirkungen auf. Auch bei Sparfloxacin hat eine gleichzeitige Nahrungsaufnahme keinen nennenswerten Einfluss auf die Kinetik. Unter der Einnahme von Chinolonen der Klassen I und II kann es allerdings zu einer Hemmung des Coffeinabbaus kommen, was zu einer verzögerten Ausscheidung und längeren Plasmahalbwertszeiten von Coffein und anderen Xanthinen führen kann.

Einnahmeempfehlungen
Ciprofloxacin: 2 × tgl. 100–750 mg möglichst nüchtern verabreichen.
Enoxacin: 2 × tgl. 200–400 mg zu den Mahlzeiten über 7–14 Tage (je nach Infektion, max. 4 Wochen), bei unkomplizierten HWI´s: 3 Tage
Levofloxacin: 1 × (2 x) tgl. 250–500 mg stets zur gleichen Tageszeit
Moxifloxacin: 1 × tgl. 400 mg stets zur gleichen Tageszeit
Norfloxacin: 2 × tgl. 400 mg mindestens 1 h vor oder 2 h nach einer Mahlzeit oder der Zufuhr von Milch einnehmen.
Ofloxacin: 2 × tgl. 200–400 mg
Alle anderen Gyrasehemmer können auch zu den Mahlzeiten eingenommen werden. Milch, aber auch Mineralwässer mit hohem Calcium und Magnesiumgehalt sind zur Einnahme nicht geeignet! Gyrasehemmer der Klassen I und II können die Wirkung von Coffein und anderen Xanthinen verstärken.
Fleroxacin, Pefloxacin und Sparfloxacin sind in Deutschland nicht mehr im Handel.
Gyrasehemmer werden nicht bei Kindern eingesetzt. (Ausnahme: Mukoviscidose)

Isoniazid (Isonicotinsäurehydrazid, INH)

Pharmakodynamik
Aufgrund seiner hohen Wirksamkeit ist Isoniazid noch immer das bedeutendste Tuberkulosemittel (Mittel der 1. Wahl). Zur Verhütung einer Resistenzbildung wird es meist in Kombination mit anderen Tuberkulostatika eingesetzt. Als Wirkmechanismus wird angenommen, dass Isoniazid, nach Umwandlung in Isonicotinsäure, anstelle von Nicotinsäure in NAD eingebaut wird, was eine Störung der Zellwandsynthese zur Folge hat.

Pharmakokinetik

	ED [mg]	TD [mg]	BV [%]	PB [%]	HWZ [h]	t_{max} [h]	E
Isoniazid	200–400*	400–(900)[+]	>80	30	1–3	1–2	R

* Dosierung erfolgt nach mg pro kg Körpergewicht
[+] bei intermittierender Gabe

Interaktion mit Nahrungsmitteln
Besonders bei kohlenhydratreichen Mahlzeiten kann die Resorption von Isoniazid erheblich verringert werden. Die AUC sinkt um bis zu 50 %. Mit manchen Nahrungsmitteln, die Monoamine enthalten, z. B. Thunfisch und Käse, können Unverträglichkeiten auftreten, da Isoniazid die Histaminase hemmt. Alkohol verstärkt die Hepatotoxizität von Isoniazid. Isoniazid greift in den Vitamin-B_6-Stoffwechsel ein. Bei Gefahr von Vitamin-B_6-Mangel sollte dies substituiert werden.

Einnahmeempfehlungen
Isoniazid möglichst 1×tgl. (TD: 200–400 mg) auf nüchternen Magen morgens einnehmen. Alternativ kann in Ausnahmefällen die Einnahme 2–3×wöchentlich (TD: max. 900 mg) erfolgen. Die Gabe zur Prophylaxe und Prävention sollte über mindestens 6 Monate erfolgen.

Körpergewichtsbezogene Dosierung

	Erwachsene		Kinder (0–18 Jahre)	
	ED [mg/kg KG]	TD [mg/kg KG]	ED [mg/kg KG]	TD [mg/kg KG]
Isoniazid	5 (3–8)	5 (3–8)		5–10*

* je nach Alter (200 mg/m^2 KOF)

Lincosamide

Pharmakodynamik
Lincomycin und Clindamycin sind Antibiotika, die vor allem bei Anaerobier- und Staphylokokkeninfektionen indiziert sind. Sie wirken bakteriostatisch, indem sie die Proteinbiosynthese hemmen. Clindamycin wird in erster Linie in Chirurgie und Zahnheilkunde eingesetzt.

Pharmakokinetik

	ED [mg]	TD [mg]	PB [%]	BV [%]	HWZ [h]	t_{max} [h]	E [%]
Clindamycin	150–600	600–1800	60–94	bis 87	2–3	0,75–2	60 F
Lincomycin	250–500	2000	20–30	75–85	5	4	R

Interaktion mit Nahrungsmitteln
Durch gleichzeitige Nahrungsaufnahme wird die Resorption von Clindamycin verzögert. Maximale Blutspiegel werden nüchtern nach 45–60 min erreicht, bei Einnahme zu oder nach einer Mahlzeit nach 2 h.
Bei Lincomycin wird die beste Resorption 4 h vor dem Frühstück erreicht. Lincomycin wird bei gleichzeitiger Einnahme mit Ballaststoffen (z. B. Kleie) deutlich in seiner Bioverfügbarkeit reduziert.

Einnahmeempfehlungen
Clindamycin unabhängig von den Mahlzeiten mit reichlich Flüssigkeit, in 3–4 Einzelgaben über den Tag verteilt einnehmen.
Lincomycin vor den Mahlzeiten mit viel Flüssigkeit einnehmen.

Körpergewichtsbezogene Dosierung

	Erwachsene		Kinder (3 Monate)	
	ED [mg]	TD [mg]	ED [mg]	TD [mg]
Clindamycin		23		20–45

Lumefantrin

Pharmakodynamik

Lumefantrin wird in Kombination mit Artemether zur Behandlung der akuten, unkomplizierten Malariainfektion durch *Plasmodium falciparum* bei Erwachsenen, Kindern und Säuglingen mit einem KG von mindestens 5 kg eingesetzt. Lumefantrin interferiert vermutlich in den Plasmodien mit dem Abbau des für die Parasiten toxischen Haemins zu Haemozin.

Pharmakokinetik

	ED [mg]	TD [mg]	PB [%]	BV [%]	HWZ [d]	t_{max} [h]	WE [min]	WD [h]	E [%]
Lumefantrin	120–480	1440	99,7		2–6	2			

Interaktion mit Nahrungsmitteln

Lumefantrin wird über CYP3A4 metabolisiert. Nahrung erhöht die Absorption.

Einnahmeempfehlungen

Erwachsene 1 × 480 mg jeweils zum Zeitpunkt der Diagnosestellung, nach 8, 24, 36, 48 und 60 Stunden.

Makrolide, Ketolide

Pharmakodynamik

Makrolid-Antibiotika wirken bakteriostatisch über eine Hemmung der Proteinbiosynthese. Sie sind ausgesprochen gut verträglich und wirken gegen grampositive, einige gramnegative und zellwandlose Bakterien (Chlamydien, Mykoplasmen). Hauptindikationsgebiete sind Infekte der oberen und unteren Atemwege, Haut-und Weichteilinfektionen und unkomplizierte Genitalinfektionen. Telithromycin gehört zur verwandten Gruppe der Ketolide.

Pharmakokinetik

	ED [mg]	TD [mg]	PB [%]	BV [%]	HWZ [h]	t_{max} [h]	E
Clarithromycin	250–500	1000	41–72	52–55	4,5–11	3–4	B 40 R
Erythromycin	250–1000	4000	60–75	25–50	2–3*	1–5	B
Josamycin	300–600	2000	15	gut	1,5–2	1–2	B
Roxithromycin	150–300	600	73–96	70–85	8–15	2	B 12 R
Spiramycin	188–375	4000	10	20–60	3–4	2–5	B 5–10 R
Telithromycin	400	800	60–70	57	2–3	1–3	B + R

* Erythromycinstinoprat: 2,8–7 h

Interaktion mit Nahrungsmitteln

In Abhängigkeit vom Derivat (Base, Ester, Salz) und der galenischen Verarbeitung variiert die Bioverfügbarkeit von Erythromycin zwischen 25 und 75 %.

Erythromycinstearat, das den Wirkstoff für alle Kapsel- und Tablettenpräparate darstellt, ist die Bioverfügbarkeit auf nüchternen Magen deutlich höher als bei einer Einnahme zum Essen.

Die Erythromycinester (-estolat, -stinoprat, -succinat) stellen Prodrugs der Erythromycinbase dar und werden in Form von Säften und Granulaten verabreicht. Eine gleichzeitige Nahrungsaufnahme fördert die Resorption der Erythromycinester.

Die Einnahmeempfehlungen der Hersteller für Erythromycinstearat und -ester (-estolat, -stinoprat, -succinat) variieren sehr stark und sind teilweise widersprüchlich.
Roxithromycin wird weitgehend unabhängig von einer gleichzeitigen Nahrungsaufnahme resorbiert. Eine Mahlzeit verringert die Bioverfügbarkeit um etwa 15 %. Milch dagegen steigert, durch einen relativ hohen Fettgehalt und eine daraus resultierende längere Magenverweilzeit, die Bioverfügbarkeit um etwa den gleichen Prozentsatz.
Bei Clarithromycin wird die Resorption durch eine Mahlzeit lediglich verzögert. Die Resorption von Spiramycin wird durch eine gleichzeitige Nahrungsaufnahme nicht beeinflusst. Josamycin wird am besten zwischen den Mahlzeiten eingenommen.
Die Plasmaspiegel von Telithromycin können durch eine gleichzeitige Gabe von CYP3A4-Induktoren (z. B. auch Johanniskraut) deutlich reduziert werden. Die gleichzeitige Gabe von Enzyminhibitoren, wie z. B. Itraconazol, hat einen Anstieg der Plasmakonzentration zur Folge.

Einnahmeempfehlungen
Erythromycin-Tabletten und -Kapseln nüchtern einnehmen; einige Hersteller empfehlen auch zum Essen. Erythromycin-Säfte und -Granulate am besten zu den Mahlzeiten oder kurz danach verabreichen; einige Hersteller empfehlen mit Abstand zur Nahrung.
Roxithromycin 15 min vor dem Essen einnehmen.
Clarithromycin und Spiramycin werden am besten vor einer Mahlzeit, Josamycin zwischen den Mahlzeiten und Telithromycin zu den Mahlzeiten oder auch unabhängig davon eingenommen.

Körpergewichtsbezogene Dosierung

	Kinder ED [mg/kg KG]	Kinder TD [mg/kg KG]
Clarithromycin		7,5–16
Erythromycin	7,5	20–50
Roxithromycin		5–8

Malariatherapeutika

Pharmakodynamik
Malariamittel sind gegen Plasmodien wirksame Chemotherapeutika. Sie werden nach ihrer Wirkung auf die Malariaerreger in deren verschiedenen Entwicklungsstadien eingeteilt.
Gewebeschizontozide Wirkung: Proguanil, zur Gruppe gehören auch Doxycyclin, Pyrimethamin und die Sulfonamide.
Blutschizontozide Wirkung: Chloroquin, Chinin, Hydroxychloroquin, Mefloquin, Piperaquin.
Die Vermehrung der Plasmodien in den Erythrozyten wird unterdrückt. Diese Wirkstoffe können sowohl zur Prophylaxe als auch zur Therapie der Malaria verwendet werden.
Chloroquin und Hydroxychloroquin werden auch als Basistherapeutika in der Rheumatherapie eingesetzt (siehe dort).

Pharmakokinetik

	ED [mg]	TD [mg]	PB [%]	BV [%]	HWZ	t_{max} [h]	E
Chloroquinphosphat	81–250	1000*	84–86	50–60	30–60 d	3	R
Hydroxychloroquin	200	600	50		30–60 d	4	B
Mefloquin	250	250*	88–99	98	21 d	ca. 17	B
Piperaquin⁺	320	960	>99		22 d	5	B
Proguanil	25–100	200	75	40–60	12–24 h	2–4	R

* Dosierung nach Körpergewicht
⁺ nur in Kombination mit Dihydroartemisinin (Artenimol)

Interaktion mit Nahrungsmitteln
Nahrung im Magen erhöht die Bioverfügbarkeit von Chloroquin und Mefloquin deutlich um bis zu 40 %.

Auch Proguanil sollte wegen der besseren Verträglichkeit nach dem Essen eingenommen werden.

Piperaquin wird hauptsächlich über CYP3A4, in geringerem Umfang durch CYP2C9 und CYP2C19 metabolisiert. Die Piperaquin-Exposition ist bei Gabe mit einer fett-/kalorienreichen Mahlzeit bei gesunden Probanden etwa 3fach erhöht.

Einnahmeempfehlungen

Alle Malariatherapeutika zu oder nach einer Mahlzeit, am besten immer zur gleichen Uhrzeit einnehmen. Die Dosierungen erfolgen nach Alter oder Körpergewicht. Zur Malariapropylaxe 1 × wöchentlich.

Bei einer Malariaprophylaxe sollte rechtzeitig mit der Einnahme begonnen werden (Chloroquin und Mefloquin 1 Woche vor, Proguanil mindestens 24 h vor Einreise ins Malariagebiet).

Chloroquin: Malariaprophylaxe: 1 × wöchentlich. Die Prophylaxe wird während des Aufenthalts fortgesetzt und erst 6 Wochen nach Verlassen des Gebietes beendet.

Malariatherapie: Kinder und Erwachsene 16 mg/kg KG Chloroquinphosphat und nach 6 h weitere 8 mg/kg KG Chloroquinphosphat, danach tgl. 8 mg/kg KG Chloroquinphosphat für die nächsten 2–3 Tage.

Bei Chloroquin sollte eine kumulative Gesamtdosis von 50 g nicht überschritten werden (Gefahr von Retinaschäden).

Hydroxychloroquin: Malariaprophylaxe: 1 × wöchentlich

Malariatherapie: initial 800 mg, nach 6–8 h 400 mg sowie je 400 mg an den folgenden beiden Tagen.

Mefloquin: Malariaprophylaxe: 1 × wöchentlich 5 mg/kg KG

Malariatherapie: Gesamtdosis 20–25 mg/kg KG nach einer Mahlzeit (unangenehmer Geschmack)

Proguanil: 1 × tgl. nach einer Mahlzeit (Propylaxe und Therapie)

Piperaquin in Kombination mit Dihydroartemisinin: 1 × tgl. immer zur selben Uhrzeit und mindestens 3 h nach oder vor der letzten Mahlzeit; bei Erbrechen innerhalb von 30 min nach Einnahme erneute TD einnehmen; bei Erbrechen innerhalb von 30–60 min nach Einnahme 1/2 TD erneut einnehmen.

Nitrofurantoin

Pharmakodynamik
Nitrofurantoin zählt zu den Chemotherapeutika mit bakteriostatischer (in höheren Konzentrationen bakterizider) Wirkung und wird bei Harnwegsinfektionen eingesetzt. Die Wirkung wird nicht durch Nitrofurantoin selbst, sondern durch dessen intramikrobiell gebildeten Metaboliten erzeugt.
Nitrofurantoin sollte nur verabreicht werden, wenn effektivere und risikoärmere Chemotherapeutika nicht einsetzbar sind. Als Kurzzeittherapie wird Nitrofurantoin allerdings mittlerweile zur Behandlung der akuten, unkomplizierten Zystitis (der Frau) empfohlen.

Pharmakokinetik

	ED [mg]	TD [mg]	PB [%]	BV [%]	HWZ [min]	t_{max} [h]	E
Nitrofurantoin	12–150	400	50–90	90	30	2,3	R

Interaktion mit Nahrungsmitteln
Es sind keine signifikanten Wechselwirkungen mit der Nahrung bekannt. Magnesiumhaltige Antazida können die Resorption von Nitrofurantoin vermindern.

Einnahmeempfehlungen
Nitrofurantoin steht in Retardformulierungen und überzogenen Tabletten zur Verfügung.
Einnahme wegen der besseren Verträglichkeit während oder unmittelbar vor einer Mahlzeit oder mit Milch. Die gleichzeitige Einnahme von Alkohol ist zu vermeiden. Nitrofurantoin kann den Urin braun färben.
Unter der Therapie ist auf akute, subakute oder chronische Lungenreaktionen zu achten und ggf. die Therapie abzubrechen. Zur Rezidivprophylaxe darf Nitrofurantoin maximal 6 Monate gegeben werden.

Tbl.: 3–4 × tgl. (alle 8–6 h) in der Akuttherapie.
Rezidivprophylaxe: 1 × tgl. abends nach dem letzten Wasserlassen.
Retard-Kps.: 2 (-3) × tgl. alle 8–12 h.

Körpergewichtsbezogene Dosierung

	Kinder und Erwachsene TD [mg/kg KG]	
Nitrofurantoin	(2,5)–5 3,6 (Ret.-Kps.*)	Akuttherapie
	2–3 (Tbl. u. Ret.-Kps.*)	intermittierende Langzeittherapie
	1,2 (Tbl. u. Ret.-Kps.*)	Rezidivtherapie

* mit mikrokristallinem Wirkstoff

Nitroimidazole

Pharmakodynamik

Die Nitroimidazole Metronidazol, Nimorazol und Tinidazol sind Antibiotika mit Wirkung auf obligat anaerobe Bakterien und einige Protozoen wie *Trichomonas vaginalis*. Die bakterizide Wirkung wird durch eine Reduktion der Nitrogruppe und anschließende Interaktion mit der DNA des betroffenen Mikroorganismus erzielt. Metronidazol wird ferner in der Kombinationstherapie zur Eradikation von *Helicobacter pylorii* eingesetzt.

Pharmakokinetik

	ED [mg]	TD [mg]	PB [%]	BV [%]	HWZ [h]	t_{max} [h]	E [%]
Metronidazol	250–400	2000	< 20	> 90	6–10	1–2	80 R
Nimorazol	500	2000	15		3	1,5	R
Tinidazol	1000	2000	12	> 90	12–14	2	R

Interaktion mit Nahrungsmitteln

Die gleichzeitige Einnahme von Alkohol ist wegen der Hemmung der Alkoholdehydrogenase (Disulfiram-Syndrom) durch Nitroimidazole zu unterlassen. Es kann sonst zu Unverträglichkeitserscheinungen wie Schwindel, Erbrechen oder Gesichtsrötungen kommen.

Einnahmeempfehlungen

Metronidazol: 2–3 × tgl.
Nitroimidazole aufgrund ihrer ulzerogenen Eigenschaften zu oder nach einer Mahlzeit, nicht aber mit Alkohol einnehmen. Die Therapie sollte auf 6 (–10) Tage begrenzt werden.

Körpergewichtsbezogene Dosierung

	Erwachsene		Kinder (ab 6 Jahren)	
	ED [mg/kg KG]	TD [mg/kg KG]	ED [mg/kg KG]	TD [mg/kg KG]
Metronidazol	3–10	9–30		15–40 (50)

Oxazolidinone

Pharmakodynamik

Linezolid ist der erste Vertreter der Oxazolidinone. Die Substanz zeigt gute Aktivität gegen grampositive Bakterien und einige gramnegative Arten. Die Substanz wirkt über eine selektive Hemmung der bakteriellen Proteinbiosynthese. Sie ist ein Reserveantibiotikum.

Pharmakokinetik

	ED [mg]	TD [mg]	PB [%]	BV [%]	HWZ [h]	t_{max} [h]	E [%]
Linezolid	600	1200	31	100	5–7	2	R

Interaktion mit Nahrungsmitteln

Wechselwirkungen mit der Nahrung sind nicht beschrieben.

Einnahmeempfehlungen

Einnahme 2×tgl. über 10–14 Tage mit oder ohne Nahrung. Die parenterale Therapie kann peroral gut weitergeführt werden. Die maximale Behandlungsdauer beträgt 28 Tage.

Penicilline in Kombination mit β-Lactamase-Inhibitoren

Pharmakodynamik

Die Aminopenicilline Ampicillin und Amoxicillin werden auch in fixer Kombination mit den β-Lactamasehemmern Clavulansäure und Sulbactam eingesetzt: Amoxicillin in einem Kombinationspräparat mit Clavulansäure, Ampicillin als ein Doppelester mit Sulbactam unter dem Namen Sultamicillin. Die Lactamasehemmer haben keine oder nur eine sehr geringe eigene antibiotische Aktivität, verhindern aber einen Abbau des Aminopenicillins durch bakterielle Lactamasen.

Pharmakokinetik

	ED [mg]	TD [mg]	PB [%]	BV [%]	HWZ [min]	t_{max} [min]	E
Amoxicillin*	500–875	1750	17–20	72–94	1		R
Ampicillin*	220–440	440–880	17–20	80–85	1		R
Clavulansäure	125	375	20	70	1,5	1–2	R
Sultamicillin	375–750	1500		80–85			R
Sulbactam	144–288	288–576	38	80–85⁺	1		R

* in Kombinationspräparaten
⁺ aus Sultamicillin

Interaktion mit Nahrungsmitteln

Interaktionen mit der Nahrung sind nicht beschrieben.

Einnahmeempfehlungen

Amoxicillin/Clavulansäure: 2–3 × tgl. (je nach verordneter Stärke) zu Beginn einer Mahlzeit einnehmen.
Sultamicillin: 2 × tgl. zu oder zwischen den Mahlzeiten einnehmen (meist über 5–14 Tage). Säuglinge und Kinder bis 30 kg: TD: 50 mg/kg KG

Körpergewichtsbezogene Dosierung

	Erwachsene		Kinder	
	ED [mg/kg KG]	TD [mg/kg KG]	ED [mg/kg KG]	TD [mg/kg KG]
Amoxicillin/Clavulansäure			6,7/1,7–20/5 (bis 40 kg)	20/5–60/15 (bis 40 kg)
Sultamicillin			25 (bis 30 kg)	50 (bis 30 kg)

Pyrazinamid

Pharmakodynamik
Pyrazinamid weist strukturelle Ähnlichkeiten mit Isoniazid auf und wirkt ausschließlich gegen *Mycobacterium tuberculosis*. Im sauren pH-Bereich besitzt Pyrazinamid bakterizide Wirkung und ist daher besonders effektiv gegen intrazellulär liegende Keime. Aufgrund der raschen Resistenzentwicklung wird Pyrazinamid meist mit anderen Antituberkulotika kombiniert. Der genaue Wirkmechanismus ist nicht bekannt.

Pharmakokinetik

	ED [mg]	TD [mg]	PB [%]	BV [%]	HWZ [h]	t_{max} [h]	E
Pyrazinamid	100–500	2500	5–50	100	6–10	2–3	R

Interaktion mit Nahrungsmitteln
Es sind keine klinisch relevanten Wechselwirkungen mit der Nahrung bekannt. Allerdings kann es mit Vitamin C zu Wechselwirkungen kommen.

Einnahmeempfehlungen
Die Tagesdosis von Pyrazinamid nach einer Mahlzeit auf einmal einnehmen, je nach Gewicht 1500–2500 mg. In Ausnahmefällen ist eine zweimal wöchentliche Gabe möglich: 2× wöchentlich je 50 (40–60) mg/kg Körpergewicht, maximale Tagesdosis: 3,5 g.

Rifampicin

Pharmakodynamik
Das Ansamycin Rifampicin ist ein Antituberkulotikum der ersten Wahl und besitzt ein breites Wirkungsspektrum, das neben Tuberkelbakterien auch einige atypische Mycobakterien und *Mycobacterium leprae* umfasst. Ferner wird es zur Prophylaxe der Meningokokken-Meningitis eingesetzt. Rifampicin hemmt die DNA-abhängige RNA-Polymerase.

Pharmakokinetik

	ED [mg]	TD [mg]	PB [%]	BV [%]	HWZ [h]	t_{max} [h]	E
Rifampicin	150–600	1200	70–90	fast 100	2–5	2	B

Interaktion mit Nahrungsmitteln
Rifampicin wird bei einer Einnahme zum Essen deutlich schlechter resorbiert als auf nüchternen Magen. Für eine optimale Resorption sollte Rifampicin möglichst 1/2 h vor einer Mahlzeit eingenommen werden.

Einnahmeempfehlungen
Rifampicin nüchtern, ca. 30 min vor dem Frühstück als Einmaldosis einnehmen. Bei Magenunverträglichkeiten kann die Gabe auch nach einer leichten Mahlzeit erfolgen. Die Therapiedauer beträgt 6 Monate.
In einzelnen Fällen ist auch eine intermittierende Gabe (3 x/Woche) möglich.

Körpergewichtsbezogene Dosierung

	Erwachsene		Kinder 6–12 Jahre	
	ED [mg/kg KG]	TD [mg/kg KG]	ED [mg/kg KG]	TD [mg/kg KG]
Rifampicin		10		10–20

Rifaximin

Pharmakodynamik
Rifaximin ist ein halbsynthetisches Derivat des Rifamycins und wird zur Behandlung der bakteriellen Reisediarrhö eingesetzt. Rifaximin ist ein bakterizid wirkendes Breitspektrumantibiotikum aus der Gruppe der Ansamycine und hemmt die bakterielle RNA-Polymerase. Es wirkt nur lokal im Darm.

Pharmakokinetik

	ED [mg]	TD [mg]	PB [%]	BV [%]	HWZ [h]	t_{max} [h]	WD [h]	E [%]
Rifaximin	200	800		0,4	6		8	F

Interaktion mit Nahrungsmitteln
Interaktionen mit der Nahrung sind nicht beschrieben.

Einnahmeempfehlungen
3 × 200 mg tgl. (alle 8 h) mit oder ohne Nahrung. Diese Dosierung kann bei Bedarf auf 400 mg alle 12 h erhöht werden.
Max. TD 800 mg pro Tag, Behandlung der Reisediarrhö 3 Tage.
Es kann zu einer rötlichen Färbung des Harns kommen. Aktivkohle darf frühestens 2 h nach Rifaximin eingenommen werden. Bei oralen Kontrazeptiva, insbesondere Mikropillen, sind alternative kontrazeptive Maßnahmen in Erwägung zu ziehen.

Schmalspektrumpenicilline

Pharmakodynamik

Penicilline sind Antibiotika mit bakterizider Wirkung. Sie hemmen die Synthese des Mureins, welches das Grundgerüst der Bakterienzellwand bildet. Penicilline sind, sofern keine Allergie gegen sie vorliegt und die Erreger gegen sie sensibel sind, wegen ihrer geringen Toxizität die Mittel der ersten Wahl.

Einsatzgebiete sind Infektionen des HNO-Bereiches, im Bereich der tieferen Atemwege, des Zahn-, Mund- und Kieferbereiches sowie der Haut. Außerdem finden sie Anwendung bei Infektionen durch β-hämolysierende Streptokokken (Scharlach, Wundrose) und zur Infektionsprophylaxe der Herzinnenhaut bei Eingriffen im Zahn- und Kieferbereich.

Die Penicilline mit Wirkspektrum im grampositiven Bereich sind Phenoxymethylpenicillin (Penicillin V), Propicillin und Azidocillin sowie Flucloxacillin, welches zusätzlich eine β-Lactamasestabilität aufweist.

Pharmakokinetik

	ED [mg]	TD [mg]	PB [%]	BV [%]	HWZ [min]	t_{max} [min]	E
Azidocillin	750	1500	80	75	30–60		R
Phenoxymethylpenicillin-Kalium (Penicillin V)	590–980 1–1.5 Mio I.E.	6000	61–89	50–60	30–45	30–60	R
Propicillin	280–700	2100	80–85	60	30–60	30–90	R
Flucloxacillin	250–500	12000	95	50	45–60	60–120	R

Interaktion mit Nahrungsmitteln

Eine gleichzeitige Nahrungsaufnahme beeinträchtigt signifikant die Resorption von Phenoxymethylpenicillin (Penicillin V) und Flucloxacillin. Um ein Therapieversagen zu vermeiden, sollten diese Penicilline unbedingt nüchtern eingenommen werden. Bei Propicillin wird die Resorption durch eine Mahlzeit nicht wesentlich beeinflusst. Durch große Flüssigkeitsmengen wird die Resorption der Penicilline signifikant verbessert.

Einnahmeempfehlungen

Flucloxacillin: 3–4 × tgl. 250–1000 mg (TD: 3 g, bei schweren Infektionen 4 g und mehr)
Phenoxymethylpenicillin-Kalium (Penicillin V): 3–4 × tgl. 0,5–1,5 Mio I.E. 1 h vor den Mahlzeiten; in der Regel 7 (–10) Tage lang, mindestens 2–3 Tage nach Abklingen der Krankheitserscheinungen
Phenoxymethylpenicillin-Benzathinsalz: 2 × tgl. 1,5–3 Mio I.E. unabhängig von der Nahrungszufuhr, über mindestens 10 Tage
Azidocillin und Flucloxacillin 1 h vor dem Essen einnehmen
Propicillin kann auch zu einer Mahlzeit gegeben werden.

Körpergewichtsbezogene Dosierung

	Erwachsene	Kinder
Phenoxymethylpenicillin-K		TD: je nach Alter 15.000–60.000 [100.000] I.E./kg KG
Flucloxacillin		TD: 50–100 mg/kg KG

Sulfonamide

Pharmakodynamik

Aufgrund der starken Resistenzentwicklung gegen Sulfonamide kommen diese Antibiotika meist nur noch in Kombinationspräparaten (z.B. mit Trimethoprim, Pyrimethamin) zum Einsatz. Sulfonamide wirken außer gegen Bakterien auch gegen einige Protozoen, wie z.B. Plasmodien, *Toxoplasma gondii* und *Pneumocystis carinii*. Die bakteriostatische Wirkung beruht auf einer Hemmung der Folsäuresynthese (kompetitiver Agonist der Dihydropteroat-Synthase).

Pharmakokinetik

Mittellangwirkende Sulfonamide

	ED [mg]	TD [g]	PB [%]	BV [%]	HWZ [h]	t_{max} [h]	E
Sulfadiazin	500	4	20–55	100	8–16,8	3–6	R
Sulfamethoxazol	400–800	2,4	65	100	10	1–4	R

Langwirkende Sulfonamide

	ED [mg]	TD [g]	PB [%]	BV [%]	HWZ [h]	t_{max} [h]	E
Sulfalen	2000	*	34–80		36–71,5	6	R

* Dosierung erfolgt 1 × wöchentlich

Interaktion mit Nahrungsmitteln

Bei Sulfonamiden sind keine Wechselwirkungen mit der Nahrung bekannt.

Einnahmeempfehlungen

Sulfonamide wegen der besseren Verträglichkeit nach dem Essen einnehmen.

Um das Risiko einer Kristallurie zu vermindern, sollte bei der Einnahme von Sulfonamiden auf eine ausreichende Flüssigkeitszufuhr geachtet werden.

Körpergewichtsbezogene Dosierung

	Erwachsene		Kinder über 2 Monate	
	ED [mg/kg KG]	TD [mg/kg KG]	ED [mg/kg KG]	TD [mg/kg KG]
Sulfadiazin	12,5	50	12,5–25	50–100
Sulfamethoxazol			20	40

Tetracycline: Doxycyclin/Minocyclin

Pharmakodynamik

Doxycyclin und Minocyclin werden zur Behandlung von Infektionen mit gramnegativen Stäbchen wie Infektionen des Mund-, Rachen-, Bronchial-, Ohren- und Nasen- oder Gastrointestinalbereichs sowie bei Infektionen des Urogenitaltraktes, der Gallenwege und der weiblichen Geschlechtsorgane eingesetzt. Sie sind außerdem indiziert bei schweren Formen der Akne und akneähnlichen Beschwerden (Rosacea). Doxycyclin wird zudem bei Borreliose und zur Behandlung und Prophylaxe der Malaria eingesetzt. Neben der antibiotischen zeigen die Substanzen auch antiphlogistische Eigenschaften.

Pharmakokinetik

	ED [mg]	TD [mg]	PB [%]	BV [%]	HWZ [h]	t_{max} [h]	WD [h]	E
Doxycyclin	50–200	400	60–90	95	16–18	1–2	12–24	R + B
Minocyclin	50–100	200	75	84	12–17	1–2	12–24	R + B

Interaktion mit Nahrungsmitteln

Bei Doxycyclin bzw. Minocyclin wird die Resorption durch bestimmte Nahrungsmittel wie Milch in weit geringerem Ausmaß beeinträchtigt als bei Tetracyclin. Manche Autoren fanden auch keine oder zumindest keine klinisch relevante Verminderung der Bioverfügbarkeit durch Nahrungsmittel. Alle Tetracycline bilden Komplexe mit Metallkationen. Die Einnahme sollte daher immer mit 2–3 Stunden Abstand erfolgen.
Dennoch wird in allen Fach- und Patienteninformationen der Firmen darauf hingewiesen, eine Einnahme mit Milch oder Milchprodukten zu vermeiden. Besonders bei weniger empfindlichen Erregern kann ein Therapieversagen schon durch eine nur geringfügig kleinere Bioverfügbarkeit oder individuelle Schwankungen der Serumkonzentration hervorgerufen werden. Bei Einnahme ohne Flüssigkeit besteht die Gefahr eines Speise-

röhrengeschwürs durch Hängenbleiben der Kapsel. Bezüglich Alkohol ist die gleiche Interaktion wie bei Tetracyclin/Oxytetracyclin zu beachten.

Einnahmeempfehlungen
Doxycyclin und Minocyclin 1–2× tgl. zum Essen mit genügend Flüssigkeit, am besten Wasser, und in aufrechter Position einnehmen.

Milch und Milchprodukte sollten zur Einnahme vermieden werden. Normalerweise sollten Kinder unter 8 Jahren nicht mit Tetracyclinen behandelt werden. Die Einnahme zum Essen kann GIT-Störungen verringern. In der Aknetherapie über 4–6 Wo. anwenden.

Körpergewichtsbezogene Dosierung

	Kinder ab 9 Jahren		Kinder ab 1 Jahr	
	ED [mg/kg KG]	TD [mg/kg KG]	ED [mg/kg KG]	TD [mg/kg KG]
Doxycyclin		2–4		0,5–3 (nur Notfall!)

Tetracycline: Tetracyclin/Oxytetracyclin

Pharmakodynamik
Tetracycline sind Breitspektrumantibiotika mit bakteriostatischer Wirkung auf grampositive Bakterien (Streptokokken, Pneumokokken), zahlreiche gramnegative Bakterien und Spirochäten (Borrelien). Tetracyclin und Oxytetracyclin werden heute nur selten angewendet. Tetracyclin wird in der Kombination mit Metronidazol und Bismutsalzen gegen *Helicobacter pylorii* eingesetzt.

Pharmakokinetik

	ED [mg]	TD [mg]	PB [%]	BV [%]	HWZ [h]	t_{max} [h]	E [%]
Oxytetracyclin	250	1000	25	75	9	2–4	30 R + B
Tetracyclin	125–500	2500	25–30	60–80	8–9	2–4	40 R

Interaktion mit Nahrungsmitteln
Aufgrund ihrer chemischen Struktur bilden Tetracycline mit mehrwertigen Kationen wie Calcium, Magnesium, Eisen oder Aluminium schwerlösliche Komplexe. Durch diese Chelatbildungseigenschaften kann es bei gleichzeitiger Aufnahme von Nahrungsmitteln, die solche mehrwertigen Kationen enthalten, zu einer erheblichen Beeinträchtigung der Resorption von Tetracyclinen kommen. Von besonderer Bedeutung ist die zeitgleiche Einnahme einer Tablette mit Milch oder Milchprodukten wie Käse, Quark oder Joghurt. Die in diesen Lebensmitteln enthaltenen Ca^{2+}-Ionen bilden mit Tetracyclin/Oxytetracyclin schwerresorbierbare Komplexe, wodurch es zu stark erniedrigten Plasmakonzentrationen kommen kann.

Einnahmeempfehlungen
Tetracyclin/Oxytetracyclin nüchtern in aufrechter Position mit Leitungswasser, möglichst 30 min bis 1 h vor oder 2 h nach dem Essen einnehmen.

Bei Genuss von Milch und Milchprodukten sollte immer ein ausreichender Abstand zur Tabletteneinnahme eingehalten werden: Einnahme mind. 4 h nach Genuss von Milch/Milchprodukten oder mind. 2 h vorher. Auch viele Mineralwasser und mit Calcium angereicherte Fruchtsäfte sind zur Einnahme nicht geeignet.

Außerdem sollte beachtet werden, dass regelmäßiger Alkoholabusus durch Enzyminduktion in der Leber einen schnelleren Abbau des Tetracyclins bewirkt. Die notwendigen Blutspiegel können dann nicht erreicht werden, ein Therapieversagen ist die Folge. Normalerweise sollten Kinder unter 9 Jahren nicht mit Tetracyclinen behandelt werden.

Vancomycin

Pharmakodynamik
Vancomycin ist ein Glykopeptid-Antibiotikum zur lokalen Behandlung im Darm von Enterokolitiden durch Clostridium difficile oder Staphylokokken (Staphylokokken-Enterokolitis). Es wirkt bakterizid über eine Hemmung der Transglykosylierungsreaktion, so dass die für die Quervernetzung des Mureins benötigten Vorstufen (N-Acetylglucosamin, N-Acetyl-muraminsäure) nicht mehr in die wachsende Zellwand eingebaut werden.

Pharmakokinetik

	ED [mg]	TD [mg]	PB [%]	BV [%]	HWZ [h]	t_{max} [h]	WE [min]	WD [h]	E [%]
Vancomycin	250	500–2000	10–55	0,8	1,3				F (R)

* Metabolit

Interaktion mit Nahrungsmitteln
Vancomycin zeigt bei dieser Anwendung keine Interaktionen mit der Nahrung.

Einnahmeempfehlungen
3–4×tgl. unzerkaut mit etwas Wasser geschluckt und unabhängig von den Mahlzeiten zur Behandlung der Enterokolitis über 7–10 Tage.

Körpergewichtsbezogene Dosierung

	Kinder ED [mg]	Kinder TD [mg]
Vancomycin		10 40

Antidepressiva

Lithium

Pharmakodynamik
Lithium-Präparate werden zur Prophylaxe beim manisch depressiven Formenkreis und endogenen Depressionen sowie bei akuten Manien eingesetzt. Lithium zeigt ausgeprägte Wirkungen auf eine Vielzahl von neurochemischen Systemen wie Ionenkanälen, Neurotransmittern (Serotonin, Dopamin, Norepinephrin), „Second-Messenger-Systeme".

Pharmakokinetik

	ED [mg]	TD [mg]	PB [%]	BV [%]	HWZ [h]	t_{max} [h]	WE [d]	E
Lithiumacetat	450	1350	0	~100	24	0,5–3	7–14	R
Lithiumcarbonat	295–400	800–1770	0	~100	24–30	4–4,5	7–14	R
Lithiumhydrogen-DL-aspartat	500	3000	0	~100			7–14	R
Lithiumsulfat	660	1320	0	~100			7–14	R

Interaktion mit Nahrungsmitteln
Lithium soll nicht zusammen mit Alkohol eingenommen werden. Bei kochsalzarmer Diät, speziell unter Lithiumtherapie begonnen, wird das fehlende Natrium durch Lithium ersetzt und so können die Lithiumspiegel ansteigen.

Einnahmeempfehlungen
Während einer Therapie mit Lithiumsalzen sollte die Ernährung in Bezug auf den Natriumgehalt nicht verändert werden. Die Tagesdosis sollte auf 2–4 Einzelgaben verteilt werden (Retard-Formulierung 1–2). Unter einer Lithiumtherapie kann das Reaktionsvermögen eingeschränkt sein. Die Einnahme sollte immer zu einem festen Zeitpunkt erfolgen. Ein voller Behandlungserfolg ist mitunter erst nach 6–12 Monaten zu diagnostizieren. Der Wirkeintritt erfolgt meist nach einigen Tagen.

Melatoninagonisten

Pharmakodynamik
Melatonin wird als Sedativum, Agomelatin bei Major Depressionen eingesetzt. Beide Substanzen binden an Melatoninrezeptoren (MT_1 und MT_2). Agomelatin ist zusätzlich ein Serotoninantagonist ($5HT_{2C}$).

Pharmakokinetik

	ED [mg]	TD [mg]	PB [%]	BV [%]	HWZ [h]	t_{max} [h]	WE [min]	WD [h]	E [%]
Agomelatin	25	25–50	95	<5	1–2	1–2		24	80 R
Melatonin	2	2	60	15	0,6–4	0,75–3			R

Interaktion mit Nahrungsmitteln
Die Resorption von Melatonin wird durch Nahrung verzögert (t_{max} = 3,0 h versus t_{max} = 0,75 h), die Spitzenkonzentrationen im Plasma fallen niedriger aus (C_{max} = 1020 versus C_{max} = 1176 pg/ml). Melatonin wird über CYP1A1 und CYP1A2 metabolisiert.
Agomelatin wird über CYP1A2 sowie CYP2C9 und CYP2C19 metabolisiert. Zigarettenrauch, ein CYP1A2-Induktor, kann die Bioverfügbarkeit von Agomelatin vor allem bei starken Rauchern (mehr als 15 Zigaretten pro Tag) verringern.

Einnahmeempfehlungen
Melatonin 1 × tgl. vor dem Schlafengehen, 1–2 h nach der letzten Mahlzeit.
Agomelatin 1 × tgl. beim Zubettgehen. Nach 14 Tagen kann bei unzureichender Wirkung die Dosis auf maximal 50 mg erhöht werden. Unter der Therapie sollte die Leberfunktion überwacht werden.

Monoaminoxidase (MAO)-Hemmstoffe

Pharmakodynamik

MAO-Hemmstoffe inhibieren die Monoaminoxidase und verhindern dadurch den Abbau von Dopamin, Noradrenalin und Serotonin.
MAO-A-Hemmstoffe (Moclobemid) und nichtselektive MAO-Hemmstoffe (Tranylcypromin) kommen bei Episoden einer Major Depression oder sozialen Phobien (im Rahmen eines therapeutischen Gesamtkonzepts) zum Einsatz. Moclobemid hemmt die MAO A reversibel, Tranylcypromin führt zu einer irreversiblen Hemmung von MAO-A und MAO-B.

Pharmakokinetik

	ED [mg]	TD [mg]	PB [%]	BV [%]	HWZ [h]	t_{max} [h]	WE [h]	WD	E
Moclobemid	150–300	300–600	50	100	3	0,9	1–3 Wo*	16 h	R
Tranylcypromin	10–20	60			50–100	2,5	0,5–3,5	2–8d⁺	3–5 d	B + R

* deutliches Anschlagen der Therapie
⁺ MAO-Hemmung, pharmakologischer Wirkungseintritt siehe unten

Interaktion mit Nahrungsmitteln

Der unspezifische MAO-Hemmstoff Tranylcypromin hemmt auch das Isoenzym der MAO, das für den Abbau von biogenen Aminen (in Käse und Wein) verantwortlich ist. Das in diesen Lebensmitteln verstärkt vorkommende Tyramin kann nun nicht zeitgemäss abgebaut werden und hypertensive Krisen können die Folge sein. Als kritische Lebensmittel sind einzustufen: Schokolade, Milchprodukte wie Käse und Sahne, Salami, ältere Fleisch- und Wurstwaren, Wein und Bier, darunter auch alkoholfreies Bier. Auch ein übermäßiger Kaffeegenuss kann zu hypertensiven Krisen führen.
Diese Interaktion mit Nahrungsmitteln weisen neuere selektive MAO-A-Hemmstoffe kaum auf. Die MAO-A kommt hauptsächlich im ZNS vor. Alle MAO-Hemmer können in Kombination mit alkoholischen Geträn-

ken zu verstärkter Blutdrucksenkung führen und Blutdruckkrisen verursachen.

Einnahmeempfehlungen

Tranylcypromin: auf 1–3 Einzeldosen verteilt einnehmen, letzte Einzeldosis vor 15 Uhr (Vermeidung von Schlafstörungen). Antriebsteigerung innerhalb von 2–8 Tagen, Stimmungsaufhellung innerhalb 3–5 Wochen.

Moclobemid: auf 1–3 Einzeldosen verteilt nach den Mahlzeiten einnehmen.

Generell sollten sich Patienten auch unter der Therapie neuerer MAO-Hemmstoffe tyraminarm ernähren, und auf Schokolade, Milchprodukte, Käse, Sahne, Salami, gelagerte Wurst, Leber, dicke Bohnen, abgepackte Wurst- und Fleischwaren, Wein und Bier verzichten. Dies gilt vor allem unter einer Therapie mit Tranylcypromin.

Die Wirkung der MAO-Hemmstoffe setzt erst nach 1–3 Wochen ein. Die Therapie sollte nicht plötzlich beendet werden und nach Abklingen der Symptome noch eine Zeit lang weitergeführt werden (4–6 Monate).

Nicht trizyklische Antidepressiva

Pharmakodynamik
Nefazodon ist ein Antidepressivum, das zum einen eine Blockade von Serotonin-5-HT$_{2A}$-Rezeptoren bewirkt, gleichzeitig bewirkt es eine präsynaptische Serotonin-Wiederaufnahmehemmung.
Trazodon ist ein schwacher Serotonin-und Noradrenalin-Wiederaufnahmehemmer. Daneben zeigt die Substanz serotonerge und antidopaminerge Wirkungen sowie eine relativ starke Affinität zu α$_1$-Adrenorezeptoren, eine schwache zu α$_2$-Adrenorezeptoren. Sie hat eine sedierende Wirkkomponente. Trazodon wird bei depressiven Erkrankungen eingesetzt.

Pharmakokinetik

	ED [mg]	TD [mg]	PB [%]	BV [%]	HWZ [h]	t$_{max}$ [h]	WE [d]	WD [h]	E [%]
Nefazodon*	100–300	600	>99	15–23	2–4	1	3		
Trazodon	25–100	100–400 [600]	98	70	4,9–8,2	1,1	1–3	12–24	70 R 30 B

* wegen Hepatotoxizität Marktrücknahme

Interaktion mit Nahrungsmitteln
Trazodon kann die Wirkung von Alkohol verstärken. Es wird u. a. über CYP2D6 und CYP3A4 metabolisiert.

Einnahmeempfehlungen
Trazodon: direkt nach dem Essen mit ausreichend Flüssigkeit, als Einzeldosis oder aufgeteilt auf morgens und abends einnehmen. Die Dosierung sollte langsam erhöht werden und zum Ende der Therapie ausschleichend beendet werden.

Noradrenerge und spezifisch serotonerge Antidepressiva

Pharmakodynamik
Mirtazapin ist ein tetrazyklisches Antidepressivum, das bei depressiven Erkrankungen (Episoden einer Major Depression) eingesetzt wird. Es ist ein zentral wirksamer präsynaptisch angreifender α_2-Antagonist, der die zentrale noradrenerge und serotonerge Neurotransmission verstärkt, ferner blockiert es 5-HT$_2$- und 5-HT$_3$-Rezeptoren.

Pharmakokinetik

	ED [mg]	TD [mg]	PB [%]	BV [%]	HWZ [h]	t_{max} [h]	WE [w]	WD [h]	E [%]
Mirtazapin	15–45	45	85	50	20–40 (–65)	2	1–2	24	B+R

Interaktion mit Nahrungsmitteln
Mirtazapin wird über CYP3A4, CYP2D6 und CYP1A2 metabolisiert. Die gleichzeitige Aufnahme von Nahrung hat keinen Einfluss auf die Pharmakokinetik von Mirtazapin.

Einnahmeempfehlungen
Mirtazapin: 1 × tgl. (Behandlungsbeginn: 15 oder 30 mg).
Die Einnahme sollte möglichst am Abend erfolgen. Die Wirkung setzt nach 1–2 Wochen ein, ein Therapieerfolg sollte sich innerhalb von 2–4 Wochen einstellen (ggf. nach dieser Zeit Therapie abbrechen).

Selektive Noradrenalin-Wiederaufnahmehemmer

Pharmakodynamik
Der Noradrenalin-Wiederaufnahmehemmer Atomoxetin wird bei ADHS (Aufmerksamkeitsdefizit-/Hyperaktivitätsstörung, früher Hyperkinetisches Syndrom) bei Kindern ab 6 Jahren eingesetzt. Die Substanz Reboxetin als Antidepressivum zur Behandlung akuter depressiver Erkrankungen (Major Depression).

Pharmakokinetik

	ED [mg]	TD [mg]	PB [%]	BV [%]	HWZ [h]	t_{max} [h]	WE [w]	WD [h]	E [%]
Atomoxetin	10–80	1,2 mg/kg KG bzw 100 mg	98	63–94	3,6	1–2	4–6	12–24	R
Reboxetin	4	12		92–97	60	13	2		12	80 R

Interaktion mit Nahrungsmitteln
Atomoxetin wird über CYP2D6, Reboxetin wird über CYP3A4 metabolisiert.

Einnahmeempfehlungen
Atomoxetin: 1–2 × tgl. (bei einmaliger Gabe am Morgen, bei zweimaliger Einnahme am Morgen und späten Nachmittag/frühen Abend). Die Dosierung muss einschleichend erfolgen: 0,5 mg/kg KG bis 1,2 mg/kg KG. Die Wirkung tritt nach 4–6 Wochen ein. Die Einnahme kann unabhängig von der Nahrung erfolgen.

Reboxetin: 2 × tgl. 4 mg; nach 3–4 Wochen kann die Dosis auf 10–12 mg erhöht werden.

Selektive Serotonin-Wiederaufnahmehemmer (SSRI)

Pharmakodynamik
SSRI wirken stimmungsaufhellend durch Hemmung der Serotonin-Wiederaufnahme aus dem synaptischen Spalt ins Axoplasma. Sie werden bei Depressionen unterschiedlicher Genese, Panikstörungen, generalisierten Angststörungen, posttraumatischen Belastungsstörungen oder Zwangsstörungen (z. B. Bulimie) eingesetzt.

Pharmakokinetik

	ED [mg]	TD [mg]	PB [%]	BV [%]	HWZ [h]	t_{max} [h]	WE [w]	E [%]
Citalopram	20–40	60	<80	80	36	3	1	15 R, 85 B
Escitalopram	5–20	10–20	<80	80	30	4	1	R, B
Fluoxetin	10–40	60–80	94	85	4–7 d*	6–8	1	60 R, partiell B
Fluvoxamin	50–100	50–300	77	94	17–22	6	1	94 R
Paroxetin	20–30	50	95		24	6	1	64 R, 36 B
Sertralin	50–100	50–200	98	70	26	4,5–8,4	1	B+R

* Metabolit bis 16 Tage

Interaktion mit Nahrungsmitteln
Bei gleichzeitiger Aufnahme von einigen SSRI und Nahrungsmitteln wird die Resorptionszeit verlangsamt, sie hat aber keine Auswirkung auf die Menge des aufgenommenen SSRI. Mirtazapin verringert besonders im Zusammenhang mit Alkohol die Reaktionszeit. Citalopram zeigt keine unerwünschten Nebenwirkungen bei gleichzeitiger Einnahme von Alkohol. Paroxetin zeigt keine Interaktionen mit Nahrung oder Antazida, hemmt aber CYP2D6 und wird teilweise über dieses metabolisiert. Citalopram wird über CYP3A4, 2C19 und 2D6 metabolisiert.

Einnahmeempfehlungen

Generell sollten SSRI nicht gleichzeitig mit Alkohol eingenommen werden, Citalopram ist dabei am wenigsten problematisch einzustufen. Auch alle anderen Substanzen, die laut Hersteller keine Interaktion mit Alkohol aufweisen, sollten nicht gemeinsam mit Alkohol eingenommen werden. Die Therapie muss ausreichend lange durchgeführt werden (mindestens 6 Monate).

Citalopram: 1 × tgl. morgens oder abends. Nahrung hat dabei keinen Einfluss.

Escitalopram: 1 × tgl. unabhängig von den Mahlzeiten

Fluoxetin: 1 × tgl. zu oder unabhänig von den Mahlzeiten, in einzelnen Fällen auch nur jeden 2. Tag

Fluvoxamin: Dosierungen bis 150 mg als abendliche Einzelgabe, Dosierungen über 150 mg auf mehrere Einzelgaben verteilt

Paroxetin: 1 × tgl. gesamte Tagesdosis (meist 20 mg) morgens mit dem Frühstück einnehmen. Auf Alkohol sollte komplett verzichtet werden.

Sertralin: 1x tgl. morgens oder abends mit reichlich Wasser

Die Wirkung tritt bei allen Vertretern erst nach frühestens 1–2 Wochen ein. Das Wirkmaximum wird nach 5–6 Wochen erreicht.

Serotonin-Wiederaufnahmeverstärker

Pharmakodynamik
Tianeptin ist ein Antidepressivum aus der Gruppe Serotonin-Wiederaufnahmeverstärker (Serotonin-Reuptake-Enhancer). Es wird zur Behandlung schwacher, mittelstarker oder starker Depressionen eingesetzt.

Pharmakokinetik

	ED [mg]	TD [mg]	PB [%]	BV [%]	HWZ [h]	t_{max} [h]	WE [d]	WD [h]	E [%]
Tianeptin	12,5	37,5	95–96	99	2,5–3 7–8*	1–2	7–14	8	R

* aktiver Metabolit

Interaktion mit Nahrungsmitteln
Die Resorption wird von Nahrungsmitteln kaum beeinflusst, der Wirkstoff kann mit Nahrung zusammeneingenommen werden. Die Biotransformation erfolgt nicht über CYP-Enzyme.

Einnahmeempfehlungen
3 × tgl. vor den Mahlzeiten, die Dosis sollte bei Niereninsuffizienz und Patienten über 70 Jahren auf 2 × tgl. reduziert werden. Die Wirkung tritt nach 7–14 Tagen ein. Nach Alkoholentzug erfolgt der Wirkeintritt erst nach 4–8 Wochen.

Tri- und Tetrazyklische Antidepressiva

Pharmakodynamik

Tri- und tetrazyklische Antidepressiva werden bei depressiven Syndromen eingesetzt. Amitriptylin und Verwandte wirken durch die Hemmung der Wiederaufnahme von Serotonin und Noradrenalin sowie durch Antagonismus an muscarinergen Acetylcholinrezeptoren, Alpha-Adrenozeptoren, Histaminrezeptoren und Serotoninrezeptoren. Clomipramin weist hauptsächlich eine Hemmung des Serotonin-Reuptake auf. Maprotilin und Mianserin sind tetrazyklische Antidepressiva, die anderen aufgeführten Vertreter gehören zu den trizyklischen Antidepressiva.

Pharmakokinetik

Wirkstoff	ED [mg]	TD [mg]	PB [%]	BV [%]	HWZ [h]	t_{max} [h]	WE [d]	WD [h]	E [%]
Amitriptylin	10–100	150	97	33–62	11–19	2–7,6			R
Amitriptylinoxid	30–120	300	80	80	10–32	1–2			90 R
Clomipramin	10–75	150	98	50	21	3–4			R
Dibenzepin	80–240	480	80	30	3,4–9,3	1			80 R, 20 B
Doxepin	5–100	150	80	31	16,8	2–4			R
Imipramin	10–100	150	90	22–77	12,2	3,6			R
Lofepramin	35–70	210	99		16	1–2			B
Maprotilin	10–75	150	88	100	40	9–16			30 B, 57 R
Mianserin	10–60	30	95	20	61	3			B, 4–7 R
Nortriptylin	10–25	150–(225)	90–95	50–70	26	4–8			80 R
Opipramol	50	300	91	100	6–9	3			70 R
Trimipramin	25–100	400	95	41,4	24	3			R

Interaktion mit Nahrungsmitteln

Die gleichzeitige Einnahme von Alkohol und trizyklischen Antidepressiva führt zu starker Sedierung. Bei Opipramol kann die Plasmakonzentration durch die gleichzeitige Einnahme von Nahrungsmitteln, die CYP450 hemmen, gesteigert werden (z. B. bei gleichzeitiger Einnahme von Grapefruitsaft). Die in schwarzem Tee enthaltenen Gerbstoffe verringern die Resorption von Trimipramin.

Einnahmeempfehlungen

Retardformen der trizyklischen Antidepressiva 1 × am Tag zum Frühstück einnehmen. Die gleichzeitige Einnahme von Alkohol führt zu einer starken Sedierung.

Amitriptylin, Amitriptylinoxid und Clomipramin können unabhängig von den Mahlzeiten gegeben werden.

Doxepin abends 2–3 h vor dem Schlafengehen einnehmen.

Lofepramin während oder nach dem Essen mit reichlich Flüssigkeit einnehmen.

Bei Maprotilin und Mianserin kann die Gabe der Tagesdosis als einmalige Dosis vor dem Schlafengehen erfolgen.

Nortryptylin: 2–3 × tgl. 10–50 mg

Opipramol vorzugsweise abends einnehmen.

Trimipramin und Imipramin am besten während oder nach dem Essen einnehmen.

Alle trizyklischen Antidepressiva sollten ein- und ausschleichend dosiert werden. Die sedierende Wirkung tritt nach wenigen Tagen ein, die stimmungsaufhellende erst nach einigen Wochen. Auf gerbstoffhaltige Getränke wie Tee sollte verzichtet werden.

Antidiabetika

Biguanide

Pharmakodynamik

Der einzig heute am Markt befindliche Vertreter der Biguanide ist das Metformin. Es stellt heute das Mittel der ersten Wahl zur Behandlung von Typ-II-Diabetikern dar. Durch Metformin wird der Zuckerstoffwechsel beeinflusst, d. h. Glucose wird verstärkt in Muskel- und Fettgewebe aufgenommen, die Glucoseresorption aus dem Darm und die Gluconeogenese werden verlangsamt. Metformin ist auch in Kombinationspräparaten mit Gliptinen erhältlich. Metformin ist für Kinder ab 10 Jahren zugelassen.

Pharmakokinetik

	ED [mg]	TD [mg]	PB [%]	BV [%]	HWZ [h]	t_{max} [h]	E
Metformin	500–1000	3000	0	40–60	2	2–4	R

Interaktion mit Nahrungsmitteln

Durch Metformin kann die Vitamin-B_{12}- und die Folsäureresorption vermindert werden. Auf die Wirkung des Metformins hat die Nahrung keinen Einfluss. Aus Gründen der besseren Verträglichkeit wird die Einnahme unmittelbar nach der Mahlzeit empfohlen. Akute und chronische Alkoholzufuhr können die Wirkung verstärken (erhöhte Hypoglykämie und Lactazidosegefahr).

Einnahmeempfehlungen

Einnahme auf 2–3 Dosen verteilt, nach den Hauptmahlzeiten und nie gemeinsam mit Alkohol. Für eine sichere Blutzuckereinstellung ist ein festes Einnahmeregime zu beachten.

Körpergewichtsbezogene Dosierung

Metformin: Kinder u. Jugendliche ab 10 Jahren: initial 500–850 mg 1 × tgl., dann Anpassung an nötige Dosis, maximale TD 2 g (in 2 o. 3 ED)

Dapagliflozin

Pharmakodynamik
Dapagliflozin wird in der Mono- und Kombinationstherapie des Typ-II-Diabetes bei Erwachsenen eingesetzt. Die Substanz verhindert als selektiver Natrium-Glucose-Cotransport-Inhibitor (SGLT2) die Rückresorption von Glucose im proximalen Tubulus und ruft damit eine moderate Glucosurie (ca. 70 g/Tag) hervor, verhindert dadurch Hyperglykämie und erleichtert die Gewichtsreduktion.

Pharmakokinetik

	ED [mg]	TD [mg]	PB [%]	BV [%]	HWZ [h]	t_{max} [h]	WE [min]	WD [h]	E [%]
Dapagliflozin	5–10	10	91	78	12,9	2		24	75 R 21 B

Interaktion mit Nahrungsmitteln
Die Gabe zusammen mit einer fettreichen Mahlzeit verringerte die C_{max} von Dapagliflozin um bis zu 50 % und verlängerte t_{max} um ca. 1 Stunde, die AUC bleibt verglichen mit dem Nüchternzustand unverändert.

Einnahmeempfehlungen
Dapagliflozin 1 × tgl. 10 mg (bei Leberfunktionsstörungen 5 mg) als Monotherapie oder als Add-on-Kombinationstherapie mit anderen blutzuckersenkenden Arzneimitteln einschließlich Insulin, unabhängig von Nahrung und Tageszeit. Die Blutzuckersenkung kann etwa 30 mg/dl bewirken. Patienten sollten auf eine ausreichende Trinkmenge achten (verstärkte Diurese, Dehydratationsgefahr, erhöhte Gefahr von Harnwegsinfektionen). Die Anwendung führt zu einem Kalorienverlust und damit zu einer Gewichtsabnahme.
Es stehen auch Kombinationsarzneimittel mit Metformin zur Verfügung.

Dipeptidylpeptidase-Inhibitoren (DPP-Hemmer, Gliptine)

Pharmakodynamik

Die Gliptine sind Hemmstoffe der Dipeptidylpeptidase. Durch die Hemmung wirken die körpereigenen Hormone aus der Gruppe der Inkretine wie GLP oder GIP länger, da sie nicht innerhalb von wenigen Minuten abgebaut werden. Diese Hormone bewirken dann u. a. eine erhöhte Insulinausschüttung. Die Substanzen sind in der Kombinationsbehandlung des Typ-II-Diabetes mit Metformin, Sulfonylharnstoff, Insulin oder Insulinsensitizer zugelassen, oder teilweise auch zur Monotherapie.

Pharmakokinetik

	ED [mg]	TD [mg]	PB [%]	BV [%]	HWZ [h]	t_{max} [h]	WE [min]	WD [h]	E [%]
Linagliptin*	5	5	70–80	30	12–100	1,5		24	85 B 5 R
Saxagliptin	2,5–5	5	<10	67	2,5–3,1	2–4		24	R+B
Sitagliptin	25–100	100	38	87	12,4	1–4		24	R+B
Vildagliptin	50–100	100	9,3	85	3	1,7		12–24	R 85

* zur Zeit in Deutschland nicht im Handel.

Interaktion mit Nahrungsmitteln

Die Resorption von Saxagliptin wird durch sehr fettreiche Nahrung um ca. 0,5 h verzögert, die AUC um ca. 27 % erhöht. Dies wird als nicht klinisch relevant eingestuft. CYP3A4-Induktoren können die Wirksamkeit von Saxagliptin reduzieren. Die gleichzeitige Einnahme von Linagliptin mit einer fettreichen Mahlzeit verlängerte die Zeit bis zum Erreichen der C_{max} um 2 h und senkte C_{max} um 15 %.

Einnahmeempfehlungen

Die Einnahme erfolgt meist 1 × tgl. morgens unabhängig von der Nahrung. Bei Vildagliptin kann auch eine Gabe morgens und abends erfolgen mit jeweils 50 mg. In den meisten Fällen wird eine Kombinationstherapie mit Metformin durchgeführt. Alle Substanzen müssen dauerhaft eingenommen werden. Eine Zulassung zur Anwendung bei Kindern und Jugendlichen liegt nicht vor.

Glinide (Repaglinid und Nateglinid)

Pharmakodynamik
Repaglinid und Nateglinid sind keine Sulfonylharnstoffe, zeigen aber den gleichen Wirkmechanismus über eine gesteigerte Insulinfreisetzung aus den B-Zellen des Pankreas. Sie werden in der Monotherapie und der Kombination mit Biguaniden bei Typ-II-Diabetikern eingesetzt.

Pharmakokinetik

	ED [mg]	TD [mg]	PB [%]	BV [%]	HWZ [h]	t_{max} [h]	WE [min]	WD [h]	E [%]
Nateglinid	60–120	540	97–99	72	1,5	<1	15	3–4	83 R
Repaglinid	0,5–2	16	92	63	1	0,5	30	<4	90 B

Interaktion mit Nahrungsmitteln
Durch Alkohol kann die blutzuckersenkende Wirkung von Repaglinid verstärkt und verlängert werden.

Einnahmeempfehlungen
Einnahme von Repaglinid innerhalb von 15 min vor den Hauptmahlzeiten, Nateglinid 1–30 min vor einer Mahlzeit bzw. zu den Mahlzeiten einnehmen.

Glitazone (Thiazolidindione)/Insulin-Sensitizer

Pharmakodynamik
Glitazone sind selektive Agonisten am PPARχ-Rezeptor und werden zur Steigerung der Insulinsensität im Fettgewebe, in der Skelettmuskulatur und in der Leber eingesetzt. Sie verbessern die Insulinwirkung (Verminderung der Insulinresistenz). Die Wirkung der Glitazone tritt erst nach mehreren Wochen ein. Aufgrund ihres Nebenwirkungsprofiles sind sie nur Reserve-Antidiabetika.

Pharmakokinetik

	ED [mg]	TD [mg]	PB [%]	BV [%]	HWZ [h]	t_{max} [h]	E [%]
Pioglitazon	30	30	99	80	5–6	2	55 B, 45 R
Rosiglitazon*	4–8	8	99,8	99	3–4	1	66 R

* Rosiglitazon wurde wegen eines erhöhten Risikos kardiovaskulärer Erkrankungen vom Markt genommen.

Interaktion mit Nahrungsmitteln
Für Pioglitazon und Rosiglitazon sind keine signifikanten Wechselwirkungen mit Nahrungsmitteln beschrieben. Auch Interaktionen bei mäßigem Alkoholkonsum sind nicht zu erwarten. Pioglitazon wird über CYP3A4 und CYP2C9, Rosiglitazon über CYP2C8 und CYP2C9 metabolisiert.

Einnahmeempfehlungen
Einnahme mit oder ohne eine Mahlzeit. Die Einnahme der Glitazone kann zu einer Gewichtszunahme führen.
Rosiglitazon ist in Deutschland nicht mehr im Handel.

Sulfonylharnstoffe

Pharmakodynamik
Sulfonylharnstoffe werden bei Typ-II-Diabetikern zur Verstärkung der Insulinfreisetzung aus den B-Zellen der Langerhans-Inseln der Bauchspeicheldrüse gegeben. Sie sind nur wirksam, wenn die körpereigene Insulinproduktion zumindest noch teilweise erhalten ist. Die Wirkung kommt über die Hemmung von Ionenkanälen (ATP-abhängige Kaliumkanäle) zustande.

Pharmakokinetik

	ED [mg]	TD [mg]	PB [%]	BV [%]	HWZ [h]	t_{max} [h]	WE [h]	WD [h]	E [%]
Glibenclamid	1,75–3,5	10,5	98	100	10	2–6	0,5	6–8	R + B
Glibornurid	25	75	> 90	91	6–8	3–4	2–4	24	70 R, 30 B
Gliclazid	60–80	120–(240)	85–97	100	12–20	2–4	2–5	6	70 R
Glimepirid	1–3	6	99	100	5–6	2,5	2–4	12–24	40 B 60 R
Glipizid	5–15	40	97–99	100	2–5	1–3			60–80 R
Gliquidon	30	120	99	100	1,5–3	2–3	1–3	12–24	B
Glisoxepid	4	12	93	100	1,5–2		0,5	5–10	R
Tolbutamid	500–1000	3000	95	85–100	6	2–5	1–2	12–18	85 R

Interaktion mit Nahrungsmitteln
Glibenclamid wird aus dem Gastrointestinaltrakt gut resorbiert. Eine gleichzeitige Nahrungsaufnahme kann zu einer verminderten Plasmakonzentration führen. Glimepirid zeigt keine Interaktionen mit Nahrungsbestandteilen. Glimepirid wird über CYP2C9 metabolisiert. Dage-

gen zeigt Tolbutamid starke Schwankungen in der Bioverfügbarkeit je nach Nahrungszusammensetzung und Formulierung der Präparate.

Einnahmeempfehlungen

Einnahme vor dem Essen, Schwerpunkt morgens. Ausnahme: Gliclazid zum Frühstück, Tolbutamid nach dem Frühstück einnehmen. Der gleichzeitige Genuss von Alkohol ist zu vermeiden.

Obwohl bei den neueren Sulfonylharnstoffen keine konkreten Wechselwirkungen mit der Nahrung beschrieben sind, sollten die Einnahmeempfehlungen streng beachtet werden, um zeitliche Verschiebungen in der Resorption zu vermeiden.

Glibenclamid: 1×tgl. 30 min vor dem Frühstück. Wird 2×tgl. dosiert, 30 min vor dem Frühstück und 30 min vor dem Abendessen.

Gliclazid: 1×tgl. 30–120 mg zum Frühstück

Glimepirid: 1×tgl. 30 min vor dem Frühstück, bei 2×täglicher Gabe 30 min vor dem Frühstück und 30 min vor der ersten Hauptmahlzeit einnehmen.

Glipizid: 1–2×tgl. (morgens vor dem Frühstück und ggf. 30 min vor einer Mahlzeit)

Tolbutamid: Einnahme nach dem Frühstück

α-Amylase-Hemmer

Pharmakodynamik
Die Arzneistoffe Acarbose und Miglitol hemmen im Darm die Glucosidasen und damit die Freisetzung von Monosacchariden. Dadurch wird die Resorption der Monosaccharide verringert bzw. verzögert und es kommt nicht zu Blutzuckerspitzen. Die Substanzen werden im Rahmen einer Kombinationstherapie bei Typ-II-Diabetikern eingesetzt.

Pharmakokinetik
Miglitol wird zu 60 bis 90 % resorbiert. Bei höherer Dosierung sinkt die Resorptionsrate prozentual. Die Resorption der Acarbose ist dagegen nur extrem gering.

	ED [mg]	TD [mg]	PB [%]	BV [%]	HWZ [h]	t_{max} [h]	WE [h]	WD [h]	E
Acarbose	50–100	600	0	0,5–2	2	2	1	8–12	B
Miglitol	50–100	300	<4	50–100	2–3			8–12	R

Interaktion mit Nahrungsmitteln
Die Arzneistoffe sollen zusammen mit der Nahrung den Darm erreichen, um dort während des Verdauungsprozesses die Enzyme zu hemmen.
Bei saccharosereicher Ernährung kommt es bei beiden Substanzen zu Darmbeschwerden wie Blähungen und Durchfall. Durch die Hemmung der Glucosidasen gelangt ein Überangebot an Saccharose in das Colon und wird dort bakteriell abgebaut, was zu GIT-Störungen führen kann. Durch ein Überangebot an Verdauungsenzymen kommt es zu einer teilweisen Inaktivierung der beiden Substanzen.

Einnahmeempfehlungen
Acarbose: 3 × tgl., bei schlechter Verträglichkeit Dosisreduktion.
Miglitol: 3 × tgl.

Einnahme regelmäßig mit dem ersten Bissen der Nahrung bzw. unmittelbar vor der Nahrung. Eine einschleichende Dosierung verringert die GIT-Nebenwirkungen.

Die Wechselwirkung mit den Verdauungsenzymen ist Ziel der Therapie. Durch die Wahl der Nahrungsmittel (saccharosearm) kann versucht werden, die sich aus dem Wirkmechanismus ergebenden Nebenwirkungen (GIT, Blähungen) zu verringern. Die gleichzeitige Gabe von Verdauungsenzymen bzw. Nahrungsmitteln, die diese enthalten, sollte vermieden werden.

Unter der Therapie kann eine Hypoglykämie nicht durch Saccharosegabe, sondern nur mit Traubenzucker beeinflusst werden.

Antidiarrhoika

Enkephalinase-Inhibitor

Pharmakodynamik

Racecadotril wird zur ergänzenden symptomatischen Behandlung der akuten Diarrhö bei Säuglingen ab 3 Monaten, Kindern und Erwachsenen eingesetzt. Racecadotril ist ein Prodrug, das zu Thiorphan (aktiver Metabolit) hydrolysiert wird. Thiorphan hemmt die Enkephalinase, ein Enzym, das vor allem im Dünndarm lokalisiert ist und am Abbau endogener Peptide, u. a. der Enkephaline, beteiligt ist. Enkephaline (endogene Opioide) sind im Verdauungstrakt physiologisch aktiv. Ihre antisekretorische Wirkung wird durch die Enzymhemmung verlängert, wodurch weniger Wasser und Elektrolyte ausgeschieden werden. Racecadotril wirkt ausschließlich im Darm antisekretorisch und hat keine Auswirkungen auf das ZNS.

Pharmakokinetik

	ED [mg]	TD [mg]	PB [%]	BV [%]	HWZ [h]	t_{max} [h]	WE [min]	WD [h]	E
Racecadotril	100	300	90		ca. 3	2	30	8	R

Interaktion mit Nahrungsmitteln
Interaktionen mit der Nahrung sind nicht bekannt.

Einnahmeempfehlungen
Die Einnahme erfolgt 3×tgl. (Granulat oder Kapseln).
Racecadotril-Granulat kann der Nahrung, einem Glas Wasser oder der Babynahrung zugegeben werden. Max. Anwendung: 7 Tage (Selbstmedikation: 3 Tage). Die Anwendung erfolgt kombiniert mit oraler Rehydratation. Das Wirkmaximum wird nach ca. 2 h erreicht.

Körpergewichtsbezogene Dosierung

	Kinder ab 3 Monate	
	ED [mg/kg KG]	TD [mg/kg KG]
Racecadotril	1,5	4,5

Loperamid

Pharmakodynamik
Loperamid wird bei akuten und chronischen Durchfällen eingesetzt. Als Derivat von Haloperidol und Opioiden wirkt es hemmend bzw. verlangsamend auf die Darmperistaltik (Erhöhung des Darmtonus) und verringert die Stuhlentleerungsfrequenz ohne bedeutende ZNS-Wirkungen.

Pharmakokinetik

	ED [mg]	TD [mg]	PB [%]	BV [%]	HWZ [h]	t_{max} [h]	WE [h]	WD [h]	E [%]
Loperamid	2	12–16	97	gering	7–15	3–5	1–3	41	98 B

Interaktion mit Nahrungsmitteln
Wechselwirkungen mit der Nahrung sind nicht beschrieben.

Einnahmeempfehlungen
Bei akutem Durchfall 4 mg einnehmen und nach jedem ungeformten Stuhl erneut 2 mg, bis maximal 12 mg pro Tag in der Selbstmedikation bzw. 16 mg in der ärztlichen Verordnung, in 80 % der Fälle reicht eine Behandlung über einen Tag aus. Bei chronischen Durchfällen sollten 4 × tgl. 2 mg gegeben werden. Die Anwendung kann zu Verstopfung führen.

Loperamid kann missbräuchlich verwendet werden, da es in Kombination mit anderen Substanzen (Chinin, Verapamil) oder bei inhalativer Anwendung die Blut-Hirn-Schranke überwindet und zentrale opioide Effekte zeigt.

Medizinische Kohle

Pharmakodynamik
Medizinische Kohle wird zur Behandlung von Diarrhöen und Vergiftungen durch Nahrungsmittel, Schwermetalle und Arzneimittel eingesetzt. Durch ihre große Oberfläche bindet Kohle Bakterientoxine und Giftstoffe und dickt den Speisebrei ein.

Pharmakokinetik

	ED [mg]	TD [mg]	PB [%]	BV [%]	HWZ	t_{max}	E
Kohle	250–1000	4000	*	*	*	*	F

* Eine Resorption aus dem GIT findet nicht statt.

Interaktion mit Nahrungsmitteln
Interaktionen mit der Nahrung sind nicht beschrieben.

Einnahmeempfehlungen
Diarrhö: 3–4 × tgl. 500–1000 mg bis zur Normalisierung des Stuhlganges (max. 3 Tage).
Die Einnahme sollte auf leeren Magen mit ausreichend Flüssigkeit erfolgen. Eine Kombination mit einer Glucose-Elektrolytlösung ist zu empfehlen. Andere Arzneimittel sollten frühestens 2 h später eingenommen werden. Bei Vergiftungen sind Kohle-Suspensionen anzuwenden.
Vergiftungen: 0,5–1 g pro kg Körpergewicht in Wasser aufgeschwemmt möglichst schnell nach der Intoxikation einnehmen. Die Gabe kann nach 2–4 h wiederholt werden, nach 30–60 min wird die Gabe von Glaubersalz empfohlen.

Quellstoffe

Pharmakodynamik

Quellstoffe werden bei Durchfall (Pektine (Apfelpektin)) und zur Gewichtsreduktion (Cellulosederivate (Carmelose), Alginate (Alginsäure), Guar, Chitin(derivate)) eingesetzt. Sie binden die Flüssigkeit und können Giftstoffe binden. Als nicht resorbierbare Quellstoffe sorgen sie für eine Füllung des Magens. Chitosan bindet in vitro Fette.

Daneben kann eine unterstützende Therapie bei Diabetes mellitus und Hypercholesterinämie (Guar) erfolgen, um Blutzuckerspitzen zu glätten. Alginate sind in Kombination mit Antazida ferner in Arzneimitteln gegen Sodbrennen und gastroösophagealen Reflux enthalten.

Pharmakokinetik

	ED [g]	TD [g]	PB [%]	BV [%]	HWZ	t_{max}	E
Alginate	0,2	1,2	*	*	*	*	F
Carmellose	0,1	0,6	*	*	*	*	F
Chitin(derivate)/Chitosan							F
Guar	6,7	33,25	*	*	*	*	F
Pektin	3	9	*	*	*	*	F

* Eine Resorption aus dem GIT findet nicht nennenswert statt.

Interaktion mit Nahrungsmitteln

Interaktionen mit der Nahrung sind nicht beschrieben. Als Ballaststoffe können die Substanzen aber selbst die Resorption von anderen Arzneistoffen hemmen oder verzögern (z. B. Sulfonylharnstoffe). Chitosan kann lipophile Arzneistoffe (z. B. Hormone) oder fettlösliche Vitamine binden.

Einnahmeempfehlungen

Einnahme vor den Hauptmahlzeiten mit ausreichend Flüssigkeit, da sonst die Gefahr von Obstipation besteht. Die Therapie ist mindestens 3–4 Wochen zum Abnehmen durchzuführen und sollte mit einer Diät kombiniert werden. Granulate können in Wasser oder anderen Getränken eingenommen werden. Zu anderen Arzneimitteln 2–4 h Einnahmeabstand einhalten.

Chitosan: 2 × tgl. zur Gewichtskontrolle bzw. -abnahme

Guar: 1–3 × tgl. bei Diabetes oder Hypercholesterinämie vor den Mahlzeiten, mit 1 × tgl. vor dem Frühstück erste Behandlungswoche beginnen.

Smektid

Pharmakodynamik
Smektid wird bei Diarrhö zur Bindung von Flüssigkeit und Bakterientoxinen gegeben.
Dioktaedrischer Smektit lagert sich aufgrund seiner Kristallstruktur und der Korngröße sehr leicht in den Mucus des Verdauungstraktes ein. Dadurch wird die Schleimhautschutzschicht stabilisiert und ihre Widerstandsfähigkeit gegenüber aggressiven Substanzen verstärkt. Große aktive Oberflächen des dioktaedrischen Smektits bedingen eine ausgeprägte Adsorptionskapazität für Gase und Bakterientoxine (z.B. Adsorptionskapazität gegenüber Strychninsulfat: 300–500 mg pro g Smektit).

Pharmakokinetik

	ED [g]	TD [g]	PB [%]	BV [%]	HWZ	t_{max}	E
Smektid	3	12	*	*	*	*	F

* Eine Resorption aus dem GIT findet nicht statt.

Interaktion mit Nahrungsmitteln
Durch die große Oberfläche können bei Langzeitbehandlung Vitamine und Mineralstoffe eventuell schlechter resorbiert werden. Auch andere Arzneimittel können in ihrer Resorption beeinträchtigt werden.

Einnahmeempfehlungen
Die verordnete Pulvermenge ist in ein Glas Wasser oder breiförmige Nahrung einzurühren und zügig zwischen den Mahlzeiten einzunehmen. Andere Arzneistoffe sollten frühestens 1,5 h nach Einnahme von Smektid angewendet werden.

Tanninalbuminat

Pharmakodynamik
Tanninalbuminat wird zur Prophylaxe und unterstützenden Therapie unspezifischer Diarrhöen eingesetzt, teilweise kombiniert mit Ethacridinlactat (ED 50 mg).

Pharmakokinetik

	ED [mg]	TD [mg]	PB [%]	BV [%]	HWZ	t_{max}	E
Tanninalbuminat	500	4000	*	*	*	*	F

* Eine Resorption aus dem GIT findet nicht nennenswert statt.

Interaktion mit Nahrungsmitteln
Direkte Interaktionen mit der Nahrung sind nicht beschrieben. Eisen-Ionen (und andere Kationen) können an Tanninalbuminat gebunden werden.

Einnahmeempfehlungen
Tabletten zu oder vor den Mahlzeiten mit ausreichend Flüssigkeit einnehmen. Eine Diät unterstützt die Wirkung. Die Tabletten können auch zerkleinert werden. Auf eine reichliche Flüssigkeitszufuhr ist zu achten (z. B. schwarzer Tee), orale Rehydratation. Stark gewürzte Speisen sind zu vermeiden. Andere Arzneistoffe sollten nach Möglichkeit erst in einem Abstand von 2–3 h angewendet werden.

Antidote

Dimercaptopropansulfonsäure (DMPS)

Pharmakodynamik

DMPS (auch Bissulfanylpropansulfonsäure) wird bei Vergiftungen mit Quecksilber (anorganische und organische Verbindungen, Dampf, metallisches Quecksilber) und Blei eingesetzt. Es komplexiert die Ionen und steigert ihre Ausscheidung. Vermutlich steigert DMPS auch die Ausscheidung von Antimon-, Arsen-, Chrom-, Cobalt-, Kupferverbindungen und ist für Vergiftungen mit diesen Metallen geeignet.

Pharmakokinetik

	ED [mg]	TD [mg]	PB [%]	BV [%]	HWZ [h]	t_{max} [h]	E
DMPS	100	2400	90		0,9–19*	2–3⁺	R

* biphasisch
+ maximale Konzentrationen im Harn

Interaktion mit Nahrungsmitteln

Bei langfristiger Einnahme ist eine verringerte Zufuhr von Spurenelementen und Mineralstoffen durch Komplexbildung möglich. Die gleichzeitige Anwendung von Mineralstoffpräparaten oder Kohle verringert die Wirksamkeit.

Einnahmeempfehlungen

Einnahme mindestens 1 h vor einer Mahlzeit. Bei chronischen Vergiftungen 3–4 × tgl. 100(–200) mg, bei akuten Vergiftungen bis zu 12 × tgl. 100(–200) mg.

Antiemetika/Antivertiginosa

Aprepitant

Pharmakodynamik
Aprepitant wird in Kombination mit Corticosteroiden und 5-HT$_3$-Antagonisten (Setrone) zur Therapie des zytostatikainduzierten Erbrechens angewendet. Die Substanz ist ein hochselektiver Neurokinin-1-Rezeptorantagonist (Substanz-P-Antagonist), der besonders beim verzögerten Erbrechen anspricht.

Pharmakokinetik

	ED [mg]	TD [mg]	PB [%]	BV [%]	HWZ [h]	t_{max} [h]	E
Aprepitant	80–125	125	97	60–65	9–13	4	R+B

Interaktion mit Nahrungsmitteln
Gleichzeitige Nahrungszufuhr führt zur Erhöhung der AUC von bis zu 40 %.

Einnahmeempfehlungen
Die Einnahme kann unabhängig von der Nahrung erfolgen. Die empfohlene Dosierung beträgt 125 mg oral, 1 h vor Beginn der Chemotherapie (Tag 1) und an den Tagen 2 und 3 je 80 mg 1 × tgl. morgens.

Betahistin

Pharmakodynamik

Betahistin wird in erster Linie bei vestibulären Störungen mit dem Leitsymptom Schwindel eingesetzt (Menière-Symptomenkomplex). Der Wirkmechanismus ist nicht genau bekannt, wahrscheinlich ein H_1-Agonismus oder auch Antagonismus an H_1- und H_3-Rezeptoren.

Pharmakokinetik

	ED [mg]	TD [mg]	PB [%]	BV [%]	HWZ [h]	t_{max} [h]	E
Betahistin	6–12 (48)	36 (144)	1–5	100	3,5	1	R

Interaktion mit Nahrungsmitteln

Interaktionen mit der Nahrung sind nicht beschrieben. Eine WW mit Alkohol kann nicht ausgeschlossen werden.

Einnahmeempfehlungen

Einnahme zur Vermeidung von Magenbeschwerden zum oder nach dem Essen. Eine Kombination mit Antihistaminika sollte vermieden werden (siehe Fachinformation).

Domperidon

Pharmakodynamik
Domperidon wird bei Brechreiz und Erbrechen unterschiedlicher Genese und zur symptomatischen Behandlung funktioneller Oberbauchbeschwerden (Völlegefühl, Druck im Oberbauch, Übelkeit, Aufstoßen, diabetische Gastroparese) eingesetzt. Die Wirkung wird über eine Blockade von Dopamin-D_2-Rezeptoren vermittelt; zentrale Wirkungen sind deutlich geringer als bei MCP, da die Substanz die Blut-Hirn-Schranke praktisch nicht durchdringt.

Pharmakokinetik

	ED [mg]	TD [mg]	PB [%]	BV [%]	HWZ [h]	t_{max} [min]	E
Domperidon	10	80	92	15	7	30	B

Interaktion mit Nahrungsmitteln
Interaktionen mit der Nahrung sind nicht beschrieben. Domperidon wird über CYP3A4, CYP1A2 und CYP2E1 metabolisiert.

Einnahmeempfehlungen
Einnahme 3–4 × tgl. 15–30 min vor einer Mahlzeit mit ausreichend Flüssigkeit (kein Alkohol!).
In Deutschland steht keine zugelassene Arzneiform für Kinder unter 12 Jahren zur Verfügung.

Körpergewichtsbezogene Dosierung

	Erwachsene		Kinder ab 1 Jahr	
	ED [mg/kg KG]	TD [mg/kg KG]	ED [mg/kg KG]	TD [mg/kg KG]
Domperidon			0,3	0,9

Dronabinol/Tetrahydrocannabinol (THC)

Pharmakodynamik
Dronabinol ist ein Hauptinhaltsstoff der Hanfpflanze (Cannabis sativa). Es wird bei Patienten als Antiemetikum bei Zytostatika-Therapie oder zur Appetitanregung bei Krebs- und AIDS-Patienten eingesetzt. Daneben wird auch der Einsatz in Schmerz-, Migräne- und MS-Therapie diskutiert. Dronabinol ist zurzeit nur in Rezepturen (NRF) oder als Import in Deutschland verfügbar. Ein Cannabis-Extrakt ist als Mundspray in der MS-Therapie verfügbar.

Pharmakokinetik

	ED [mg]	TD [mg]	PB [%]	BV [%]	HWZ [h]	t_{max} [min]	WE [h]	WD [h]	E
Dronabinol	2,5–10	30	97	4–12	1–4		30–90	2–4–8	70 B

Interaktion mit Nahrungsmitteln
Durch fettreiche Nahrung wird eine höhere Bioverfügbarkeit (10–20 %) erzielt.

Einnahmeempfehlungen
Einnahme vor einer Mahlzeit mit ausreichend Flüssigkeit (kein Alkohol!). Die Dosierung muss einschleichend erfolgen.

H$_1$-Antihistaminika als Antiemetika

Pharmakodynamik
Dimenhydrinat und Diphenhydramin sind H$_1$-Antihistaminika und werden zur Vorbeugung und Behandlung von Reisekrankheit, Schwindel, Übelkeit und Erbrechen (nicht bei Chemotherapie) eingesetzt. Diphenhydramin auch als Sedativum bei Ein- und Durchschlafstörungen. Dimenhydrinat ist das Salz von Diphenhydramin mit 8-Chlortheophyllin.

Pharmakokinetik

Wirkstoff	ED [mg]	TD [mg]	PB [%]	BV [%]	HWZ [h]	t$_{max}$ [h]	WE [min]	WD [h]	E
Dimenhydrinat	10–200	300–400	98	40–70	3,4–9,3	0,5–2	15–30	3–6	R
Diphenhydramin	25–50	150	85–99	40–50	8	2,3	15–30	3–6	R

Interaktion mit Nahrungsmitteln
Gleichzeitiger Alkoholgenuss verstärkt die sedierenden Eigenschaften von Dimenhydrinat.

Einnahmeempfehlungen
Die Einnahme beider Wirkstoffe ist bei allen Indikationen nur für die Kurzzeitbehandlung gedacht. H$_1$-Antihistaminika schränken das Reaktionsvermögen ein, deswegen sollte prinzipiell während der Therapie auf den Genuss von Alkohol verzichtet werden.
Bei der Anwendung bei Säuglingen und Kleinkindern muss genau auf die empfohlenen Dosierungen geachtet werden, da die Gefahr zentraler Nebenwirkungen sonst stark erhöht ist (Atmungsstörungen und Atemstillstand sowie paradoxe Effekte, Krampfneigung etc.).
Dimenhydrinat: 1–4 × tgl., vor den Mahlzeiten unzerkaut mit reichlich Flüssigkeit einnehmen.

H$_1$-Antihistaminika als Antiemetika

Diphenhydramin: für Kinder <6 Jahren sind in Deutschland keine peroralen Arzneiformen auf dem Markt.
Bei Schlaflosigkeit: 30 min vor dem Schlafengehen, maximal 50 mg, ausreichende Schlafdauer von 7–8 h, Anwendung max. über 2 Wochen
Bei Übelkeit: max. 3 × tgl.

Für beide Wirkstoffe gilt: Anwendung bei Reiseübelkeit: 1/2–1 h vor Reisebeginn einnehmen. Cave: Müdigkeit!

Körpergewichtsbezogene Dosierung

	Erwachsene	Kinder ab 6 kg	
	TD [mg/kg KG]	ED [mg/kg KG]	TD [mg/kg KG]
Dimenhydrinat	5	1,25 (ab 6 kg)	5

Meclozin

Pharmakodynamik
Das H_1-Antihistaminikum Meclozin ist ein Antiemetikum, das zur Prophylaxe der Reise- und Seekrankheit, bei Schwangerschaftserbrechen, Schwindelzuständen vestibulären Ursprungs oder zur Vorbeugung von Erbrechen durch Strahlentherapie eingesetzt wird.

Pharmakokinetik

	ED [mg]	TD [mg]	PB [%]	BV [%]	HWZ [h]	t_{max} [h]	WE [min]	WD [h]	E
Meclozin	12,5–25	50–150			6	1–2	15–60	8–24	R + B

Interaktion mit Nahrungsmitteln
Es sind keine Interaktionen mit der Nahrung bekannt.

Einnahmeempfehlungen
Dragees mit etwas Flüssigkeit 1–3 × tgl. über den Tag verteilt einnehmen. Das Wirkmaximum wird nach 1–2 h erreicht.

Metoclopramid (MCP)

Pharmakodynamik

Metoclopramid wird als Dopaminantagonist bei Übelkeit und Erbrechen unterschiedlicher Ursachen, z. B. bei Verdauungsstörungen, Strahlenerkrankungen, Reisekrankheit, neurochirurgischen und neurologischen Erkrankungen, Migräne, Lebererkrankungen, Nierenerkrankungen sowie bei Arzneimittelunverträglichkeiten und als Prokinetikum bei Verdauungsbeschwerden eingesetzt. Metoclopramid greift regulierend in den Bewegungsablauf des Magen-Darm-Traktes und dadurch bedingter Beschwerden ein, z. B. bei Reflux-Krankheit, Sodbrennen, Reizmagen, Gastritis, Magen- und Zwölffingerdarmgeschwüren, funktioneller Pylorusstenose.

Pharmakokinetik

	ED [mg]	TD [mg]	PB [%]	BV [%]	HWZ [h]	t_{max} [h]	WE [min]	WD [h]	E [%]
Metoclopramid	10–30	40	<10	50–90	4–6	0,5–2	30	0,5–3 (12)	80 R

Interaktion mit Nahrungsmitteln

Interaktionen mit der Nahrung sind nicht beschrieben. MCP kann die Resorption von anderen Stoffen beschleunigen und erhöhen (z. B. Ethanol).

Einnahmeempfehlungen

Einnahme 3–4 × tgl. zu oder besser 30 min vor den Mahlzeiten.
Retard-Kps.: 1 × tgl. morgens (gegebenenfalls abends) vor der Mahlzeit unzerkaut mit ausreichend Flüssigkeit einnehmen.
Wird MCP zur besseren Resorption von Schmerzmitteln beim akuten Migräneanfall verwendet, so sollte es im Abstand von 15–30 min vor dem

Schmerzmittel eingenommen werden. Der gleichzeitige Genuss von Alkohol ist zu vermeiden.

Die antiemetische Wirkung kann bis zu 12 h andauern. Die Anwendung sollte auf 4–6 Wochen begrenzt bleiben (in Einzelfällen bis 6 Monate).

Körpergewichtsbezogene Dosierung

	Erwachsene		Kinder (2–12 Jahre)	
	ED [mg/kg KG]	TD [mg/kg KG]	ED [mg/kg KG]	TD [mg/kg KG]
Metoclopramid			0,1	0,5

Serotoninantagonisten (5-HT$_3$-Antagonisten), Setrone

Pharmakodynamik
Die Serotoninantagonisten eignen sich zur Behandlung von Übelkeit und Erbrechen, ausgelöst durch Zytostatika oder Strahlentherapie. Sie blockieren die 5-HT$_3$-Rezeptoren im Bereich der Area postrema des Brechzentrums und/oder des Darms. Im Regelfall werden sie mit Dexamethason kombiniert.

Pharmakokinetik

	ED [mg]	TD [mg]	PB [%]	BV [%]	HWZ [h]	t$_{max}$ [h]	E
Dolasetron	200	200	69–77	~75	7–9		R
Granisetron	2	2	65	~60	ca. 9		R
Ondansetron	4–8	16	70–76	~60	ca. 3	1,5	R
Palonosetron	0,5	0,5	62	97	40	5,1	85–93 R 5–8 B
Tropisetron	5	5	71	~60	8	3	R

Interaktion mit Nahrungsmitteln
Wird Tropisetron mit einer Mahlzeit eingenommen, kann sich die Bioverfügbarkeit von 60 % auf 80 % erhöhen. Diese Erhöhung ist jedoch klinisch nicht von Bedeutung. Granisetron, Ondansetron und Dolasetron werden durch Nahrung im Allgemeinen nicht beeinflusst. Palonosetron wird über CYP2D6 (wenig über CYP3A4 und CYP1A2) metabolisiert.

Besondere Arzneiformen
Ondansetron ist auch als Schmelzfilm erhältlich. Der Schmelzfilm muss mit trockenen Händen auf die Zunge gelegt werden. Er löst sich innerhalb weniger Sekunden auf und kann geschluckt werden.

Einnahmeempfehlungen
Tropisetron: morgens, unmittelbar nach dem Aufstehen, 1 h vor dem Frühstück mit Flüssigkeit einnehmen.

Palonosetron: 1 × 0,5 mg 1 h vor der Chemotherapie unabhängig von den Mahlzeiten.
Bei den anderen Serotoninantagonisten ist die Einnahme abhängig von der Chemo- bzw. Strahlentherapie, z. B. Einnahme der ersten Tablette 60 min vor Beginn der Chemotherapie.

Antiepileptika

Barbiturate

Pharmakodynamik

Phenobarbital und Primidon (Desoxybarbiturat) sind sowohl bei kleinen als auch bei großen epileptischen Anfällen indiziert. Phenobarbital wird außerdem bei therapieresistentem Status epilepticus eingesetzt.

Primidon wird zu 5–15 % im Körper zu Phenobarbital oxidiert. Es besitzt aber auch eine Eigenwirkung, die vor allem bei psychomotorischen Anfällen effektiver ist als die von Phenobarbital. Phenobarbital zählt zu den lang wirksamen Barbituraten.

Der Wirkmechanismus der Barbiturate ist im Einzelnen noch nicht genau geklärt. Phenobarbital erhöht durch einen Angriff am GABA-Rezeptor-Chlorid-Kanal-Komplex das Membranruhepotenzial.

Pharmakokinetik

	ED [mg]	TD [mg]	PB [%]	BV [%]	HWZ [h]	t_{max} [h]	WE [min]	WD [h]	E
Phenobarbital	15–100	200	40–60	>80	60–120	6–18	20–60	6–10	R
Primidon		250	1500	20–25	95	15,2*	3		R

* In Kombination mit anderen Antiepileptika kann sich die HWZ auf ca. 8,3 h verkürzen.

Interaktion mit Nahrungsmitteln

Bei der Einnahme von Barbituraten sollte auf den Genuss von alkoholischen Getränken verzichtet werden, da es zu einer gegenseitigen Wirkungsverstärkung kommen kann. Akuter Alkoholkonsum verzögert den Abbau, chronischer Alkoholkonsum fördert den Arzneistoffwechsel. Mit anderen Nahrungsmitteln sind keine Wechselwirkungen bekannt. Die Resorption von Barbituraten wird durch Nahrungsaufnahme verzögert und damit ihr Wirkungseintritt verschoben.

Einnahmeempfehlungen
Phenobarbital kann unabhängig von den Mahlzeiten, Primidon sollte zu oder nach einem Essen eingenommen werden.

Carbamazepin, Eslicarbazepinacetat, Oxcarbazepin

Pharmakodynamik

Carbamazepin gehört zu den wichtigsten und am häufigsten verschriebenen Antiepileptika. Es kann zudem bei Trigeminusneuralgie und diabetischer Neuralgie angewendet werden. Der Wirkmechanismus ist bisher weitgehend ungeklärt.

Oxcarbazepin ist ein zu Carbamazepin strukturverwandtes Antiepileptikum. Es wird weitgehend zu seinem pharmakologisch aktiven Metaboliten umgewandelt. Die Wirkung beruht wahrscheinlich auf einer Blockade spannungsabhängiger Natrium-Kanäle.

Eslicarbazepinacetat ist der Ester des aktiven Metaboliten von Carbamazepin. Es ist zur Begleittherapie bei Erwachsenen mit partiellen epileptischen Anfällen mit oder ohne sekundäre Generalisierung zugelassen.

Pharmakokinetik

	ED [mg]	TD [mg]	PB [%]	BV [%]	HWZ [h]	t_{max} [h]	E [%]
Carbamazepin	200–600	1600	70–80	bis 100	12–65 9–17[+]	2–8	R
Eslicarbazepinacetat	400–800	1200	<40		10–20	2–3	90 R
Oxcarbazepin	150–600	2400	40*		1,3–2,3*	4,5	95 R

* Proteinbindung des aktiven Metaboliten, HWZ des Metaboliten beträgt ca. 9 h
[+] Metabolit

Interaktion mit Nahrungsmitteln

Die Resorption von Carbamazepin wird durch Nahrung verbessert. Durch Nahrung werden ferner Magenbeschwerden vermieden. Carbamazepin wird über CYP3A4 metabolisiert und induziert dieses Enzym.

Einnahmeempfehlungen

Carbamazepin: 2–3 (-5) × tgl. zum Essen einnehmen, bei Trigeminusneuralgien ist Schmerzfreiheit meist nach 24–72 h erreicht.
Retardformulierungen: 1 (abends)-2 × tgl.

Eslicarbazepinacetat: Anfangsdosis: 1×tgl. 400 mg, nach 1–2 Wochen 1×tgl. 800–1200 mg, unabhängig von der Nahrung.
Oxcarbazepin: 2×tgl. unabhängig von den Mahlzeiten. Die Therapie sollte ein- und ausschleichend begonnen bzw. beendet werden. Bei gleichzeitiger Einnahme von Alkohol wird das Reaktionsvermögen eingeschränkt.

Körpergewichtsbezogene Dosierung

	Erwachsene		Kinder	
	ED [mg/kg KG]	TD [mg/kg KG]	ED [mg/kg KG]	TD [mg/kg KG]
Oxcarbazepin	4–5	8–10		
Carbamazepin		10–20		10–20

Gabapentin und Pregabalin

Pharmakodynamik

Gabapentin und Pregabalin sind Antiepileptika, die strukturell mit dem Neurotransmitter γ-Aminobuttersäure (GABA) verwandt sind. Sie werden als Mono- oder Zusatztherapie bei Patienten mit einfachen und komplexen partiellen Anfällen eingesetzt.

Der Wirkmechanismus ist eine Bindung an spannungsabhängige Calcium-Kanäle.

Neben der Verordnung als Antikonvulsivum werden sie bei peripheren neuropathischen Schmerzen eingesetzt. Pregabalin auch bei generalisierten Angststörungen und Fibromyalgie.

Pharmakokinetik

	ED [mg]	TD [mg]	PB [%]	BV [%]	HWZ [h]	t_{max} [h]	E
Gabapentin	100–800*	2400	<3	27–60	5–7	2–3 8⁺	75–80 R 10–15 B
Pregabalin	25–300	600	0	90	6,3	1	R

* Dosierung erfolgt einschleichend
⁺ Retardformulierungen

Interaktion mit Nahrungsmitteln

Eine gleichzeitige Nahrungsaufnahme hat keinen Einfluss auf die Bioverfügbarkeit von Gabapentin. Nahrung verzögert die Resorption von Pregabalin (C_{max}: –25–30 %, t_{max} +2,5 h), klinisch aber nicht relevant.

Einnahmeempfehlungen

Gabapentin und Pregabalin können sowohl während, als auch zwischen den Mahlzeiten eingenommen werden. Die Tagesdosis sollte auf 3 Einzelgaben verteilt werden. Die Dosierung erfolgt nach Alter und Gewicht, sie sollte einschleichend erfolgen, bei Therapieende ausschleichend.
Pregabalin scheint ein Missbrauchspotenzial zu haben.

Lacosamid

Pharmakodynamik
Lacosamid ist ein Antiepileptikum zur Zusatzbehandlung fokaler Anfälle mit oder ohne sekundäre Generalisierung bei Epilepsiepatienten ab 16 Jahren. Lacosamid verstärkt selektiv die langsame Inaktivierung spannungsabhängiger Natrium-Kanäle und führt dadurch zur Stabilisierung hypererregbarer Neuronalmembranen.

Pharmakokinetik

	ED [mg]	TD [mg]	PB [%]	BV [%]	HWZ [h]	t_{max} [h]	WE [min]	WD [h]	E [%]
Lacosamid	50–200	400	<15	100	13	0,5–4			95 R

Interaktion mit Nahrungsmitteln
Lacosamid wird über CYP2C9, CYP2C19 und CYP3A4 metabolisiert.

Einnahmeempfehlungen
2 × tgl. unabhängig von der Nahrung; die Dosis muss einschleichend über wöchentliche Erhöhungen erfolgen (Beginn: 2 × 50 mg tgl.) und ggf. ausschleichend beendet werden. In einzelnen Fällen ist auch eine schnelle Aufsättigung möglich.

Lamotrigin

Pharmakodynamik
Lamotrigin wird als Mono- oder Zusatztherapie zur Behandlung epileptischer Anfälle sowie zur Prävention depressiver Episoden bei Patienten mit Bipolar-I-Störung und überwiegend depressiven Episoden eingesetzt. Es hemmt vermutlich spannungsabhängige Natrium-Kanäle neuronaler Membranen.

Pharmakokinetik

	ED [mg]	TD [mg]	PB [%]	BV [%]	HWZ [h]	t_{max} [h]	E
Lamotrigin	5–200	500	55	~100	29	2,5–4	R

Interaktion mit Nahrungsmitteln
Nach einer Mahlzeit wird die C_{max} von Lamotrigin geringfügig später erreicht, das Ausmaß der Resorption bleibt jedoch unverändert.

Einnahmeempfehlungen
Lamotrigin möglichst immer zur gleichen Tageszeit, vor oder nach einer Mahlzeit 1–2 × tgl.

Körpergewichtsbezogene Dosierung

	Erwachsene		Kinder (2–12 Jahre)	
	ED [mg/kg KG]	TD [mg/kg KG]	ED [mg/kg KG]	TD [mg/kg KG]
Lamotrigin			0,15–0,6* 0,1–0,15**	

* Therapiebeginn
** Erhaltungsdosis

Levetiracetam

Pharmakodynamik
Levetiracetam ist ein Piracetamderivat, das als Antiepileptikum bei Erwachsenen bei therapierefraktären partiellen epileptischen Anfällen als Zusatzmedikation oder in der Monotherapie eingesetzt wird. Levetiracetam wirkt zusätzlich anxiolytisch und steigert die geistige Leistungsfähigkeit.
Der genaue Wirkmechanismus ist nicht bekannt.

Pharmakokinetik

	ED [mg]	TD [mg]	PB [%]	BV [%]	HWZ [h]	t_{max} [h]	E
Levetiracetam	250–1000*	3000	< 10	fast 100	6–8	1,3	R

* Dosierung erfolgt einschleichend und je nach klinischem Ansprechen und Verträglichkeit.

Interaktion mit Nahrungsmitteln
Die Resorption von Levetiracetam wird durch gleichzeitige Nahrungsaufnahme nicht beeinträchtigt.

Einnahmeempfehlungen
Levetiracetam kann unabhängig von den Mahlzeiten eingenommen werden. Die Tagesdosis wird auf 2 gleich große Einzeldosen verteilt. Die Dosierung wird einschleichend begonnen.

Körpergewichtsbezogene Dosierung

	Erwachsene		Kinder (4–12 Jahre)	
	ED [mg/kg KG]	TD [mg/kg KG]	ED [mg/kg KG]	TD [mg/kg KG]
Levetiracetam			10–30	20–60

Perampanel

Pharmakodynamik
Perampanel ist ein Antiepileptikum, das zur Zusatzbehandlung von Erwachsenen und Jugendlichen ab 12 Jahren mit fokalen Anfällen mit oder ohne sekundäre Generalisierung zugelassen ist. Perampanel ist ein selektiver und nichtkompetitiver Hemmstoff des AMPA-Rezeptors und verhindert dadurch die durch Glutamat vermittelte Singalübertragung.

Pharmakokinetik

	ED [mg]	TD [mg]	PB [%]	BV [%]	HWZ [h]	t_{max} [h]	WE [min]	WD [h]	E [%]
Perampanel	2–12	12	95	100*	105			24	30 R 70 B

* Resorption

Interaktion mit Nahrungsmitteln
Perampanel wird über CYP3A4 und CYP3A5 metabolisiert. Die Nahrung hat keinen Einfluss auf das Ausmaß der Resorption, verlangsamt die Resorptionsgeschwindigkeit, C_{max} fällt niedriger aus und t_{max} wird 2 h später erreicht. Durch starke CYP3A4-Induktoren wird die HWZ auf 25 h reduziert.

Einnahmeempfehlungen
1 × tgl. 2–12 mg direkt abends vor dem Schlafengehen. Es kann unabhängig von den Mahlzeiten eingenommen werden. Die Dosierung muss einschleichend beginnen und ggf. ausschleichend beendet werden. Die Anwendung kann zu einer Gewichtszunahme führen.
Perampanel ist in der Behandlung fokaler Anfälle in Dosen von 4 mg/Tag bis 12 mg/Tag nachweislich wirksam.
Die Anwendung kann zu einer Verringerung der Sicherheit oraler Kontrazeptiva führen (insbesondere 12 mg).
Patienten mit Suchtmittelabusus sollten besonders überwacht werden.

Phenytoin

Pharmakodynamik
Phenytoin ist ein Hydantoinderivat mit stark antikonvulsiver, aber im Gegensatz zu den Barbituraten nur sehr schwach sedativer Wirkung. Es ist vor allem bei großen Anfällen, Jackson–Epilepsie und psychomotorischen Anfällen indiziert. Phenytoin kann außerdem bei Trigeminusneuralgie und anderen zentralen und neurogenen Schmerzzuständen angewendet werden. Daneben wird es auch bei ventrikulären und supraventrikulären Arrhythmien eingesetzt. Phenytoin blockiert Natriumkanäle.

Pharmakokinetik

	ED [mg]	TD [mg]	PB [%]	BV [%]	HWZ [h]	t_{max} [h]	WE [h]	WD [h]	E [%]
Phenytoin	100–250	500	83–94	80–95	20–60	4–12	2–24	6–8	70 R

Dosierung erfolgt wie bei allen Antiepileptika einschleichend und nach Gewicht und Alter.

Interaktion mit Nahrungsmitteln
Der Genuss von Alkohol führt über eine Enzymhemmung zu erhöhten Phenytoinserumspiegeln und zu einer verstärkten Beeinträchtigung des Reaktionsvermögens. Akuter Alkoholkonsum verzögert den Abbau, chronischer Alkoholkonsum fördert den Arzneistoffwechsel.
Die Resorption von Phenytoin wird durch Nahrung im Vergleich zur Nüchterneinnahme um 40 % verbessert.

Einnahmeempfehlungen
Einnahme nach den Mahlzeiten mit ausreichend Flüssigkeit, auf 2–4 Einzeldosen verteilt. Der Therapiebeginn kann durch einschleichende Aufsättigung oder schnelle Aufsättigung erfolgen.
Antazida hemmen die Resorption von Phenytoin und sollten nicht gleichzeitig eingenommen werden. Bei einer Therapie mit Phenytoin auf Alkohol möglichst verzichten.

Körpergewichtsbezogene Dosierung

	Erwachsene		Kinder unter 12 Jahren	
	ED [mg/kg KG]	TD [mg/kg KG]	ED [mg/kg KG]	TD [mg/kg KG]
Phenytoin		4–6		2–8

Retigabin

Pharmakodynamik

Retigabin ist ein Antiepileptikum aus der Gruppe der neuronalen Kaliumkanalöffner und wird in der Zusatztherapie für die Behandlung von erwachsenen Patienten mit partiellen Anfällen mit oder ohne sekundäre Generalisierung eingesetzt. Die Substanz ist mit dem Analgetikum Flupirtin strukturell verwandt. Retigabin aktiviert spannungsabhängige Kaliumkanäle.

Pharmakokinetik

	ED [mg]	TD [mg]	PB [%]	BV [%]	HWZ [h]	t_{max} [h]	WE [min]	WD [h]	E [%]
Retigabin	50–400	1200	80	60	6–10	0,5–2		8	84 R

Interaktion mit Nahrungsmitteln

Die Einnahme von Retigabin mit einer fettreichen Mahlzeit führte zu keiner Änderung im Ausmaß der Retigabinresorption insgesamt, aber Nahrung reduzierte die Variabilität von C_{max} (23 %) zwischen den Probanden im Vergleich zum nüchternen Zustand (41 %) und führte zu einer Erhöhung von C_{max} (38 %). Die Auswirkung von Nahrung auf C_{max} unter normalen klinischen Bedingungen wird als klinisch nicht relevant betrachtet.

Einnahmeempfehlungen

3 × tgl. mit oder ohne Nahrung einnehmen.
Anfangstagesdosis: 300 mg pro Tag
Erhaltungstherapie: 300, 600, 900 oder 1200 mg, einschleichende Dosierung. Aufdosierung um maximal 150 mg/Woche.
Nebenwirkungen am häufigsten in den ersten acht Behandlungswochen.

Stiripentol

Pharmakodynamik
Stiripentol ist ein Orphan-Drug zur Behandlung von Kindern mit einer seltenen Epilepsieform (Dravet-Syndrom), die durch schwere generalisierte tonisch-klonische Krämpfe charakterisiert ist. Die Substanz wird in Kombination mit Clobazam und Valproat eingesetzt. Der genaue Wirkmechanismus ist nicht bekannt, vermutlich erhöht Stiripentol die Konzentration an GABA.

Pharmakokinetik

	ED [mg]	TD [mg]	PB [%]	BV [%]	HWZ [h]	t_{max} [h]	WE [min]	WD [h]	E [%]
Stiripentol	250–500	*	99		4,5–13	1,5		8–12	73 R 13–24 B

* Dosierung erfolgt individuell nach Körpergewicht: max. 50 mg/kg/KG Tag

Interaktion mit Nahrungsmitteln
Stiripentol hemmt CYP2C19, 3A4 und 2D6 und wird überwiegend über CYP1A2, CYP2C19 und CYP3A4 metabolisiert. Daten zur hemmenden Wirkung auf CYP1A2 sind begrenzt. Wechselwirkungen mit Theophyllin und Coffein können nicht ausgeschlossen werden (möglicherweise Hemmung des hepatischen Metabolismus und dadurch erhöhte toxische Theophyllin- und Coffeinplasmakonzentrationen). Dies gilt auch für Nahrungsmittel und Nährstoffe für Kinder wie z. B. Colagetränke, die signifikante Mengen an Coffein enthalten, oder Schokolade mit Theophyllinspuren. Eine Kombination sollte vermieden werden.
Stiripentol darf nicht mit Milch oder Milchprodukten sowie sauren Getränken etc. eingenommen werden.

Einnahmeempfehlungen

2–3 × tgl. zu den Mahlzeiten, die Clobazamdosis muss entsprechend angepasst werden. Die Dosissteigerung sollte langsam innerhalb von 3 Tagen auf die empfohlene Dosierung erfolgen. Zahlreiche Wechselwirkungen sind zu beachten (siehe Fachinformation).

Körpergewichtsbezogene Dosierung

	Erwachsene		Kinder	
	ED [mg/kg KG]	TD [mg/kg KG]	ED [mg/kg KG]	TD [mg/kg KG]
Stiripentol				0,5–50

Succinimide

Pharmakodynamik
Ethosuximid und Mesuximid sind Antiepileptika mit besonders guter Wirkung bei pyknoleptischen Absencen. Der Wirkmechanismus ist noch ungeklärt, es wurde jedoch unter anderem eine hemmende Wirkung auf den Abbau der GABA gefunden.

Pharmakokinetik

	ED [mg]	TD [mg]	PB [%]	BV [%]	HWZ [h]	t_{max} [h]	E
Ethosuximid	250	2000	0	100	24–66*	1–7	R
Mesuximid	150–300	1200	0		1–2,6	0,5–1	R

* je nach Gewicht des Patienten und galenischer Darreichungsform

Interaktion mit Nahrungsmitteln
Wie auch bei allen anderen Antiepileptika sollte während der Therapie möglichst auf Alkohol verzichtet werden.

Einnahmeempfehlungen
Tagesdosis von Mesuximid auf mehrere Gaben am Tag verteilt, jeweils während einer Mahlzeit einnehmen. Ethosuximid sollten während oder nach dem Essen verabreicht werden. Die Therapie muss einschleichend begonnen und ausschleichend beendet werden.

Körpergewichtsbezogene Dosierung

	Erwachsene		Kinder (3–6 Jahre)	
	ED [mg/kg KG]	TD [mg/kg KG]	ED [mg/kg KG]	TD [mg/kg KG]
Ethosuximid		20–30		20–40

Sultiam

Pharmakodynamik
Das Antiepileptikum Sultiam ist als Monotherapie vor allem bei psychomotorischen Anfällen und Jackson–Epilepsie wirksam. In Kombination mit anderen Antiepileptika wird es auch bei Grand-mal-Anfällen eingesetzt. Sultiam gehört in die Gruppe der Carboanhydrase-Hemmer.

Pharmakokinetik

	ED [mg]	TD [mg]	PB [%]	BV [%]	HWZ [h]	t_{max} [h]	E [%]
Sultiam	50–200	1200	ca. 29		3–30	1–5	80–90 R

Interaktion mit Nahrungsmitteln
Es sind keine Interaktionen mit der Nahrung bekannt.

Einnahmeempfehlungen
Sultiam unzerkaut mit reichlich Flüssigkeit, auf möglichst 3 Einzelgaben verteilt einnehmen.

Tiagabin

Pharmakodynamik

Tiagabin ist ein Antiepileptikum zur Zusatzbehandlung bei Patienten mit partiellen Anfällen, die mit anderen Antiepileptika nicht ausreichend behandelbar sind.

Tiagabin hemmt selektiv die Aufnahme von GABA in Nerven- und Gliazellen, was zu einem Anstieg der Konzentration von GABA im Gehirn führt.

Pharmakokinetik

	ED [mg]	TD [mg]	PB [%]	BV [%]	HWZ [h]	t_{max} [h]	E
Tiagabin	5–15	70	96	89	7–9*		B

* In Kombination mit anderen Antiepileptika reduziert sich die HWZ auf 2–3 h.

Interaktion mit Nahrungsmitteln

Die Einnahme zu den Mahlzeiten hat keinen Einfluss auf die resorbierte Menge von Tiagabin, aber t_{max} wird später erreicht und C_{max} ist erniedrigt. Tiagabin wird über CYP3A4 metabolisiert.

Einnahmeempfehlungen

Tiagabin 3 × tgl. zu den Mahlzeiten einnehmen. Die Dosierung muss einschleichend erfolgen.

Topiramat

Pharmakodynamik
Topiramat ist ein atypisches Antiepileptikum, das in der Monotherapie oder als Zusatztherapie bei Patienten mit partiellen epileptischen Anfällen mit oder ohne sekundärer Generalisierung indiziert ist, die bei Standardbehandlung, bestehend aus einem oder mehreren Antiepileptika, nicht anfallsfrei waren. Topiramat wird ferner zur Migräneprophylaxe verordnet.

Topiramat blockiert unter anderem spannungsabhängige Natrium-Kanäle und aktiviert GABA-Rezeptoren; dadurch wird die Krampfschwelle herabgesetzt und die Anfallsausbreitung verhindert.

Pharmakokinetik

	ED [mg]	TD [mg]	PB [%]	BV [%]	HWZ [h]	t_{max} [h]	E
Topiramat	25–200	1000	13–17	80	21	2	R

Interaktion mit Nahrungsmitteln
Es sind keine Interaktionen mit der Nahrung bekannt.

Einnahmeempfehlungen
1–2 × tgl. unabhängig von den Mahlzeiten einnehmen. Die Dosierung wird individuell ermittelt und muss einschleichend in Dosiserhöhungen von 25–50 mg erfolgen.

Um das Risiko einer Nephrolithiasis zu verringern, sollte auf eine ausreichende Flüssigkeitszufuhr geachtet werden.

Körpergewichtsbezogene Dosierung

	Erwachsene		Kinder (ab 2 Jahren)	
	ED [mg/kg KG]	TD [mg/kg KG]	ED [mg/kg KG]	TD [mg/kg KG]
Topiramat			0,5–15	1–30

Valproinsäure/Natriumvalproat

Pharmakodynamik
Valproinsäure ist ein zur Mono- und Zusatztherapie zugelassenes Antiepileptikum. Es ist besonders gut wirksam bei pyknoleptischen Absenzen. Valproinsäure beeinflusst den GABA-Metabolismus.

Pharmakokinetik

	ED [mg]	TD [mg]	PB [%]	BV [%]	HWZ [h]	t_{max} [h]	E
Valproinsäure	150–1000	2400	90–95	80–100	12–16 (Monotherapie)	1–8*	R

* t_{max} ist abhängig von der galenischen Darreichungsform.

Interaktion mit Nahrungsmitteln
Nahrung verzögert die Resorption, dies ist bei magensaftresistent überzogenen Arzneiformen besonders ausgeprägt.

Einnahmeempfehlungen
Tabletten: unzerkaut mit etwas Flüssigkeit während oder nach den Mahlzeiten
Einnahme der magensaftresistenten Arzneiformen: 1 h vor dem Essen (morgens nüchtern)
Retardformulierungen: 1–2 × tgl. möglichst 1 h vor dem Essen (morgens nüchtern). Falls dabei gastrointestinale Nebenwirkungen auftreten, sollten die Retardtabletten während oder nach einer Mahlzeit eingenommen werden (unzerkaut, mit reichlich Flüssigkeit (z. B. einem Glas Wasser)).
Die volle Wirksamkeit kann evtl. erst nach 4–6 Wochen erreicht werden.

Vigabatrin

Pharmakodynamik
Vigabatrin ist als Antiepileptikum zur Kombinationstherapie (Add-on-Therapie) von fokalen Anfällen mit oder ohne sekundäre Generalisierung und zur Monotherapie bei infantilen Spasmen (West-Syndrom) zugelassen. Es hemmt selektiv die GABA-Transaminase, die für den GABA-Aufbau erforderlich ist.

Pharmakokinetik

	ED [mg]	TD [mg]	PB [%]	BV [%]	HWZ [h]	t_{max} [h]	E
Vigabatrin	500	4000	0	50–65	5–8	1–2	R

Interaktion mit Nahrungsmitteln
Eine Beeinflussung durch Nahrungsaufnahme findet nicht statt.

Einnahmeempfehlungen
Vigabatrin 1–2 × tgl. mit reichlich Flüssigkeit vor oder nach den Mahlzeiten einnehmen. Die Therapie muss ausschleichend beendet werden. Unter der Therapie sollte eine augenärztliche Untersuchung erfolgen. Unter der Therapie kommt es zu einem Aminosäureanstieg im Harn, was bei einigen Harntests zu falschen Ergebnissen führen kann.

Körpergewichtsbezogene Dosierung

	Erwachsene		Kinder (ab 10 kg)	
	ED [mg/kg KG]	TD [mg/kg KG]	ED [mg/kg KG]	TD [mg/kg KG]
Vigabatrin				40–100(–150)

Zonisamid

Pharmakodynamik
Zonisamid ist ein Sulfonamid-Antiepileptikum, das zur Zusatztherapie fokaler (partieller) epileptischer Anfälle mit und ohne sekundärer Generalisierung bei Erwachsenen eingesetzt wird.
Zonisamid schützt die Neuronen vor einer Schädigung durch Radikale und stabilisiert neuronale Membranen. Es nimmt dabei Einfluss auf spannungsabhängige Calcium- und Natrium-Kanäle und reduziert die Effekte von exzitatorischen Aminosäuren wie Glutaminsäure.

Pharmakokinetik

	ED [mg]	TD [mg]	PB [%]	BV [%]	HWZ [h]	t_{max} [h]	E
Zonisamid	25–100	800	40–50	100	50–63	2–5	R

Interaktion mit Nahrungsmitteln
Keine Interaktionen mit der Nahrung. Zonisamid wird über CYP3A4 metabolisiert.

Einnahmeempfehlungen
Die Dosierung wird langsam auftitriert, beginnend mit 50 mg tgl. Nach 1 Woche kann auf 100 mg erhöht werden; nach der Einstellung kann die Anwendung 1 oder 2× tgl. erfolgen. Die Einnahme kann unabhängig von der Nahrung erfolgen.

Antihypertonika

ACE-Hemmer

Pharmakodynamik

ACE-Hemmer werden als Antihypertonika, bei KHK, diabetischer Nephropathie oder Herzinsuffizienz angewendet. Die ACE-Hemmer werden ferner zur sekundären Prävention nach akuten Myokardinfarkten und zur kardiovaskulären Prävention (Senkung der kardiovaskulären Morbidität und Mortalität bei Patienten mit manifester atherothrombotischer kardiovaskulärer Erkrankung, vorausgegangener koronarer Herzerkrankung sowie zerebralem Insult oder peripherer arterieller Verschlusskrankheit) eingesetzt.

Sie hemmen das Angiotensin-Converting-Enzym, das zur Synthese des Vasokonstriktors Angiotensin II aus I benötigt wird.

Pharmakokinetik

	ED [mg]	TD [mg]	PB [%]	BV [%]	HWZ [h]	t_{max} [h]	WE [h]	WD [h]	E [%]
Benazepril	5–20	40	95	28	10–11	0,5		24	R
Captopril	6,25–100	150	25–30	65	2	1	0,15–0,5	8	R
Cilazapril	0,5–5	5	25–30	45–75	30–50	3	1–2	24	R + B
Enalapril	5–20	40	< 50	50	35	3–4	1–2	24	R
Fosinopril	5–20	40	95	28,7	11,5–12	3	1–2	24	R + B
Lisinopril	2,5–20	40	0	25	12	6–8	1–2	24	R
Moexipril	2,5–15	30	90	13	2–10*	1			R + B
Perindopril	2–4	8	20	65–70	3–5	1	1–2	24	R
Quinapril	2–4	8	< 30	65–70	3–5	1		12–24	95 R
Ramipril	1,25–10	10	56–73	30	13–17	1	1–2	24	60 R
Spirapril	3–6	6	90	50	40	2–3		24	R + B
Trandolapril	0,5 –2	4	80–94	40–60	16–24	0,5		24	R + B
Zofenopril	7,5–60	60	88	70	5,5	1,5		12–24	R 76 B 16

Die ACE-Hemmer stellen in der Regel Prodrugs dar.
* Metabolit

ACE-Hemmer 181

Interaktion mit Nahrungsmitteln
Die Resorption von Captopril wird durch die Nahrung verzögert bzw. reduziert (25%). Durch ACE-Hemmer wird ferner die Alkoholtoleranz verringert. Durch Einnahme von ACE-Hemmern wird die Alkoholwirkung verstärkt. Kochsalz kann die blutdrucksenkende Wirkung von ACE-Hemmern abschwächen.
Durch hohe Kochsalzzufuhr kann die Wirkung von Lisinopril und Perindopril vermindert werden.
Enalapril, Lisinopril und Ramipril zeigen keine Veränderung der Pharmakokinetik durch Nahrung.

Einnahmeempfehlungen
Benazepril, Cilazapril, Enalapril, Fosinopril, Perindopril, Ramipril, Spirapril, Trandolapril: 1×tgl. am Morgen vor, während oder nach dem Frühstück.
Die Einnahme kann evtl. auch auf 2 Gaben verteilt werden (Ramipril).
Lisinopril: 1×tgl. immer ungefähr zur gleichen Uhrzeit, unabhängig von den Mahlzeiten.
Captopril: sollte bis zu 3×tgl. 1 h vor den Mahlzeiten eingenommen werden.
Moexipril: 1×tgl. morgens (möglichst nüchtern). Vor Beginn der Therapie sollte ein Flüssigkeits- oder Elektrolytverlust ausgeglichen werden.
Quinapril: 1 oder 2×tgl. unabhängig von den Mahlzeiten.
Zofenopril: 1–2×tgl. unabhängig von den Mahlzeiten.

Eine Dosiserhöhung sollte bei allen ACE-Hemmern frühestens nach 3 Wochen erfolgen. Diuretika verstärken die blutdrucksenkende Wirkung. Eine Kombination mit HCT ist sehr verbreitet. Häufig tritt unter Therapie mit ACE-Hemmern chronischer Reizhusten auf.

Alphablocker

Pharmakodynamik
α-Blocker werden bei essentieller Hypertonie ($α_1$-Blocker und unspezifische α-Blocker), zur Entlastung des Herzens und zur Behandlung der klinischen Symptome der benignen Prostatahyperplasie ($α_{1A}$-Blocker) eingesetzt, um den Ablauf des Restharns durch die vergrößerte Prostata zu erleichtern. α-Blocker blockieren postsynaptische α-Rezeptoren.

Pharmakokinetik

	ED [mg]	TD [mg]	PB [%]	BV [%]	HWZ [h]	t_{max} [h]	WE [w]	WD [h]	E [%]
Alfuzosin-HCl	2,5–5	10	90	49	8	3*	4+	24	69 B, 24 R
Bunazosin	3–6	12	97	45	12	5	4+	24	60 B, 40 R
Doxazosin	1–4	16	98	63	10	2	4+	24	R
Prazosin	1–5	20	97	50–60	4	1–3	4+	24	B
Silodosin	4–8	8	96,6	32	11	2,5	4+	24	34 R, 55 B
Tamsulosin	0,4	0,4	99	100	10–13	6	4+	24	R
Terazosin	1–10	20	90–94	78–96	8–14	0,5–1,5	4+	24	R + B
Urapidil	30–60	180	80	72	4,7	4–6*	4+	24	50–70 R

* als Retardformulierung
+ optimale Wirkung

Interaktion mit Nahrungsmitteln
Durch eine unmittelbar zuvor eingenommene Mahlzeit wird die Resorption teilweise verringert. Alkohol kann die gefäßerweiternde Wirkung der α-Blocker verstärken.

Besondere Arzneiformen
Diblocin PP® ist eine Darreichungsform mit verzögerter Freisetzung, wodurch kleinere Schwankungen des Plasmaspiegels erreicht werden.

Einnahmeempfehlungen

Tamsulosin, Terazosin und Doxazosin 1×tgl. nach dem Frühstück. Urapidil und Alfuzosin werden im Regelfall 2×tgl. morgens und abends eingenommen. Die erste Dosis sollte vor dem Schlafengehen gegeben werden bzw. die Patienten sollten einige Stunden liegen. Da die Resorption von Prazosin sehr unterschiedlich ist, sollte immer eine Einnahme unter gleichen Bedingungen zur gleichen Zeit erfolgen. Bis zum Eintreten der optimalen Wirkung können 4 Wochen vergehen.
Die Anwendung bei BPH ist immer 1×tgl.

Angiotensin-II-Rezeptorantagonisten (AT$_1$-Blocker)

Pharmakodynamik

Die auch als Sartane bezeichneten AT$_1$-Blocker werden bei Hypertonie und KHK eingesetzt. Sie blockieren selektiv den Rezeptor AT$_1$ gegen den Angriff des Vasokonstriktors Angiotensin II. Die Blockade des Rezeptors führt zu einem Anstieg des Plasmarenins und Plasmaangiotensins II sowie zu einem Abfall des Plasmaaldosteron-Spiegels.

Pharmakokinetik

	ED [mg]	TD [mg]	PB [%]	BV [%]	HWZ [h]	t$_{max}$ [h]	WE [h]	WD [h]	E [%]
Azilsartan	20–80	80	>99	60	11	1,5–3	3	24	R 42 B 55
Candesartan	4–16	16	99	15	9	3–4	3	24	R + B
Eprosartan	600	800	98	13	5–9	1–2	3	24	R + B
Irbesartan	75–300	300	90	60–80	11–15	1,5–2	3	24	R + B
Losartan	12,5–50	100	99	33	2–9	1–4	3	12–24	B + R
Olmesartan	10–20	40	99,7	25–30	10–15	1–3	3	24	B + R
Telmisartan	20–80	80	99,5	50	20	0,5–3	3	24	B
Valsartan	80–160	160	94–97	23	9	1–2	3	24	B 83 R 13

Interaktion mit Nahrungsmitteln

Valsartan wird durch Nahrung in seiner Bioverfügbarkeit um 48 % verringert, die klinische Relevanz dieser Beobachtung ist aber umstritten. Die Plasmakonzentrationen von Telmisartan werden durch Nahrung geringfügig verringert. Dagegen wird die Bioverfügbarkeit von Azilsartan, Candesartan, Eprosartan, Irbesartan und Losartan durch gleichzeitige Nahrungsaufnahme nicht beeinträchtigt, lediglich ein verzögerter Wirkungseintritt ist möglich.

Einnahmeempfehlungen

Einnahme der Sartane 1 × tgl. (selten 2 ×) unabhängig von den Mahlzeiten. Die maximale Blutdrucksenkung tritt im Wesentlichen nach 2–8 Wochen ein, ein erster Effekt aber schon nach 3 h. Sartane können das Reaktionsvermögen einschränken. Eine Kombination mit Renin-Inhibitoren sollte vermieden werden. Patienten mit schwarzer Hautfarbe zeigen eine geringere blutdrucksenkende Wirkung.

Betablocker

Pharmakodynamik

Betablocker werden bei Hypertonie, Herzinsuffizienz, KHK, tachykarden Herzrhythmusstörungen, zur Migräneprophylaxe u.a. Indikationen eingesetzt. Sie erniedrigen den Sympathikustonus je nach Struktur selektiv an β_1-Rezeptoren (z.B. Bisoprolol, Metoprolol) oder an β_1- und β_2-Rezeptoren (z.B. Propranolol). Der unselektive β-Blocker Alprenolol besitzt zusätzlich eine schwache partiell agonistische Aktivität an β-Rezeptoren.

Pharmakokinetik

	ED [mg]	TD [mg]	PB [%]	BV [%]	HWZ [h]	t_{max} [h]	WE[+] [d]	E [%]
Acebutolol	200–400	1200	25	60	2–4	2,5	1–2	1/3 R, 2/3 B
Alprenolol	200	400	85	10–50	3,1	1	1–2	90 R
Atenolol	25–100	100	3	50	6–9	2–3	1–2	R
Bisoprolol	1,5–10	10	30	90	10–12	1–3	1–2	R/B
Carvedilol*	3,125–25	50	98–99	25	6–10	1	1–2	60 B
Celiprolol	200	400	25–30	30–74	5–7	2–3	1–2	R
Labetalol*	100	800	50	20–30	4–5	0,5–2	1–2	R
Metoprolol	50–200	200	12	50	3–5	1,5–2	1–2	R
Nadolol	60–120	120	30–50	34	16	3–4	1–2	R
Penbutolol	40	80	99	85	20	1–2	1–2	R
Pindolol	2,5–20	20	57	86	3–4	1–2	1–2	R
Propranolol	40–160	160	93	30	4–6	3	1–2	R
Sotalol	40–160	320–480	0–10	75–90	13–15	2–3	1–2	R
Talinolol	50–100	300	61	55	11	3	1–2	R + B
Tertatolol	5	5	95	60	3		1–2	R
Timolol	10	20	10	50–90	4–7	1–2	1–2	R + B

* αβ-Blocker
[+] WE: Blutdrucksenkung

Interaktion mit Nahrungsmitteln
Durch Nahrung wird die Resorption von Metoprolol und Propranolol erhöht und damit die BV verbessert. Atenolol bleibt durch die Nahrung unbeeinflusst. Durch Calciumsalze wird die Resorption von Atenolol verringert

Einnahmeempfehlungen
Einnahme bei Einmalgabe möglichst morgens. Metoprolol sollte nach einer Mahlzeit eingenommen werden. Atenolol, Carvedilol, Timolol, Pindolol, Nadolol und Penbutolol können unabhängig von der Nahrung eingenommen werden. Propranolol sollte immer zur gleichen Zeit, vorzugsweise zum Essen eingenommen werden. Sotalol und Bisoprolol sollten dagegen möglichst ohne Nahrung, insbesondere unter Verzicht auf Milch oder Mineralstoffe eingenommen werden. Die Dosis von Sotalol sollte nur in Abständen von mindestens 2–3 Tagen erhöht werden. Penbutolol wird möglichst zum Frühstück mit ausreichend Flüssigkeit eingenommen. Celiprolol und Tertatolol sollten morgens nüchtern eingenommen werden.

Ein Absetzen der Arzneistoffe sollte nur ausschleichend erfolgen.
Die volle Wirkung wird meist erst nach 4–8 Wochen erreicht!
β-Blocker können zu trockeneren Augen führen, Probleme können sich bei Kontaktlinsenträgern ergeben.

Calciumantagonisten vom Dihydropyridin-Typ

Pharmakodynamik
Calciumantagonisten vom Dihydropyridin-Typ kommen zur Therapie der koronaren Herzkrankheit, bei Belastungsangina, Herzrhythmusstörungen, Hypertonie sowie beim Spannungskopfschmerz zum Einsatz. Dihydropyridine hemmen den langsamen Ca-Einstrom durch spannungsabhängige Ca-Kanäle insbesondere in der glatten Muskulatur der Gefäße.

Pharmakokinetik

	ED [mg]	TD [mg]	PB [%]	BV [%]	HWZ [h]	t_{max} [h]	WD [h]	E [%]
Amlodipin	5–10	10	98	60–65	35–50	6–9	24	60 R
Felodipin*	5–10	20	99	15	15–18	3–5		75 R 25 B
Isradipin	2,5–5	10	96	16–18	8,4	2		65 R
Lacidipin	2–4	4	95	10	13–19			70 B
Manidipin	10	20	99		4–8	2–3,5	24	63 B + 31 R
Nicardipin	20–30	90	98	25–35	2–8	0,5–1		60 R
Nifedipin	5–60	60	95	50–70	2–5	0,25–1,25		R
Nimodipin	30	90	97	10–15	1,1–1,7	0,6–1,6		R+B
Nisoldipin	5–10	20	99	3,7–8,4	1,0–15,4	0,4–1,7		80 R
Nitrendipin	10–20	40	97–99	16	2–24	1,5–2		80 R 8 B

First-pass-Effekt bei allen Dihydropyridinen
* bezogen auf Retard-Präparate

Interaktion mit Nahrungsmitteln
Nifedipin und seine Strukturanaloga zeigen eine deutliche Erhöhung der Bioverfügbarkeit bei gleichzeitiger Einnahme mit Grapefruitsaft (Metabolisierung über CYP3A4). Hierfür ist wahrscheinlich das Flavonoid Naringin aus der Grapefruit verantwortlich, welches die Metabolisierung

der Dihydropyridine verhindert. Durch Nahrung wird die Resorption von Nifedipin verzögert, die Bioverfügbarkeit bleibt aber unverändert. Von Amlodipin sind keine Interaktionen mit der Nahrung beschrieben. Die Resorption von Manidipin wird durch Nahrung gesteigert. Die Dihydropyridine können durch Alkohol in ihrer Wirkung gesteigert werden.

Einnahmeempfehlungen
Einnahme von Nisoldipin, Nitrendipin und Isradipin im Regelfall 2×tgl. zu oder nach den Mahlzeiten. Eine Ausnahme sind die langwirksamen Amlodipin, Felodipin-Retard Formulierungen, Manidipin, Nicardipin und Lacidipin. Hier erfolgt die Einnahme nur 1×tgl. Nicardipin sollte 1×tgl. vor einer Mahlzeit eingenommen werden. Nimodipin kann unabhängig von den Mahlzeiten eingenommen werden, Nifedipin im Allgemeinen nach den Mahlzeiten. Bei Amlodipin ist nach etwa 1 Woche mit der vollen Wirkung zu rechnen.
Manidipin 1×tgl. am Morgen nach dem Frühstück einnehmen. Tritt nach 2–4 Wochen keine ausreichende Wirkung ein, sollte die Dosis auf 20 mg erhöht werden.
Die Einnahme darf nicht gleichzeitige mit Grapefruitsaft erfolgen. Ein Genuss von Grapefruitsaft zwei Stunden nach der Einnahme des Calciumantagonisten bleibt häufig ohne Auswirkungen.

Besondere Arzneiformen
Von Nifedipin stehen Weichkapseln zur 3×tgl. Dosierung, Retard-Formulierungen zur 1× und 2×tgl. Dosierung sowie SL-Formulierungen zur 2×tgl. Dosierung zur Verfügung.

Endothelin-Rezeptorantagonisten

Pharmakodynamik

Ambrisentan, Bosentan und Sitaxentan sind Orphan-Drugs, die zur Behandlung der seltenen pulmonalen Hypertonie zugelassen sind oder waren (Sitaxentan wurde 2011 wegen Hepatotoxizität vom Markt genommen). Es handelt sich um Endothelin-1-Rezeptorantagonisten.

Pharmakokinetik

	ED [mg]	TD [mg]	PB [%]	BV [%]	HWZ [h]	t_{max} [h]	WE [h]	WD [h]	E [%]
Ambrisentan	5–10	5–10	98,8		13,6–16,5	1,5			B 22 R
Bosentan	62,5–125	250	98	50	5,4	3–5			B
Sitaxentan*	100	100	99	70–100		1–4			50–60 R

* Sitaxentan wurde 2011 wegen Hepatotoxizität vom Markt genommen.

Interaktion mit Nahrungsmitteln

Interaktionen von Bosentan mit der Nahrung sind nicht beschrieben. Durch fettreiche Nahrung wird C_{max} von Ambrisentan verringert, die AUC bleibt unverändert. Sitaxentan wird über CYP2C19 und CYP3A4 metabolisiert.

Einnahmeempfehlungen

Ambrisentan: 1 × tgl. 5 mg (-10 mg) mit oder ohne Nahrung
Bosentan: Behandlungsbeginn mit 2 × tgl. 62,5 mg über 4 Wochen, anschließend Erhaltungsdosis 2 × tgl. 125 mg morgens und abends, mit oder ohne Nahrung. Unter der Therapie muss eine strenge Kontrolle der Leberwerte erfolgen. Eine Schwangerschaft muss unbedingt ausgeschlossen werden.

Methyldopa

Pharmakodynamik
Methyldopa wird bei verschiedenen Formen und Schweregraden der arteriellen Hypertonie eingesetzt. Es wirkt stimulierend auf zentrale adrenerge α-Rezeptoren.

Pharmakokinetik

	ED [mg]	TD [mg]	PB [%]	BV [%]	HWZ [h]	t_{max} [h]	WE [h]	WD [h]	E
Methyldopa	250	3000	20	50	2–8	4–6	2–6	12–24	R

Interaktion mit Nahrungsmitteln
Methyldopa interagiert mit Alkohol. Durch eiweißreiche Nahrung wird die Resorption von Methyldopa durch Verdrängung von aktiven Transportern vermindert.

Einnahmeempfehlungen
Einnahme mit reichlich Flüssigkeit auf leeren Magen. Besteht die Tagesdosis aus mehreren Tabletten, so ist diese auf mehrere Einzelgaben zu verteilen. Auf den Genuss von Alkohol sollte verzichtet werden.

Renininhibitoren

Pharmakodynamik
Aliskiren hemmt das Enzym Renin und greift damit in die Renin-Angiotensin-Aldosteron-Kaskade ein. Die durch Angiotensin II vermittelte Gefäßkontraktion wird so verringert. Es wird zur Blutdrucksenkung eingesetzt.

Pharmakokinetik

	ED [mg]	TD [mg]	PB [%]	BV [%]	HWZ [h]	t_{max} [h]	WE [w]	WD [h]	E [%]
Aliskiren	150–300	300	47–51	2–3	34–41	1–3	1–2	24	78 F, B

Interaktion mit Nahrungsmitteln
Die Einnahme darf nicht mit Grapefruitsaft erfolgen, da es zu einer starken Abnahme von AUC (61%) und C_{max} kommt. Grapefruitsaft führt vermutlich zu einer Aufnahmehemmung aus dem GIT. Nahrungsmittel (fettarm oder fettreich) veringern die Aufnahme von Aliskiren deutlich. Sehr fettreiche Nahrung verringert die C_{max} um 85% und die AUC um 70%. Im Steady-State verringert fettarme Nahrung bei hypertensiven Patienten die C_{max} um 76% und die AUC um 67%.

Einnahmeempfehlungen
1 × tgl. 150–300 mg mit einer leichten Mahlzeit immer zur gleichen Zeit Aliskiren darf nicht mit ACE-Hemmern oder AT_1-Blockern kombiniert werden. Der maximale blutdrucksenkende Effekt zeigt sich im Wesentlichen innerhalb von zwei Wochen (85–90%) nach Therapiebeginn.

Verapamil und Gallopamil

Pharmakodynamik

Gallopamil und Verapamil sind Calciumantagonisten, die bei supraventrikulären Tachykardien und zur Entlastung des Herzens bei KHK (chronisch stabile Angina pectoris (Belastungsangina), instabile Angina pectoris (Crescendoangina, Ruheangina), vasospastische Angina pectoris (Prinzmetal-Angina, Variant-Angina), Angina pectoris bei Zustand nach Herzinfarkt) eingesetzt werden. Gallopamil und Verapamil können ferner bei Hypertonie eingesetzt werden.

Pharmakokinetik

	ED [mg]	TD [mg]	PB [%]	BV [%]	HWZ [h]	t_{max} [h]	E
Gallopamil	25–100	200	92	15–25	3,5–8	1–2	50 R 50 B
Verapamil	40–240	480	84–91	10–35	2–7	1,5–2	R

Interaktion mit Nahrungsmitteln

Durch Nahrung könnte Verapamil in seiner Resorption verbessert werden, da es einem hohem First-pass-Effekt unterliegt. Verapamil verstärkt die Wirkung von Alkohol durch Verzögerung des Ethanolabbaus. Verapamil darf nicht mit Grapefruitsaft eingenommen werden.

Einnahmeempfehlungen

Gallopamil: Retard-Formulierungen 2 × tgl., Filmtabletten 2–4 × tgl.
Verapamil: Retard-Formulierungen 2 × tgl., Filmtabletten 3–4 × tgl.
Einnahme regelmäßig und möglichst immer unter gleichen Bedingungen, am besten zu oder kurz nach den Mahlzeiten.

Zentrale α₂-Sympathomimetika

Pharmakodynamik
Clonidin und Moxonidin werden bei Erwachsenen bei Hypertonie, Clonidin zusätzlich in niedrigeren Dosierungen zur Migräneprophylaxe eingesetzt.

Die Wirkung der Substanzen wird über einen zentralen Angriff an postsynaptischen $α_2$-Rezeptoren und wahrscheinlich noch mehr I_1-Imidazolin-Rezeptoren vermittelt, wodurch sympathische Impulse unterdrückt und der Sympathikustonus erniedrigt wird. Die Substanzen führen zuerst durch Senkung der Herzfrequenz zu einer Reduzierung des Herzzeitvolumens, später zu einer Herabsetzung des peripheren Widerstandes. Die blutdrucksenkende Wirkung wird durch eine Verminderung der Reninfreisetzung unterstützt.

Pharmakokinetik

	ED [mg]	TD [mg]	PB [%]	BV [%]	HWZ [h]	t_{max} [h]	WE [min]	WD [h]	E [%]
Clonidin	0,075–0,3	0,9 (–1,8*)	30–40	75–100	8–15	2–3	30–60	6–10	70 R
Moxonidin	0,2–0,4	0,6	7	88	2,2–2,3	0,5–3		12–24	80 R

* Maximaldosis im Regelfall parenteral über den Tag verabreicht

Interaktion mit Nahrungsmitteln
Die Wirkung von Alkohol kann durch Moxonidin und Clonidin verstärkt werden. Ferner verstärken große Mengen hochkonzentrierten Ethanols die gefäßerweiternde Wirkung von Clonidin und Moxonidin.

Einnahmeempfehlungen

Clonidin: im Regelfall 2–3 × tgl. unabhängig von der Nahrung, Retard-Kapseln 1–2 × tgl. möglichst zu oder nach einer Mahlzeit. Die Dosis sollte langsam erst nach einem Zeitraum von 2–4 Wochen gesteigert werden.

Moxonidin: 1 × tgl. morgens oder 2 × tgl. morgens und abends, am besten zu oder nach einer Mahlzeit. Dosissteigerung sollte jeweils frühestens nach 3 Wochen erfolgen.

Antikoagulantien

Anagrelid

Pharmakodynamik
Anagrelid wird zur Verringerung der Thrombozytenzahl bei Patienten mit essenzieller Thrombozythämie eingesetzt. Die Substanz ist ein Hemmstoff der Megakaryozyten.

Pharmakokinetik

	ED [mg]	TD [mg]	PB [%]	BV [%]	HWZ [h]	t_{max} [h]	WE [w]	WD [d]	E [%]
Anagrelid	0,5–2,5	1–10		70	1,3	1	4–12*	10–14[+]	R

* vollständiges Ansprechen
[+] Anstieg der Thrombozytenzahl auf den Ausgangswert nach Absetzen

Interaktion mit Nahrungsmitteln
Anagrelid wird über CYP1A2 metabolisiert. Nahrung verzögert die Resorption, erhöht aber die AUC.
Grapefruitsaft könnte auch die Clearance von Anagrelid beeinflussen.

Einnahmeempfehlungen
2(–4) × täglich. Therapiebeginn: Einzeldosis 0,5 mg für mindestens eine Woche. Die Dosierung muss individuell anhand der Thrombozytenzahl ermittelt werden (unter 600×10^9/l, Idealbereich $150–400 \times 10^9$/l) und sollte pro Woche ggf. um 0,5 mg/Tag gesteigert werden. Eine Einzeldosis sollte nicht mehr als 2,5 mg betragen.

Cilostazol

Pharmakodynamik

Cilostazol wird zur Behandlung der peripheren arteriellen Verschlusskrankheit (pAVK) eingesetzt. Die Substanz gehört zur Gruppe der Phosphodiesterasehemmer vom Typ 3A. Durch die Hemmung der PDE-3 kommt es zur Relaxation der glatten Gefäßmuskulatur und die periphere Durchblutung wird gesteigert. Die Substanz wirkt antiischämisch und verzögert die Progression der Artherosklerose.

Pharmakokinetik

	ED [mg]	TD [mg]	PB [%]	BV [%]	HWZ [h]	t_{max} [h]	WE [w]	WD [h]	E [%]
Cilostazol	50–100	200	95–98		10,5	2,7	4–12	12	R 74

Interaktion mit Nahrungsmitteln

Cilostazol wird über CYP3A4 und CYP2C19 metabolisiert. Die Einnahme mit Nahrungsmitteln zeigt einen Anstieg von C_{max}, was mit einem erhöhten Auftreten von Nebenwirkungen verbunden sein kann. Rauchen kann die Plasmakonzentration verringern.

Einnahmeempfehlungen

2 × tgl. jeweils 30 min vor oder 2 h nach dem Frühstück und dem Abendessen. Ein Nutzen kann bereits nach einer Behandlung über 4–12 Wochen beobachtet werden. Unter der Therapie sollte nicht geraucht werden. Die Substanz kann Kopfschmerzen verursachen.

Faktor-Xa-Inhibitoren

Pharmakodynamik
Die Faktor-Xa-Inhibitoren Apixaban und Rivaroxaban sind zur Prophylaxe venöser Thromboembolien (VTE) bei Erwachsenen nach elektiven Hüft- oder Kniegelenkersatz-OP´s sowie zusätzlich zur Prophylaxe von Schlaganfällen und systemischen Embolien zugelassen. Rivaroxaban ferner auch zur Behandlung und Sekundärprophylaxe von Lungenembolien. Beide Substanzen hemmen im Rahmen der Gerinnungskaskade den Faktor Xa.

Pharmakokinetik

	ED [mg]	TD [mg]	PB [%]	BV [%]	HWZ [h]	t_{max} [h]	WE [min]	WD [h]	E [%]
Apixaban	2,5–5	5	87	50	8–15	3–4		12	27 R, B
Rivaroxaban	15–20	20–30	92–95	80–100	7–11	2–4		24	66 R, B

Interaktion mit Nahrungsmitteln
Apixaban wird durch Nahrung nicht in AUC und C_{max} beeinflusst. Es wird über CYP3A4 metabolisiert.
Rivaroxaban zeigt im Nüchternzustand eine orale Bioverfügbarkeit von 66 %, bei Einnahme mit einer Mahlzeit steigt die AUC um 39 % im Vergleich zur Nüchterneinnahme. Rivaroxaban wird über CYP3A4, CYP2J2 u. a. metabolisiert.

Einnahmeempfehlungen
Apixaban: 2 × tgl. unabhängig von der Nahrung
Beginn: 12–24 h nach OP
Rivaroxaban: 1 × tgl. 20 mg zusammen mit einer Mahlzeit, bei der Prophylaxe von VTE werden zu Beginn der Therapie 2 × tgl. 15 mg über 21 Tage eingenommen.

Thrombininhibitoren

Pharmakodynamik
Dabigatran ist zur Prävention venöser Thromboembolien bei erwachsenen Patienten nach elektivem chirurgischen Hüft- oder Kniegelenkersatz zugelassen sowie zur Prävention von Schlaganfall und systemischen Embolien. Dabigatran ist ein Thrombininhibitor (Faktor IIa) und greift so in die Gerinnungskaskade ein. Die thrombininduzierte Thrombozytenaggregation wird gehemmt. Die beiden Wirkstoffe Melagatran und Ximelagatran wurden vom Markt genommen.

Pharmakokinetik

	ED [mg]	TD [mg]	PB [%]	BV [%]	HWZ [h]	t_{max} [h]	WE [min]	WD [h]	E [%]
Dabigatran	75–220	300	34–35	6,5	12–14	6		12–24	R
Melagatran*			0,15		2–3	0,5			R
Ximelagatran*	24	48	0,15	23		2			R

* Beide Wirkstoffe wurden wegen Hepatotoxizität vom Markt genommen.

Interaktion mit Nahrungsmitteln
Mahlzeiten beeinflussen die Bioverfügbarkeit von Dabigatran nicht, verlängern t_{max} um 2 h. Die Bioverfügbarkeit von Ximelagatran ist unabhängig von der Nahrungsaufnahme. Die Resorption verzögert sich jedoch bei Nahrungsaufnahme um etwa eine Stunde.

Einnahmeempfehlungen
Dabigatran: Zur Prävention von Schlaganfall und Embolie: 2×tgl. Bei Alter > 80, leichter Niereninsuffizienz oder Verapamil-Begleitmedikation verringerte ED.
Zur Thromboseprophylaxe nach Operation: 1 oder 2×tgl., je nach Operation. Die Behandlung sollte 1–4 h nach dem Eingriff beginnen.
Patienten mit stark eingeschränkter Nierenfunktion sollten nicht mit Dabigatran behandelt werden. Die Kapseln dürfen erst unmittelbar vor der Einnahme aus ihrem Blister entnommen werden.

Thrombozytenaggregationshemmer

Pharmakodynamik
Clopidogrel, Prasugrel, Ticagrelor und Ticlopidin werden zur Reduzierung arteriosklerotischer Ereignisse bei Patienten nach Herzinfarkt, Patienten mit ischämischem Schlaganfall, Patienten mit nachgewiesener peripherer arterieller Verschlusskrankheit, Patienten mit akutem Koronarsyndrom oder ST-Streckenhebung in Kombination mit ASS als Thrombozytenaggregationshemmer eingesetzt. Sie hemmen durch kompetitive Blockade der Adenosin-Rezeptoren die Thrombozytenaggregation.

Pharmakokinetik

	ED [mg]	TD [mg]	PB [%]	BV [%]	HWZ [h]	t_{max} [h]	WE [h]	WD [h]	E
Clopidogrel	75	75	98	50 (?)	7,2–7,6	0,8		24	B + R
Prasugrel	5–10	10–(60)	98	79	7,4	0,5	0,5	24	R
Ticagrelor	90	180	>99	36	8,5	1,5			58 B 27 R
Ticlopidin	250	500	98		30–50	2			B + R

Interaktion mit Nahrungsmitteln
Wirksamkeit und Bioverfügbarkeit von Clopidogrel werden durch Nahrungsmittel nicht beeinflusst. Ticlopidin wird durch Nahrung in seiner BV um ca. 20 % gesteigert (inbesondere durch fettreiche Nahrung), außerdem werden die GIT-Nebenwirkungen minimiert. Clopidogrel wird teilweise durch CYP2C19 in seinen aktiven Metaboliten überführt. Hemmstoffe von CYP2C19 können die Wirksamkeit verringern bzw. Patienten mit verringerter Enzymaktivität profitieren nicht in vollem Maße von der Therapie. Die AUC von Ticagrelor wird durch fettreiche Nahrung um 21 % erhöht, C_{max} des aktiven Metaboliten um 21 % verringert. Ticagrelor wird über CYP3A4 metabolisiert bzw. aktiviert. Asiaten zeigen eine um 39 % erhöhte Bioverfügbarkeit.

Einnahmeempfehlungen

Einnahme von Clopidogrel 1 × tgl. 75 mg unabhängig von den Mahlzeiten (Aufsättigung 300 mg bei Patienten mit akutem Koronarsyndrom ohne ST-Streckenhebung), eine Kombination mit Omeprazol, Esomeprazol oder anderen CYP2C19-Inhibitoren sollte vermieden werden. Eine Kombination mit ASS ist möglich. Genetische Polymorphismen von CYP2C19 können die Wirksamkeit verringern.

Ticlopidin: zur Mahlzeit. Clopidogrel und Ticlopidin können das Reaktionsvermögen einschränken.

Prasugrel: 1 × tgl. 10 mg (Aufsättigung: initial 60 mg)

Ticagrelor: 2 × tgl. 90 mg, (initial 1 × 180 mg) mit oder ohne Nahrung in Kombination mit ASS

Vitamin-K-Antagonisten (orale Antikoagulantien)

Pharmakodynamik
Vitamin-K-Antagonisten werden zur Thromboseprophylaxe und damit zur Vorbeugung von Herzinfarkt und Apoplex eingesetzt. Die Wirkung kommt durch eine Hemmung der Gerinnungsfaktorensynthese in der Leber zustande.

Pharmakokinetik

	ED [mg]	TD [mg]	PB [%]	BV [%]	HWZ [h]	t_{max} [h]	E
Acenocoumarol	4	10	99		9–24		
Phenprocoumon	3	9	99	100	150	2–4	R
Warfarin	2,5	10	99	100	35–45	1,5	B+R

Interaktion mit Nahrungsmitteln
Der Wirkungsmechanismus beruht auf einer Verdrängung von Vitamin K in der Leber. Eine Nahrungsumstellung unter der Therapie, die eine Veränderung des Vitamin-K-Gehaltes beinhaltet, kann zu einer gefährlichen Veränderung der Blutgerinnung führen (z. B. plötzlicher hoher Verzehr von Tomaten). Durch Ginseng Wirkungsabschwächung der Vitamin-K-Antagonisten. Bei Einnahme von Vitamin-K-Antagonisten Konsum von Alkohol vermeiden.

Einnahmeempfehlungen
Tagesdosis von Phenprocoumon morgens oder abends mit viel Flüssigkeit (kein Alkohol) einnehmen (möglichst immer unter gleichen Bedingungen). Die maximale Gerinnungshemmung erfolgt nach 48–72 h.
Die Dosierung muss individuell erfolgen unter Kontrolle des Quickwertes. Angestrebt wird je nach Art der vorliegenden Erkrankung ein INR (International Normalized Ratio) von 2,0–3,5.

Die Substanzen sind sehr anfällig für Wechselwirkungen, daher ist jede Änderung der Medikation sorgfältig zu prüfen bzw. die Medikation genau anzupassen.

Patienten, die mit Vitamin-K-Antagonisten behandelt werden, sollten ihre Ernährung nicht plötzlich in Bezug auf den Vitamin-K-Gehalt verändern. Besonders zu warnen ist hierbei vor extremen Diäten, z. B. einseitige Ernährung mit Salat, Leber, Kohl, Tomaten etc. Auch auf Ginseng-Präparate oder hoch dosierte Vitamine sollte verzichtet werden.

Antimykotika

Antimykotika aus der Gruppe der Azole

Pharmakodynamik

Der Wirkmechanismus dieser Breitspektrumantimykotika beruht auf einer Hemmung der Biosynthese von Ergosterol (C14-Demethylase), einem wichtigen Bestandteil der Zellmembran bei Pilzen.

Posaconazol und Voriconazol werden nur bei Systemmykosen, Itraconazol und Fluconazol werden bei Haut- und Nagelpilzen eingesetzt, Fluconazol zusätzlich bei Vaginalmykosen.

Als einziges Azol-Antimykotikum wird Miconazol bei Mykosen im Bereich des Mund-Rachen-Raumes (z. B. Mundsoor) und des Magen-Darm-Traktes eingesetzt. Miconazol ist ein Breitspektrumantimykotikum mit Wirkung gegen Epidermophyton-, Trichophyton-, Candida- und Aspergillus-Arten sowie Malassezia furfur.

Pharmakokinetik

	ED [mg]	TD [mg]	PB [%]	BV [%]	HWZ [h]	t_{max} [h]	E [%]
Fluconazol	50–200	1600	12	> 90	25–30	0,5–1,5	80 R
Itraconazol	100–200	400	99,8	100	24–30	3–4	65 B
Ketoconazol[+]	200	400	99		2–8	1–2	B
Miconazol*	250	1500	92	20–30	20	2–4	R
Posaconazol	400	800	98		35	3–5	B
Voriconazol	50–200	600	58	96	6–12	1–2	R

* Pharmakokinetik bei i. v. Gabe
[+] orale Darreichungsformen von Ketoconazol wurde wegen Hepatotoxizität vom Markt genommen.

Interaktion mit Nahrungsmitteln

Fluconazol und Miconazol interagieren nicht mit der Nahrung. Itraconazol und Ketoconazol zeigen dagegen eine deutlich verbesserte Resorption, wenn sie zu oder kurz nach einer Mahlzeit eingenommen werden, was auf eine verzögerte Magenentleerung zurückzuführen ist. Gleichzeitig werden GIT-Störungen minimiert.

Bei Itraconazol beträgt die Bioverfügbarkeit bei Einnahme auf nüchternen Magen 55 %, nach einer Mahlzeit nahezu 100 %. Da sowohl Itraconazol als auch Ketoconazol schwache Basen sind, kann es bei einer erniedrigten Azidität des Magens zu einer Beeinträchtigung der Resorption kommen. Patienten, die H_2-Blocker oder Protonenpumpenhemmer einnehmen, sollten daher diese beiden Wirkstoffe mit einem Cola-Getränk (pH ca. 2,5) einnehmen. Zur Einnahme von Antazida sollte ein zeitlicher Abstand von 2 h eingehalten werden.

Posaconazol wird durch Nahrung deutlich besser resorbiert, insbesondere bei hohem Fettanteil (Anstieg AUC um Faktor 2,6, bei stark fetthaltiger Nahrung 4).

Einnahmeempfehlungen

Fluconazol: 1 × tgl. unabhängig von der Nahrung, bei Vaginalmykosen Single-Shot-Therapie 1 × 150 mg

Ketoconazol und Itraconazol: zu oder direkt nach einer Mahlzeit mit ausreichend Flüssigkeit, vorzugsweise mit sauren Getränken (Coca Cola, etc.) einnehmen.

Miconazol: 4 × tgl. nach den Mahlzeiten (Lokalbehandlung). Buccaltablette 1 × tgl. am Morgen nach dem Zähneputzen über 7–14 Tage. Die Behandlung ist eine Woche über das Verschwinden der Beschwerden hinaus fortzusetzen. Die Anwendungsdauer beträgt in der Regel 4 Wochen.

Posaconazol: 2 × tgl. 400 mg zu den Mahlzeiten (oder mit einem Nahrungsergänzungsmittel) oder bei Patienten, die keine Nahrung aufnehmen können: 4 × 200 mg tgl.

Voriconazol: initial 2 × 400 mg, dann 2 × 200 mg, 1 h vor oder nach dem Essen.

Griseofulvin

Pharmakodynamik
Griseofulvin wird bei allen durch Dermatophyten (Trichophyton-, Microsporum-, Epidermophyton-Arten) hervorgerufenen Mykosen der Haut, der Haare und der Nägel eingesetzt, wenn die äußerliche Behandlung der befallenen Stellen nicht angebracht ist oder erfolglos war. Es ist nur wirksam bei einer Langzeittherapie (6 Wochen). Heute gilt Griseofulvin nicht mehr als Mittel der ersten Wahl.

Pharmakokinetik

	ED [mg]	TD [mg]	PB [%]	BV [%]	HWZ [h]	t_{max} [h]	E
Griseofulvin	125–500	600	80	70	9–24	2–4	R + B

Interaktion mit Nahrungsmitteln
Fettreiche Nahrung beschleunigt die Resorption und kann maximale Plasmaspiegel verdoppeln. Durch Griseofulvin wird die Alkoholtoleranz vermindert.

Einnahmeempfehlungen
Tabletten unzerkaut mit Flüssigkeit zu oder nach dem Essen einnehmen. Zur Verbesserung der enteralen Resorption wird empfohlen, Griseofulvin mit einem Glas Vollmilch oder mit der fettreichsten Mahlzeit des Tages einzunehmen. Eine symptomatische Besserung kann sich bereits nach 48–96 h zeigen. Die Therapiedauer muss 3–12 Monate erfolgen.

Polyenantimykotika

Pharmakodynamik
Nystatin, Amphotericin B und Natamycin werden bei Pilzinfektionen im Mund- und GIT-Bereich, insbesondere bei Candidiasis eingesetzt. Diese Polyenantimykotika wirken über eine Schädigung der Pilzzellwand, sie bilden Addukte mit Ergosterol. Bei peroraler Anwendung findet keine nennenswerte Resorption statt.

Pharmakokinetik

	ED [mg]	TD [mg]	PB [%]	BV [%]	HWZ [h]	t_{max}	E
Amphotericin B	100	800	90	3	20		R+F
Natamycin	100	400	*	*	*	*	F
Nystatin	500000 I. E.	3 000 000 I. E.	*	*	*	*	F

* Nystatin zeigt keine, Amphotericin B und Natamycin nur sehr geringe Resorption. Beide werden daher nur für Infektionen im GIT eingesetzt. Amphotericin kann i. v. zur Behandlung von systemischen Mykosen gegeben werden.
Nystatin 1 mg $\equiv$ 3500 I. E.

Interaktion mit Nahrungsmitteln
Interaktionen mit der Nahrung sind nicht beschrieben.

Einnahmeempfehlungen
Amphotericin B: 1 (Prophylaxe) bis 4 × tgl.
Nystatin: 3–4 × tgl., häufig über 2 Wochen
Zur Behandlung der Mundhöhle wird die Suspension oder Lutschtablette nach den Mahlzeiten einige Zeit (etwa 1 min) im Mund belassen und dann heruntergeschluckt. Die Einnahme zur Behandlung von Candidosen des GIT sollte nach dem Essen erfolgen. Im Regelfall sollte die Behandlung 2–3 Tage über das Verschwinden der sichtbaren Symptome hinaus erfolgen. Die Behandlungsdauer beträgt meist ca. 2 Wochen.

Terbinafin

Pharmakodynamik
Terbinafin ist ein Breitspektrumantimykotikum aus der Gruppe der Allylamine, das über eine Hemmung Squalenepoxidase der Ergosterol-Biosynthese wirkt.
Es ist indiziert bei Pilzinfektionen (hervorgerufen durch Dermatophyten) der Finger- und Zehennägel und des Körpers, wenn eine äußerliche Therapie nicht ausreicht. Es ist schlecht wirksam gegen Candida-Erreger.

Pharmakokinetik

	ED [mg]	TD [mg]	PB [%]	BV [%]	HWZ [h]	t_{max} [h]	E [%]
Terbinafin	125–250	250–(500)	> 99	80	11–16	2	80 R

Interaktion mit Nahrungsmitteln
Die Bioverfügbarkeit von Terbinafin wird durch Nahrungsmittel nur mäßig beeinträchtigt. Terbinafin wird über CYP2C9, CYP1A2, CYP3A4, CYP2C8 und CYP2C19 metabolisiert.

Einnahmeempfehlungen
Tabletten 1×tgl. morgens oder abends unabhängig von den Mahlzeiten unzerkaut schlucken.
Hautpilze: mittlere Behandlungsdauer 2–4 Wochen
Nagelpilze: Behandlungsdauer 6 (Fingernägel) bis 12 Wochen (Fußnägel), teilweise bis 6 Monate.
Alternativ gibt es eine Stoßtherapie mit 2×250 mg für eine Woche, dann 3 Wochen aussetzen!

Antitussiva/Expektorantia
Ambroxol, Bromhexin

Pharmakodynamik
Ambroxol und Bromhexin werden als Sekretolytika und Sekretomototorika eingesetzt. Sie fördern die mucociliäre Clearance (Verminderung der Viskosität des Sekretes und Förderung der Tätigkeit des Flimmerepithels). Ambroxol zeigt ferner lokalanästhetische Effekte und findet sich auch in Lutschtabletten gegen Halzschmerzen.

Pharmakokinetik
Ambroxol ist ein aktiver Metabolit von Bromhexin.

	ED [mg]	TD [mg]	PB [%]	BV [%]	HWZ [h]	t_{max} [h]	WE [min]	WD [h]	E
Ambroxol	30–75	90	85	66	7–12	1,3	30	6–12	R
Bromhexin*	8–20	60	99	20	1–16	1			R

* Bromhexin hat einen hohen First-pass-Effekt, jedoch sind auch die Metaboliten (z. B. Ambroxol) aktiv.

Interaktion mit Nahrungsmitteln
Interaktionen mit der Nahrung sind nicht beschrieben.

Einnahmeempfehlungen
Retard-Präparate 1×tgl., bevorzugt abends nach der Mahlzeit einnehmen. Die übrigen Darreichungsformen 2–3×tgl. je nach enthaltener Wirkstoffmenge nach den Mahlzeiten einnehmen. Zur Gewährleistung einer ausreichend expektorierenden Wirkung sollten tgl. mindestens 2 l Flüssigkeit zugeführt werden. Im Rahmen der Selbstmedikation sollte die Anwendung auf 4–5 Tage begrenzt bleiben. Bei direkter Kombination mit Antitussiva besteht die Gefahr eines Sekretstaus.

Antitussiva

Pharmakodynamik

Benproperin, Clobutinol, Dextrometorphan, Dihydrocodein, Noscapin und Pentoxyverin werden zur Unterdrückung des Hustenreizes eingesetzt. Dihydrocodein daneben auch in der Substitutionsbehandlung von Drogenabhängigen und als Schmerzmittel. Die Hustenblocker setzen zentral im Hustenzentrum der Medulla oblongata die Übererregung herab. In niederen Dosen erfolgt eine Dämpfung, in höheren Dosen eine vollständige Unterdrückung des Hustenreflexes.

Pharmakokinetik

	ED [mg]	TD [mg]	PB [%]	BV [%]	HWZ [h]	t_{max} [h]	WE [min]	WD [h]	E
Benproperin	25–50	200					15–30	6	R
Clobutinol*	40–80	240		25	1,5–7	1–2			R
Dextrometorphan	60	120			1–2	2–3	15–30	3–6	R
Dihydrocodein	10–30	90		21	3–6	2		5	R
Dropropizin	20	180	11–14	75	2			6	R
Levodropropizin	60	180	11–14	75	1–2	0,25–1		6	R
Noscapin	15–100	300			4,5	1		4–6	75B 25R
Pentoxyverin	50–75	150			2,3	1 (R:3)		5–6	R

* Clobutinol ist in Deutschland auf Grund eines möglichen Risikos für Herzrhythmusstörungen vom Markt genommen.

Interaktion mit Nahrungsmitteln

Interaktionen mit der Nahrung sind nicht beschrieben. Die Substanzen können die Wirkung von Alkohol verstärken.

Einnahmeempfehlungen

Einnahme vorzugsweise zur Nacht. Unter der Therapie mit Antitussiva sollte auf Alkoholkonsum verzichtet werden. Die Einnahme muss mit ausreichend Flüssigkeit erfolgen. Die Therapie, insbesondere die Selbstmedikation, sollte auf 5–7 Tage begrenzt werden. Noscapin sollte nicht zum Essen eingenommen werden, am besten 1h vor dem Essen.

Cave: Dextrometorphan wird auch missbräuchlich in Drogenkreisen verwendet.

Körpergewichtsbezogene Dosierung

	Erwachsene		Kinder (2–12 Jahre)	
	ED [mg/kg KG]	TD [mg/kg KG]	ED [mg/kg KG]	TD [mg/kg KG]
Levodropropizin			1	3–(6)

Guaifenesin

Pharmakokinetik
Guaifenesin ist ein Sekretolytikum und wird als begleitende Behandlungsmaßnahme bei chronischen Bronchitiden, die mit einer Störung von Schleimbildung und Schleimtransport einhergehen wie trockener Reizhusten (z. B. Raucherhusten), Keuchhusten etc. eingesetzt. Guaifenesin soll vorwiegend reflektorisch über die Reizung der Magenschleimhaut und dadurch vermittelte parasympatholytische Stimulation der Bronchialdrüsen wirken.

Pharmakokinetik

	ED [mg]	TD [mg]	PB [%]	BV [%]	HWZ [h]	t_{max}	WD [h]	E
Guaifenesin	180–200	2400			1		6–8	R

Interaktion mit Nahrungsmitteln
Interaktionen mit der Nahrung sind ebenso wie mit anderen Arznei- oder Nahrungsstoffen nicht beschrieben.

Einnahmeempfehlungen
Die Einnahme erfolgt im Regelfall 2–6×tgl. (Erwachsene: ED 200 mg). Die Anwendung sollte auf maximal 2 Wochen begrenzt sein. Es gibt Hinweise auf eine Teratogenität von Guaifenesin.

Sekretolytika, Sekretomotorika

Pharmakodynamik
Acetylcystein wird in erster Linie als Sekretolytikum eingesetzt. Die SH-Gruppe der Verbindung spaltet Aminosäurebindungen in Mukopeptiden und verflüssigt dadurch den Schleim. Ferner wirkt es als Radikalfänger. Carbocistein wirkt mukoregulatorisch durch eine qualitative Veränderung der Bronchialsekretion.

Pharmakokinetik

	ED [mg]	TD [mg]	PB [%]	BV [%]	HWZ [h]	t_{max} [h]	E
Acetylcystein	100–600	600	50	10	1–2	1–3	R
Carbocistein	375	2250		100	1–3	2	R

Interaktion mit Nahrungsmitteln
Interaktionen mit der Nahrung sind nicht beschrieben.

Einnahmeempfehlungen
Acetylcystein: 1–3 × tgl. (je nach ED)
Einnahme nach den Mahlzeiten mit mindestens 1/2 Glas Wasser. Die schleimlösende Wirkung wird durch Flüssigkeitszufuhr unterstützt. Um eine ausreichende Schleimlösung zu erreichen sollten wenigstens 2 l Flüssigkeit pro Tag zugeführt werden. Antibiotika möglichst mit 2 h Abstand einnehmen.
Carbocistein: 3 × tgl. Die Behandlung mit Carbocistein sollte nicht länger als 10 Tage erfolgen.

Die Präparate können einen leichten Schwefelgeruch haben.

Antivarikosa/Antiexsudativa

Aescin

Pharmakodynamik
Aescin ist ein Saponingemisch, das die Permeabilität in Kapillar-Endstrecken vermindert. Es wird bei Veneninsuffizienz und Ödemen sowie Schwellungen nach Verletzungen, Kopfschmerzen nach Gehirnerschütterung und zur unterstützenden Behandlung von Sehnenscheidenentzündungen angewendet.

Pharmakokinetik

	ED [mg]	TD [mg]	PB [%]	BV [%]	HWZ [h]	t_{max} [h]	WD [h]	E
Aescin	20–50	100	84		23,1	2,4	8	R + B

Interaktion mit Nahrungsmitteln
Interaktionen mit der Nahrung sind nicht beschrieben.

Einnahmeempfehlungen
Einnahme 3×tgl. nach den Mahlzeiten (Vermeidung von GIT-Störungen).

Troxerutin

Pharmakodynamik
Troxerutin wird traditionell bei Stauungsbeschwerden in den Beinen, insbesondere Insuffizienz tiefer und oberflächlicher Beinvenen, Hämorrhoiden und dem postthrombotischen Syndrom angewendet.

Pharmakokinetik

	ED [mg]	TD [mg]	PB [%]	BV [%]	HWZ [m]	t_{max} [h]	E
Troxerutin	250–300	300–1500	30	15–20*	30–45	0,5–2	B

* Resorptionsrate

Interaktion mit Nahrungsmitteln
Interaktionen mit der Nahrung sind nicht beschrieben.

Einnahmeempfehlungen
Standarddosierung Erwachsene: 1 × tgl. 300 mg
Einnahme nach bzw. zu den Mahlzeiten mit ausreichend Flüssigkeit. Die Einnahme kann über einen längeren Zeitraum erfolgen.
Bei neu oder plötzlich verstärkt auftretenden Schmerzen, schnell zunehmender Schwellung oder bläulicher Verfärbung der Beine: rasche Rücksprache mit dem Arzt erforderlich (evtl. Anzeichen einer Beinvenenthrombose)!

Broncholytika/Antiasthmatika

Ivacaftor

Pharmakodynamik
Ivacaftor ist zur Behandlung von Mukoviszidose (zystische Fibrose, CF) ab 6 Jahren zugelassen, wenn bei den Patienten eine Mutation im CFTR (Cystic Fibrosis Transmembrane Conductance Regulator)-Protein vorliegt (G551D-Mutation). Die Substanz hemmt einen Chlorid-Kanal und verhindert dadurch die Produktion des zähen Schleimes.

Pharmakokinetik

	ED [mg]	TD [mg]	PB [%]	BV [%]	HWZ [h]	t_{max} [h]	WE [min]	WD [h]	E [%]
Ivacaftor	150	300	99		12	4			88 B

Interaktion mit Nahrungsmitteln
Ivacaftor wird über CYP3A4 metabolisiert.

Einnahmeempfehlungen
2 × tgl. 150 mg im Abstand von 12 h mit fetthaltigen Speisen (z. B. mit Butter oder Öl zubereiteten Mahlzeiten oder Eiern, Käse, Nüssen, Vollmilch oder Fleisch enthaltenden Speisen).
Auf Speisen, die Grapefruit oder Pomeranzen enthalten, sollte während der Behandlung mit Ivacaftor verzichtet werden, da sie die Absorption und den Abbau des Arzneimittels im Körper beeinflussen können.

Leukotrienantagonisten

Pharmakodynamik

Montelukast kommt als sogenannter Leukotrienantagonist als Zusatzmedikation bei leichtem und mittelschwerem Asthma bronchiale zum Einsatz. Es blockiert die Rezeptoren für Leukotriene und verhindert dadurch die Bronchokonstriktion.

Pharmakokinetik

	ED [mg]	TD [mg]	PB [%]	BV [%]	HWZ [h]	t_{max} [h]	E
Montelukast	4–10	10	99	63–73	3–6	3	B

Interaktion mit Nahrungsmitteln

Eine leichte Verringerung der Bioverfügbarkeit wurde bei Einnahme mit der Nahrung beobachtet. Montelukast wird über CYP2C8 metabolisiert.

Einnahmeempfehlungen

Montelukast kann unabhängig von der Nahrungsaufnahme eingenommen werden. Die Einnahme sollte 1 × tgl. abends vor dem Schlafengehen erfolgen.

Phosphodiesterase-4-Hemmstoffe (PDE-4-Inhibitor)

Pharmakodynamik
Roflumilast ist zur Dauertherapie bei erwachsenen Patienten mit schwerer COPD (chronisch obstruktive Lungenerkrankung) und chronischer Bronchitis sowie häufigen Exazerbationen in der Vergangenheit, begleitend zu einer bronchodilatatorischen Therapie zugelassen. Die Substanz wirkt als PDE-4-Inhibitor antientzündlich.

Pharmakokinetik

	ED [mg]	TD [mg]	PB [%]	BV [%]	HWZ [h]	t_{max} [h]	WE [w]	WD [h]	E [%]
Roflumilast	0,5	0,5	99	80	17	1	4	24	70 R 20 B

Interaktion mit Nahrungsmitteln
Roflumilast wird über CYP3A4 und CYP1A2 metabolisiert. Durch CYP-Aktivatoren wird die PDE-Hemmung verstärkt, durch CYP-Hemmstoffe abgeschwächt.

Einnahmeempfehlungen
1 × tgl. 500 µg immer zur gleichen Tageszeit, unabhängig von den Mahlzeiten

Der Wirkeintritt ist bis zu 4 Wochen verzögert. Die Nebenwirkungen treten verstärkt nur zu Therapiebeginn auf.

Theophyllin

Pharmakodynamik
Das Purinderivat Theophyllin wird bei Asthma und COPD (chronisch obstruktive Lungenerkrankung) als Bronchodilatator eingesetzt. Die Wirkung kommt u. a. über eine nichtselektive Hemmung der Phosphodiesterasen zustande.

Pharmakokinetik

	ED [mg]	TD [mg]	PB [%]	BV [%]	HWZ [h]	t_{max} [h]	WE [h]	WD [h]	E
Theophyllin	200–600	800	60	96	5–9	2	1–5*	6–8*	R

* große Unterschiede je nach Galenik

Interaktion mit Nahrungsmitteln
Theophyllin zeigt, wie viele andere Arzneistoffe, eine Interaktion mit Grapefruitsaft. Bei gleichzeitiger Gabe von 300 mg Theophyllin und Grapefruitsaft treten erniedrigte Theophyllinspiegel auf. Durch den Genuss von Nicotin wird die Wirkung von theophyllinhaltigen Arzneimitteln abgeschwächt (Verkürzung der Eliminationshalbwertszeit auf 4–5 h). Nahrung verzögert die Resorptionsgeschwindigkeit, die Bioverfügbarkeit bleibt nahezu unverändert. Durch eine fettreiche Mahlzeit wird allerdings auch die Bioverfügbarkeit drastisch verringert. Je nach Präparat, insbesondere bei Retardformulierungen, scheinen hier deutliche Unterschiede vorzuliegen.

Einnahmeempfehlungen
Einnahme morgens und abends kurz vor dem Schlafengehen. Die Interaktion mit Grapefruitsaft ist bei Theophyllin signifikant. Daher sollten Patienten, die Theophyllin-Präparate einnehmen müssen, auf den gleichzeitigen Genuss von Grapefruitsaft verzichten. Die Einnahme sollte nach den Mahlzeiten mit ausreichend Flüssigkeit erfolgen. Wichtig ist im-

mer ein gleicher Abstand zur Nahrung. Raucher benötigen eine höhere Theophyllin-Dosis. Dies ist auch bei der Raucherentwöhnung zu beachten (Dosisanpassung). Kinder (>1 Jahr) und Säuglinge (<1 Jahr) zeigen deutliche Unterschiede in der Metabolisierung von Theophyllin

HWZ $_{Kind}$: 3–5 h
HWZ $_{Sgl.}$: >24 h

Körpergewichtsbezogene Dosierung

	Erwachsene		Kinder	
	ED [mg/kg KG]	TD [mg/kg KG]	ED [mg/kg KG]	TD [mg/kg KG]
Theophyllin		11–13		

β_2-Sympathomimetika

Pharmakodynamik

β_2-Sympathomimetika kommen als Antiasthmatika bzw. bei Atemwegserkrankungen mit Verengung der Atemwege durch Krämpfe der Bronchialmuskulatur (obstruktive Atemwegserkrankungen) und als Tokolytika zwischen der 20. und 37. Schwangerschaftswoche zum Einsatz. Sie sorgen durch Erregung von β_2-Rezeptoren der Bronchien für eine Erschlaffung der Bronchialmuskulatur bzw. durch Erregung von β_2-Rezeptoren des graviden Uterus für eine Unterdrückung der Wehentätigkeit.

Pharmakokinetik

	ED [mg]	TD [mg]	PB [%]	BV [%]	HWZ [h]	t_{max} [h]	WE [h]	WD [h]	E [%]
Bambuterol*	10	10	25	10–20	10	2–4	0,5	24	R
Clenbuterol	0,02–0,04	0,10	45–56	100	1–24 ⁺	2–3	0,1–0,7	14	R
Fenoterol	5	40	40–55	ca. 60	0,42–3	2	0,5	6	R
Orciprenalin	20	200	10	33	5–6	2	0,25	4	R
Salbutamol	2–8	16	gering	50	2,7–5	1–3	0,25	4–6	R
Terbutalin	2,5–7,5	7,5	25	10–15	3–4	2	0,5	6	40 R

* Bambuterol ist ein Prodrug von Terbutalin
⁺ HWZ von Clenbuterol ist biphasisch

Interaktion mit Nahrungsmitteln

Sympathomimetika zeigen eine Interaktion mit Ethanol.

Einnahmeempfehlungen

Sportler sollten bedenken, dass Sympathomimetika auf der Dopingliste stehen. Die Patienten reagieren sehr unterschiedlich auf die Wirkung, sodass die Dosis individuell festgelegt werden muss.
Bambuterol: Einnahme am Abend
Clenbuterol: 2 × tgl. 0,02 mg zur Mahlzeit einnehmen

Fenoterol: 4–8 × tgl. 5 mg im Abstand von 3–6 h (Wehenhemmung), TD: 20–40 mg
Orciprenalin: kann unabhängig von der Nahrung eingenommen werden
Salbutamol: alle 6–8 h
Terbutalin: 2 × tgl. eine RTbl. nüchtern oder zur Mahlzeit mit Flüssigkeit

Carminativa

Silikone

Pharmakodynamik
Dimethicon und Simethicon werden bei Blähungen und Völlegefühl (gasbedingten Magen-Darm-Beschwerden) sowie zur Vorbereitung für bildgebende Untersuchungen eingesetzt. Sie wirken als sogenannte Entschäumer und werden auch als Antidot bei Tensidvergiftungen eingesetzt.

Pharmakokinetik

	ED [mg]	TD [mg]	PB [%]	BV [%]	HWZ [h]	t_{max}	E
Dimethicon	80–160	640	*	*	*	*	F
Simethicon	42–210	840	*	*	*	*	F

* Silikone werden aus dem GIT nicht resorbiert.

Interaktion mit Nahrungsmitteln
Interaktionen mit der Nahrung sind nicht beobachtet worden.

Einnahmeempfehlungen
Einnahme 3–4 × tgl. zu oder nach einer Mahlzeit, bei Bedarf auch vor der Nachtruhe. Die Kautabletten müssen gut gekaut werden.

Cholagoga

Gallensäuren

Pharmakodynamik
Die Gallensäuren Chenodesoxycholsäure und Ursode(s)oxycholsäure werden zur Auflösung von Cholesterolgallensteinen eingesetzt. Sie hemmen in der Leber die Cholesterolsynthese und verhindern dadurch die Cholesterolausscheidung über die Galle und damit die Ablagerung in den Steinen. Ursodesoxycholsäure wird ferner zur Behandlung der primären biliären Zirrhose (PBC) bei Patienten ohne dekompensierte Leberzirrhose verordnet.

Pharmakokinetik

	ED [mg]	TD [mg]	PB [%]	BV [%]	HWZ [h]	t_{max}	E
Chenodesoxycholsäure	250	1500		29–84*	45–96		B
Ursodeoxycholsäure	150–500	500		60–80*	84–139		B

* Resorption

Interaktion mit Nahrungsmitteln
Interaktionen mit der Nahrung sind Bestandteil der Wirkung der Gallensäuren.

Einnahmeempfehlungen
Einnahme von Ursodeoxycholsäure und Chenodesoxycholsäure abends vor dem Schlafengehen (bei größeren Dosen auch einen Teil morgens) unzerkaut mit etwas Flüssigkeit bzw. zum Abendessen. Bei Frauen im gebärfähigen Alter ist ein sicherer Empfängnisschutz indiziert. Die Einnahme sollte nicht gleichzeitig mit Anionenaustauschern oder Aluminiumsalzen erfolgen. Die Auflösung der Gallensteine erfolgt meist innerhalb von 6–24 Monaten. Tritt nach 12 Monaten keine Verkleinerung auf, ist die Therapie abzubrechen. Nach erfolgreicher Litholyse ist noch 3 Monate weiterzutherapieren.

Corticoide

Glucocorticoide

Pharmakodynamik

Das physiologisch wichtigste Glucocorticoid ist das Cortisol (Hydrocortison). Glucocorticoide werden in der Nebennierenrinde über Progesteron als Zwischenprodukt aus Cholesterol gebildet.

In physiologischen Konzentrationen wirken sie u. a. blutzuckererhöhend durch Steigerung der Gluconeogenese, immunsuppressiv, antiphlogistisch und antiproliferativ. Sie bewirken eine Natriumretention und vermehrte Kaliumsekretion in der Niere, steigern die Erregbarkeit des Gehirns und senken die Krampfschwelle. Glucocorticoide sind zur Bewältigung von Stresssituationen unentbehrlich.

Die physiologischen Blutspiegel der Glucocorticoide unterliegen einem zirkadianen Rhythmus, der sein Maximum morgens zwischen 6 und 9 Uhr erreicht. Ein Konzentrationsanstieg von Glucocorticoiden im Blut kann außerdem ausgelöst werden z. B. durch Stress, Verbrennungen, schwere Infektionskrankheiten oder operative Eingriffe.

Glucocorticoide sind indiziert zur Substitutionstherapie bei Nebennierenrindeninsuffizienz und zur sogenannten pharmakodynamischen Therapie aufgrund ihrer immunsuppressiven, antiphlogistischen und antiallergischen Eigenschaften (Asthma, Rheuma, Allergien etc.).

Pharmakokinetik

	ED [mg]	TD [mg]	PB [%]	BV [%]	HWZ [h]	t_{max} [h]	E [%]
Betamethason	0,25–0,5	6	58–70	70	ca. 7	1–2	B
Deflazacort	6	18	40	54–96	1–2	1–7	70 K
Dexamethason	0,58	48	75	80 90	ca. 4,2	1–3	R
Flucortolon	5–50	100	95	83	ca. 1,5	1–2	R
Hydrocortison	10	200	> 90	97	1,5	1	R
Methylprednisolon	2–100	160	77	89	2–3	1,5	R
Prednisolon	1–50	300	55–90	80–90	ca. 3,2	1–2	R

	ED [mg]	TD [mg]	PB [%]	BV [%]	HWZ [h]	t_{max} [h]	E [%]
Prednison	1–50	300	55–90	80–90	ca. 3,2	2*	R
Prednyliden	6–60	240	80–90	ca. 90	ca. 1,5	2–3	R
Triamcinolon	4–16	48	80	90	5	4	R + B

* retard. 6–6,5 h

Interaktion mit Nahrungsmitteln
Die Resorption von Hydrocortison und Methylprednisolon wird durch eine gleichzeitige Mahlzeit lediglich verzögert, aber nicht vermindert.

Besondere Arzneiformen
Prednisontbl. mit veränderter Wirkstofffreisetzung (Lodotra® Einnahme: 22 Uhr, Freisetzung ab 04.00 Uhr).

Einnahmeempfehlungen
Alle Glucocorticoide am besten morgens zwischen 6 und 8 Uhr mit Flüssigkeit, während oder nach dem Essen einnehmen. Die morgendliche Einnahme gewährleistet eine optimale Anpassung an den physiologischen Cortisol-Tagesrhythmus und reduziert so auch mögliche Nebenwirkungen. Die Einnahme am Morgen wird besonders bei einer Langzeittherapie empfohlen.

Wird die Tagesdosis aufgeteilt, so sollten 2/3 der Dosis morgens und 1/3 abends eingenommen werden.

Die Dosierung sollte ausschleichend erfolgen.

Mineralcorticoide

Pharmakodynamik
Mineralcorticoide werden wie die Glucocorticoide über Progesteron als Zwischenstufe in der Nebennierenrinde aus Cholesterol gebildet. Das physiologisch bedeutsamste Mineralcorticoid ist das Aldosteron. Seine Vorstufe Cortexon ist deutlich schwächer wirksam. Mineralcorticoide sind an der Regulation des Elektrolyt- und Wasserhaushaltes beteiligt. Die therapeutische Bedeutung der Mineralcorticoide ist, verglichen mit den Glucocorticoiden, gering. Zur Zeit ist nur das partialsynthetisch gewonnene Fludrocortison im Handel.

Pharmakokinetik

	ED [mg]	TD [mg]	PB [%]	BV [%]	HWZ [h]	t_{max} [h]	WE [d]	WD [h]	E
Fludrocortison	0,1	0,5	42–70	80	1–3,5	0,5–1,7	2–3	8–12	R

Interaktion mit Nahrungsmitteln
Es sind keine Interaktionen mit der Nahrung bekannt. Der Konsum großer Mengen Lakritze kann die Wirkung verstärken.

Einnahmeempfehlungen
Fludrocortison nach den Mahlzeiten, unzerkaut und mit etwas Flüssigkeit einnehmen.
Initial: 0,2–0,3 mg/Tag. Erhaltungsdosis: 0,05–0,1 mg/Tag. Die Wirkung setzt nach 2–3 Tagen ein.

Dermatika

Fumarsäureester und Fumarsäurehalbester

Pharmakodynamik
Fumarsäurederivate werden bei mittelschweren bis schweren Formen der Psoriasis vulgaris verordnet, sofern eine andere topische Therapie nicht ausreichend ist. Dimethylfumarat bzw. Monomethylfumarat sowie Monoethylfumarat hemmen die Proliferation von Keratinozyten, möglicherweise bedingt durch einen vorübergehenden Anstieg der intrazellulären Ca^{2+}-Konzentration. Dimethylfumarat ist ferner zur Therapie bei schubförmig remittierender Multipler Sklerose (MS) zugelassen. Hier zeigt es neuroprotektive Eigenschaften.

Pharmakokinetik

	ED [mg]	TD [mg]	PB [%]	BV [%]	HWZ [h]	t_{max} [h]	WE [min]	WD [h]	E [%]
Dimethylfumarat	30–120	720	27–45		1	1–2,5			R
Ethylhydrogenfumarate (Calcium, Zink, Magnesium)	75–95	570				0,25–1			R

Interaktion mit Nahrungsmitteln
Interaktionen mit der Nahrung sind nicht beschrieben.

Einnahmeempfehlungen
Psoriasis-Therapie: Die Anwendung sollte einschleichend beginnen. Nach Erreichen der Standarddosis: 1–3 × tgl.
MS-Therapie: Unter der Gabe von Fumarsäurederivaten dürfen keine fumarsäurehaltigen Externa angewendet werden.

Ichthyol (Natriumbituminosulfonat)

Pharmakodynamik
Ichthyol wird bei leichteren Formen der Akne vulgaris, Rosacea, Seborrhö, Furunkulose oder Perniones (Frostbeule) innerlich angewendet. Die Substanz zeigt antiphlogistische und antibakterielle Effekte.

Pharmakokinetik

	ED [mg]	TD [mg]	PB [%]	BV [%]	HWZ [h]	t_{max} [h]	WE [min]	WD [h]	E [%]
Ichthyol	200	1200				7–12			R+B

Interaktion mit Nahrungsmitteln
Interaktionen mit der Nahrung sind nicht beschrieben.

Einnahmeempfehlungen
3 × tgl. 400 mg über 2 Wochen, ab der 3. Woche 3 × tgl. 200 mg

Diuretika

Aldosteronantagonisten

Pharmakodynamik
Spironolacton wird als Aldosteronantagonist zur Entwässerung und Blutdrucksenkung eingesetzt. Eplerenon ist zur Behandlung der Herzinsuffizienz nach einem Herzinfarkt zugelassen.

Pharmakokinetik

	ED [mg]	TD [mg]	PB [%]	BV [%]	HWZ [h]	t_{max} [h]	WE [h]	WD [h]	E [%]
Eplerenon	25–50	50	50		3–5	2		24	R 67 B 32
Spironolacton	25–100	400	90–98	90	10–20*	72	48–72	24[–72]	R + B

*als Canrenoat

Interaktion mit Nahrungsmitteln
Nahrung verbessert die Resorption von Spironolacton, da mehr Zeit zur Auflösung zur Verfügung steht und der First-pass-Metabolismus verringert wird. Eplerenon wird über CYP3A4 metabolisiert.

Einnahmeempfehlungen
Eplerenon: einschleichend 3–14 Tage nach einem Infarkt, 1 × tgl. mit oder ohne Nahrung, vorzugsweise vor dem Frühstück oder Mittagessen. Erhaltungsdosis: 50 mg
Spironolacton: Aufsättigung: 1–2 × tgl. 100–200 mg über 3–6 Tage, Erhaltungsdosis 1 × tgl. 25–100 mg oder auch nur jeden 2. oder 3. Tag. Kinder sollten nicht länger als 30 Tage behandelt werden.
Der Kaliumspiegel sollte genau überwacht werden.

Körpergewichtsbezogene Dosierung
Spironolacton: Kinder Initial-TD 1,5–3 mg/kg KG
Bei Bedarf Steigerung auf 9 mg/kg KG

Carboanhydrasehemmer

Pharmakodynamik
Der Carboanhydrasehemmstoff Acetazolamid wird ambulant selten als Diuretikum eingesetzt, häufiger ist die Verordnung zur Behandlung des Glaukoms (akuter Glaukomanfall). Daneben wird es bei Ödemen unterschiedlicher Genese, Ateminsuffizienz mit respiratorischer Azidose und Epilepsie verordnet.

Pharmakokinetik

	ED [mg]	TD [mg]	PB [%]	BV [%]	HWZ [h]	t_{max} [h]	WE [h]	WD [h]	E
Acetazolamid	250–500	1000	60–90	n.bek.	2–6	2	6	4–6	R

Interaktion mit Nahrungsmitteln
Interaktionen mit der Nahrung sind nicht beschrieben. Acetazolamid kann die Ausscheidung von basischen Substanzen verzögern.

Einnahmeempfehlungen
Während einer langdauernden Acetazolamid-Therapie muss für eine ausreichende Auffüllung der Alkalireserve, besonders der Kaliumbestände, gesorgt werden. Hierzu eignen sich Diätmaßnahmen (Gemüse, Obst, besonders getrocknete Aprikosen) oder Gaben von Kaliumcarbonat bzw. entsprechenden Kaliumpräparaten. Acetazolamid kann bei langfristiger Anwendung zu Azidose führen. Ferner kann die Bildung von Nierensteinen gefördert werden.

Körpergewichtsbezogene Dosierung

	Erwachsene		Kinder	
	ED [mg/kg KG]	TD [mg/kg KG]	ED [mg/kg KG]	TD [mg/kg KG]
Acetazolamid				8–30

Indapamid

Pharmakodynamik

Das den Thiaziddiuretika verwandte Indapamid wird zur Behandlung der essenziellen Hypertonie eingesetzt. Es hemmt die Natriumrückresorption im proximalen Teil des distalen Nierentubulus und führt dadurch zu einer vermehrten Natrium- und Chloridausscheidung und in geringerem Umfang zu einer vermehrten Kalium- und Magnesiumausscheidung im Harn. Daneben hat es noch andere antihypertensive Effekte auf vasculärer Ebene.

Pharmakokinetik

	ED [mg]	TD [mg]	PB [%]	BV [%]	HWZ [h]	t_{max} [h]	WE [w]	WD [h]	E [%]
Indapamid	0,625–2,5	1,5–2,5	79		18	12	2	24	70 R 22 B

Interaktion mit Nahrungsmitteln

Gleichzeitige Nahrungsaufnahme erhöht geringfügig die Resorptionsgeschwindigkeit, hat jedoch keinen Einfluss auf die insgesamt resorbierte Wirkstoffmenge. Unter der Therapie sollte der Kaliumspiegel überwacht werden.

Einnahmeempfehlungen

1 × tgl. vorzugsweise morgens. Es stehen auch Kombinationspräparate mit dem ACE-Hemmer Perindopril zur Verfügung. Der antihypertensive Effekt tritt nach ca. 2 Wochen ein, das Maximum nach ca. 4 Wochen. Der Wirkstoff kann das Reaktionsvermögen beeinflussen.

Kaliumsparende Diuretika („Kaliumsparer")

Pharmakodynamik
Die kaliumsparenden Diuretika werden nur in Kombination mit Thiaziden (meist Hydrochlorothiazid) oder Schleifendiuretika (meist Furosemid) verabreicht, ihr Einsatz erfolgt in erster Linie bei Hypertonie. Sie hemmen den Natrium/Kalium-Austausch im distalen Tubulus. Der diuretische Effekt ist mäßig (2–4 % des Primärharns).

Pharmakokinetik

	ED [mg]	TD [mg]	PB [%]	BV [%]	HWZ [h]	t_{max} [h]	WE [h]	WD [h]	E [%]
Amilorid	5	20	40–70	15–26	6–20	3–4	2	12–24	50 R 50 B
Triamteren	50	100	50	30–70	4–7	2–4	2–4	24	R

* diuretische Wirkung

Interaktion mit Nahrungsmitteln
Bei Amilorid wird durch Nahrung die Resorptionsquote verringert.

Einnahmeempfehlungen
Einnahme von Triamteren zur Nahrung, von Amilorid nach dem Essen. Bei Triamteren treten leicht GIT-Störungen (Erbrechen und Übelkeit) auf. Die Einnahme sollte mit Rücksicht auf die Nachtruhe des Patienten nicht abends erfolgen. Die Maximalwirkung tritt erst nach mehrtägiger Behandlung ein. Das Wirkmaximum von Amilorid tritt nach etwa 8 h auf. Ein antihypertensiver Effekt der Kombinationspräparate kann erst nach 3–4 Tagen beobachtet werden.

Triamteren kann den Harn grün färben. Beide Wirkstoffe sind nur in Kombinationsarzneimitteln im Handel (meist mit HCT).

Schleifendiuretika

Pharmakodynamik
Schleifendiurektika hemmen im aufsteigenden Ast der Henle'schen Schleife die Resorption von Natrium-, Kalium- und Chloridionen. Sie werden zur Ausschwemmung von Ödemen, bei Herzinsuffizienz oder Bluthochdruck verordnet.

Pharmakokinetik

	ED [mg]	TD [mg]	PB [%]	BV [%]	HWZ [h]	t_{max} [h]	WE [min]	WD [h]	E [%]
Azosemid*	80	80	96	20	3		60	9	R
Bumetanid	1–5	15	95–97	90	1,5	1		4–6	R
Etacrynsäure*	50	400	90	95	0,5–2		30		R + B
Furosemid	40–500	1000	95	50–70	1	1	30	6–8	66 R, 30 B
Piretanid	3–6	12	96	80	1,5	1		4–6	R
Torasemid	2,5–200	200	99	80–90	3–4	1	30–60	12	80 R

* orale Darreichungsformen in Deutschland zurzeit nicht im Handel

Interaktion mit Nahrungsmitteln
Die Einnahme von Furosemid nach einem Frühstück vermindert die Bioverfügbarkeit um etwa 50 %. Die Einnahme von Torasemid sollte morgens erfolgen. Nahrung hat keinen Einfluss auf die Wirksamkeit. Die Einnahme von Etacrynsäure sollte nach dem Frühstück erfolgen.

Besondere Arzneiformen
Furosemid liegt auch in langwirksamen Kapseln vor. Bei diesen Arzneiformen liegt eine geänderte Pharmakokinetik vor (t_{max}: 3 h, HWZ: 3 h).

Einnahmeempfehlungen
Einnahme von Furosemid und Torasemid nüchtern, möglichst vor dem Frühstück. Etacrynsäure und Piretanid nach dem Frühstück (und Mittagessen) mit reichlich Flüssigkeit einnehmen. Auf eine ausreichende Elektrolytversorgung der Patienten ist zu achten (kaliumreiche Kost wie Bana-

nen und Aprikosen, aber mäßige Kochsalzzufuhr). Bei allen Schleifendiuretika ist mit Rücksicht auf die Nachtruhe des Patienten keine abendliche Gabe indiziert.

Torasemid: 1 × tgl. am Morgen, maximale Wirkung nach 12 h

Der antihypertensive Effekt ist etwa bei 6–12 mg Piretanid, 100 mg Hydrochlorothiazid, 40–80 mg Furosemid und 1–2 mg Bumetanid gleich.

Thiazide

Pharmakodynamik
Thiazid-Diuretika werden bei arterieller Hypertonie und kardialen, hepatischen und renalen Ödemen angewandt. Sie bewirken eine gesteigerte Elektrolytausscheidung und sekundär über das somotisch gebundene Wasser die Steigerung des Harnflusses. Thiazid-Diuretika hemmen vorwiegend im frühdistalen Nierentubulus die Natriumrückresorption (maximal 15 % des glomerulär filtrierten Natriums können so ausgeschieden werden). Sie werden häufig mit AT_1-Blockern, ACE-Hemmern oder β-Blockern kombiniert.

Pharmakokinetik

	ED [mg]	TD [mg]	PB [%]	BV [%]	HWZ [h]	t_{max} [h]	WE [h]	WD [h]	E [%]
Bemetizid	5–25	50	90		3–6	3–4		12–24	R
Bendroflumethiazid	2,5	5	94	100	8,5	2		18	R 30 B 70
Chlorothiazid*	1000	2000	95		1,5		2	6–12	R
Chlortalidon	25–50	200	75	60	48	10	2–3	2–3 Tage	60 R
Hydrochlorothiazid (HCT)	25	100	64	70	6–8	2–5	2	6–12	95 R
Xipamid	10–40	80	99	64–95	40	1	1	ca. 12	R

* Chlorothiazid ist in Deutschland nicht mehr im Handel.

Interaktion mit Nahrungsmitteln
Durch Nahrung wird die Resorption von Hydrochlorothiazid verbessert.

Einnahmeempfehlungen

Tabletten unzerkaut zum Frühstück (zum Essen) einnehmen, um gastrointestinale Nebenwirkungen zu vermeiden.

Chlortalidon: 1 (-2) × tgl., zum Frühstück (und ggf. zum Abendessen); die Dosis sollte erst nach 2–3 Wochen erhöht werden.

Hydrochlorothiazid: 1 × tgl. zum Frühstück, eine zeitliche Begrenzung ist nicht vorgesehen.

Xipamid: 1 × tgl. nach dem Frühstück einnehmen. Der maximale antihypertensive Effekt setzt nach 2–3 Wochen ein.

Tolvaptan (Vaptane)

Pharmakodynamik
Tolvaptan wird zur Behandlung von Hyponatriämie bei SIADH (= Syndrom der inadäquaten Sekretion des Antidiuretischen Hormons, Schwartz-Bartter-Syndrom) einer häufigen Elektrolytstörung bei Krankenhauspatienten eingesetzt. Tolvaptan ist ein selektiver Vasopressin-V_2-Rezeptor-Antagonist.

Pharmakokinetik

	ED [mg]	TD [mg]	PB [%]	BV [%]	HWZ [h]	t_{max} [h]	WE [h]	WD [h]	E [%]
Tolvaptan	15	60	98	56	8	2	2	24	40 R 59 B

Interaktion mit Nahrungsmitteln
Die gleichzeitige Verabreichung mit Nahrung hat keine Wirkung auf die Plasmakonzentrationen.

Einnahmeempfehlungen
1 × tgl. 15–60 mg, die Behandlung muss im Krankenhaus unter engmaschiger Überwachung (Serumnatrium und Volumenstatus) eingeleitet werden. Innerhalb von 2 h erfolgt eine starke Harnproduktion (im Mittel 7 Liter innerhalb von 12 h).
Bei Patienten sollte auf eine mögliche Therapie-assoziierte Leberschädigung geachtet werden.

Durchblutungsfördernde Mittel

Cinnarizin

Pharmakodynamik
Cinnarizin wird als Calciumoverload-Blocker zur Förderung der Durchblutung eingesetzt, insbesondere bei Symptomen wie mangelnder Hirndurchblutung, Benommenheit und Schwindel, gefäßbedingten Kopfschmerzen, Ohrensausen, nach Hirnverletzungen, Schlaganfällen und Gehirnerschütterung, mangelnder Organdurchblutung, wie Störung der Gewebsversorgung, nächtlichen Wadenkrämpfen, kalten Händen und Füßen, Blaufärbung der äußeren Gliedmaßen, Beschwerden infolge von Krampfadern, beim intermittierenden Hinken oder bei Raynaud-Krankheit (anfallsweise auftretende Gefäßkrämpfe im Bereich der Finger).

Pharmakokinetik

	ED [mg]	TD [mg]	PB [%]	BV [%]	HWZ [h]	t_{max} [h]	WE [h]	E [%]
Cinnarizin	75	225	80	k.A.	12–70	2–4	3–4	66 B 20–30 R

Interaktion mit Nahrungsmitteln
Durch Nahrung wird die Resorption verzögert. In Kombination mit Alkohol können das Reaktionsvermögen reduziert sowie orthostatische Regulationsstörungen ausgelöst werden.

Einnahmeempfehlungen
Einnahme 1–3×tgl. zu einer Mahlzeit mit ausreichend Flüssigkeit (Vermeidung von Magen-Darm-Beschwerden).

Ginkgo-Extrakt

Pharmakodynamik
Ginkgo-Extrakte werden zur Steigerung der zentralen Durchblutung bei Demenz, Tinnitus etc. eingesetzt.

Pharmakokinetik

	ED mg GS*	TD mg GS	PB [%]	BV [%]	HWZ [h]	t_{max} [h]	E
Ginkgolide	40–240	240	40–70	100	3,9	~1,5	B

* Trockenextrakt aus Ginkgo-Blättern

Interaktion mit Nahrungsmitteln
Interaktionen mit der Nahrung sind nicht beschrieben.

Einnahmeempfehlungen
2 × tgl. 80–120 mg oder 3 × tgl. 40–80 mg unabhängig von der Nahrung und mindestens 8 Wochen lang. Bei Patienten mit Magenbeschwerden ist die Einnahme zum Essen zu empfehlen.

Naftidrofuryl

Pharmakodynamik
Naftidrofuryl wird zur Verlängerung der Gehstrecke bei Patienten mit chronisch peripherer arterieller Verschlusskrankheit im Stadium II nach Fontaine (Claudicatio intermittens) eingesetzt. Früher wurde der Wirkstoff auch zur Verbesserung der Hirndurchblutung, der Durchblutung des Innenohres sowie der Netz- und Aderhaut des Auges verordnet.
Naftidrofuryl verbessert die Durchblutung durch eine Senkung des Arteriolentonus.

Pharmakokinetik

	ED [mg]	TD [mg]	PB [%]	BV [%]	HWZ [h]	t_{max} [h]	WE [d]	E [%]
Naftidrofuryloxalat	100–200	600	90	33	1–2,9[+]	0,5		80 R

[+] Retardformulierungen

Interaktion mit Nahrungsmitteln
Interaktionen mit der Nahrung sind nicht beschrieben.

Einnahmeempfehlungen
3 × tgl. 100–200 mg

Nicergolin

Pharmakodynamik
Nicergolin wirkt als Vasodilatator über eine Blockade des Sympathikus (α-Rezeptorblockade). Ferner wirkt es serotonerg und dopaminerg und verbessert den Energiestoffwechsel während und nach zerebraler Ischämie.
Es kommt zum Einsatz bei chronischen hirnorganisch bedingten Leistungsstörungen sowie bei dementiellen Symptomen. Leitsymptome sind hierbei Gedächtnisstörungen, Konzentrationsstörungen, Denkstörungen, vorzeitige Ermüdbarkeit, Antriebs- und Motivationsmangel sowie Affektstörungen.

Pharmakokinetik

	ED [mg]	TD [mg]	PB [%]	BV [%]	HWZ [h]	t_{max} [h]	E [%]
Nicergolin	10–30	60	87	*	2,5	2,6	80 R

* vollständige Resorption, aber hoher First-pass-Effekt

Interaktion mit Nahrungsmitteln
Nahrung verringert die Resorption von Nicergolin.

Einnahmeempfehlungen
Einnahme vor den Mahlzeiten, bei Magenbeschwerden zu den Mahlzeiten, im Regelfall 1–2 × tgl.

Pentoxifyllin

Pharmakodynamik

Pentoxifyllin wird zur Steigerung der Durchblutung als Hämorrheologikum eingesetzt, insbesondere bei peripheren arteriellen Durchblutungsstörungen im Stadium II nach Fontaine und bei Tinnitus. Pentoxifyllin verbessert die Fließeigenschaften des Blutes durch die Senkung der erhöhten Blutviskosität.

Pharmakokinetik

	ED [mg]	TD [mg]	PB [%]	BV [%]	HWZ [h]	t_{max} [h]	E
Pentoxifyllin	100–600	1200	70	20–30	1–2	2,5	R

Interaktion mit Nahrungsmitteln

Die Resorption von Pentoxifyllin wird durch die Nahrung verzögert.

Einnahmeempfehlungen

2–3 × tgl. je nach ED, sodass die Tagesdosis von 1200 mg eingenommen wird.
Einnahme unzerkaut mit viel Flüssigkeit nach dem Essen.
Teilweise wird das Kapselgerüst unverändert ausgeschieden.

Piracetam

Pharmakodynamik
Piracetam wird als Antidementivum zur Behandlung von Hirnleistungsstörungen wie Konzentrationsschwäche, Orientierungsstörungen und nachlassender Gedächtnisleistung eingesetzt. Piracetam wirkt über eine Beeinflussung des Gehirnstoffwechsels, z.B. durch Erhöhung der Glucoseverwertung.

Pharmakokinetik

	ED [mg]	TD [mg]	PB [%]	BV [%]	HWZ [h]	t_{max} [min]	E
Piracetam	400–2400	2400–4800*	15	100	5,2	30	R

* in Einzelfällen bis 24 g

Interaktion mit Nahrungsmitteln
Interaktionen mit der Nahrung oder Alkohol sind nicht beschrieben.

Einnahmeempfehlungen
2–3 × tgl., Einnahme zu oder nach den Mahlzeiten mit reichlich Flüssigkeit (0,2 l), nicht auf nüchternen Magen. Piracetam kann das Reaktionsvermögen einschränken. Die Therapie muss mindestens 8–12 Wochen lang durchgeführt werden.

Entwöhnungsmittel

Acamprostat

Pharmakodynamik
Das Aminosäure-Analogon Acamprostat wird zur Unterstützung der Entwöhnung von Alkoholabhängigen eingesetzt. Die Substanz unterstützt die Abstinenz der ehemaligen Alkoholkranken. Die Wirkung von Acamprostat beruht wahrscheinlich auf einer Stimulierung der inhibitorischen GABAergen Neurotransmission sowie auf einem antagonistischen Effekt auf die erregenden Aminosäuren insbesondere Glutamat.

Pharmakokinetik

	ED [mg]	TD [mg]	PB [%]	BV [%]	HWZ [h]	t_{max} [h]	WE [min]	WD [h]	E [%]
Acamprostat-Calcium	333	1998	0	<10	13–20,7	4			R

Interaktion mit Nahrungsmitteln
Die Verabreichung von Acamprostat zusammen mit Nahrungsmitteln vermindert seine Bioverfügbarkeit im Vergleich zur Verabreichung im nüchternen Zustand.

Einnahmeempfehlungen
Einnahme unzerkaut und unzerdrückt mit ausreichend Flüssigkeit zu den Mahlzeiten
Patienten <60 kg KG: 2 Tbl. morgens, 1 mittags, 1 abends.
Patienten >60 kg KG: 3×tgl. 2 Tbl.
Die Anwendung sollte über 1 Jahr erfolgen.

Amfebutamon (Bupropion)

Pharmakodynamik
Bupropion wird zur Hilfe bei der Raucherentwöhnung nikotinabhängiger Patienten in Verbindung mit unterstützenden motivierenden Maßnahmen eingesetzt. Es hemmt selektiv die Wiederaufnahme von Katecholaminen (Noradrenalin und Dopamin) in Neurone.
Bupropion ist ferner als atypisches Antidepressivum (selektiver Dopamin- und Noradrenalin- (geringfügig auch Serotonin-) Wiederaufnahmehemmer (NDRI)) zur Behandlung depressiver Erkrankungen (Episoden einer Major Depression) zugelassen.

Pharmakokinetik

	ED [mg]	TD [mg]	PB [%]	BV [%]	HWZ [h]	t_{max} [h]	WE [d]	E [%]
Bupropion	150	300	84	ca. 87	20	2,5–3*	14	87 R

* als Retardformulierung

Interaktion mit Nahrungsmitteln
Die Resorption wird durch gleichzeitige Nahrungsaufnahme nicht signifikant beeinflusst. Bupropion wird über CYP2B6 metabolisiert.

Einnahmeempfehlungen
Die Einnahme sollte nicht vor dem Schlafengehen erfolgen. Retardtbl. unzerkaut schlucken, nicht zerkleinern, nicht teilen!
Raucherentwöhnung: 1×tgl. Retardtbl. 150 mg über 6 Tage (max. ED 150 mg), anschließend 2×tgl. Retardtbl. 150 mg über 7–9 Wochen (max. TD 300 mg).
Depressionen: 1×tgl. 150 mg (immer zur gleichen Tageszeit), ggf. nach 4 Wochen Steigerung auf 300 mg; der Wirkeintritt zeigt sich nach 14 Tagen, die volle Wirksamkeit erst nach einigen Wochen. Die Therapie sollte über mindestens 6 Monate erfolgen.

Nicotin

Pharmakodynamik
Nicotin wird als Kaugummi, Lutsch- oder Sublingualtablette zur Raucherentwöhnung eingesetzt. Es ersetzt einen Teil des durch Rauchen zugeführten Nicotins.

Pharmakokinetik

	ED [mg]	TD [mg]	PB [%]	BV [%]	HWZ [h]	t_{max} [min]	E
Nicotin	1–4	30	< 5		2 15–20*	48	R

* Metabolit Cotinine

Interaktion mit Nahrungsmitteln
Interaktionen mit der Nahrung sind nicht beschrieben.

Besondere Arzneiformen
Nicotin wird als Lutschtablette, Sublingualtablette oder Kaugummi oral angewendet.

Einnahmeempfehlungen
Alle 1–2 h eine Lutschtablette oder ein Kaugummi.
Das Rauchen sollte komplett eingestellt werden.

Vareniclin

Pharmakodynamik
Vareniclin ist ein partieller Acetylcholin-Rezeptor-Agonist. Dieser erregt zunächst Acetylcholinrezeptoren und löst die darüber vermittelte Dopamin-Ausschüttung aus. Anschließend werden die Rezeptoren blockiert, so dass ein Nicotin-Kontakt keine Dopamin-Ausschüttung mehr auslösen kann.

Pharmakokinetik

	ED [mg]	TD [mg]	PB [%]	BV [%]	HWZ [h]	t_{max} [h]	WE [min]	WD [h]	E [%]
Vareniclin	0,5–1	2	<20	*	24	3–4		12	R

* vollständige Resorption

Interaktion mit Nahrungsmitteln
Die orale Bioverfügbarkeit von Vareniclin wird durch Nahrungsaufnahme oder Tageszeit der Einnahme nicht beeinflusst.

Einnahmeempfehlungen
Die Einnahme erfolgt 1–2 × tgl.
In der 1. Woche 1 × tgl. 0,5 mg (Tag 1–3), dann 2 × tgl. 0,5 mg (Tag 4–7). Das Rauchen kann beibehalten werden. Ab der 2. Woche wird die Dosierung auf 2 × tgl. 1 mg erhöht. 1–2 Wochen nach Einnahmebeginn sollte das Rauchen eingestellt werden. Die Behandlung soll über 12–24 Wochen durchgeführt werden.
Bei der Raucherentwöhnung ist die Gefahr eines Rückfalls kurz nach Therapieende erhöht, daher kann bei einem hohen Rückfallrisiko ein Ausschleichen der Dosierung erwogen werden.

Enzyminhibitoren

Miglustat

Pharmakodynamik
Miglustat wird zur Therapie der leichten bis mittelschweren Form der Gaucher-Krankheit des Typs 1 eingesetzt (Abbaustörung von Glukosylzeramiden), bei denen eine Enzymsubstitutionstherapie (ERT) nicht in Frage kommt. Miglustat ist ein Hemmstoff der Glukosylzeramidsynthase.

Pharmakokinetik

	ED [mg]	TD [mg]	PB [%]	BV [%]	HWZ [h]	t_{max} [h]	WE [h]	WD [h]	E [%]
Miglustat	100	300	0	97	6–7	2			R

Interaktion mit Nahrungsmitteln
Nahrung führt zu einer Abnahme von C_{max} (um 36 %) und einer Verzögerung von t_{max}. Die Veränderungen scheinen keinen Einfluss auf die Wirksamkeit zu haben.

Besondere Arzneiformen
Die Einnahme kann mit oder unabhängig von den Mahlzeiten erfolgen, im Regelfall 3 × tgl., bei Durchfällen ist eine Reduktion auf 2 × tgl. möglich.

Nitisinon

Pharmakodynamik

Nitisinon wird eingesetzt zur Behandlung von Patienten mit angeborener Tyrosinämie Typ 1 (HT-1) in Kombination mit eingeschränkter Aufnahme von Tyrosin und Phenylalanin aus der Nahrung. Nitisinon ist ein kompetitiver Inhibitor der 4-Hydroxyphenylpyruvatdioxygenase, eines Enzyms, das im Tyrosinabbau wichtig ist. Durch die Hemmung des normalen Tyrosinabbaustoffwechsels bei Patienten mit HT-1 verhindert Nitisinon die Ansammlung der toxischen Zwischenprodukte Maleylacetacetat und Fumarylacetacetat.

Pharmakokinetik

	ED [mg]	TD [mg]	PB [%]	BV [%]	HWZ [h]	t_{max} [h]	E [%]
Nitisinon	2–10*	1–2 mg/kg KG			52,1		

* individuelle Anpassung der Dosis

Interaktion mit Nahrungsmitteln

Interaktionen sind bis jetzt nicht bekannt. Nitisinon wird über CYP3A4 metabolisiert.

Einnahmeempfehlungen

Es wird empfohlen, Nitisinon zu den Mahlzeiten einzunehmen.
Die Kapsel kann geöffnet und der Inhalt vor der Einnahme in einer geringen Menge Wasser oder Diätflüssigkeit suspendiert werden.

Gichttherapeutika

Colchicin

Pharmakodynamik
Colchicin wird im akuten Gichtanfall zur Hemmung der Makrophagenaktivität und zur Verminderung der Milchsäureproduktion eingesetzt. Ferner wird es zur Behandlung und Prophylaxe des familiären Mittelmeerfiebers eingesetzt (auch bei Kindern).

Pharmakokinetik

	ED [mg]	TD [mg]	PB [%]	BV [%]	HWZ [h]	t_{max} [min]	E [%]
Colchicin	0,5	8	20–50		4,4–9,3	69	B, 23 R

Interaktion mit Nahrungsmitteln
Interaktionen mit der Nahrung sind nicht beschrieben.

Einnahmeempfehlungen
Dragees mit ausreichend Flüssigkeit außerhalb der Mahlzeiten einnehmen. Erneute Colchicingabe nach einem Gichtanfall frühestens nach 3 Tagen (Kumulationsgefahr). Unter der Therapie und bis zu 3 Monate danach sollte ein ausreichender Empfängnisschutz sichergestellt sein. Colchicin kann mit Allopurinol und Urikosurika zusammen eingenommen werden.

Urikosurika

Pharmakodynamik
Benzbromaron und Probenecid werden zur forcierten Ausscheidung von Harnsäure bei Hyperurikämie (Serumharnsäure-Werte im Bereich von 500 μmol/l bzw. 8,5 mg/100 ml) gegeben.

Pharmakokinetik

	ED [mg]	TD [mg]	PB [%]	BV [%]	HWZ [h]	t_{max} [h]	WE [h]	E
Benzbromaron	100	100	100	50	36	2	8–12*	B
Probenecid	250–500	1000	83–94	100	9	2–3		R

* stärkste Harnsäureausscheidung

Interaktion mit Nahrungsmitteln
Interaktionen von Benzbromaron mit der Nahrung sind nicht beschrieben.

Einnahmeempfehlungen
Beide Arzneistoffe sollten zum oder nach dem Essen (Hauptmahlzeit) eingenommen werden, insbesondere bei Benzbromaron können sonst GIT-Störungen auftreten. Auf eine ausreichende Flüssigkeitszufuhr ist zu achten. Die Einnahme im akuten Gichtanfall ist kontraindiziert.
Eine Therapie mit Benzbromaron einschleichend beginnen (20 mg/Tag). Purinreiche Lebensmittel sind unter der Therapie zu vermeiden (Innereien wie Bries, Niere, Hirn, Leber, Herz und Zunge sowie Fleischextrakt). Auch auf Alkohol (insbesondere Bier, da hierdurch Guanosin aufgenommen wird: ein Ribonukleosid, das den Harnsäurespiegel stark erhöht) sollte verzichtet werden.

Körpergewichtsbezogene Dosierung

	Erwachsene		Kinder (ab 2 Jahren)	
	ED [mg/kg KG]	TD [mg/kg KG]	ED [mg/kg KG]	TD [mg/kg KG]
Probenecid				25 (initial) – 40

Xanthinoxidase-Inhibitoren

Pharmakodynamik
Allopurinol und Febuxostat hemmen die Xanthinoxidase und senken dadurch die körpereigene Harnsäureproduktion. Sie dienen zur Intervallbehandlung der Gicht, der Prophylaxe von Uratsteinen bzw. zur Hyperurikämieprophylaxe bei der Therapie mit anderen Medikamenten (z. B. Zytostatika).

Pharmakokinetik

	ED [mg]	TD [mg]	PB [%]	BV [%]	HWZ [h]	t_{max} [h]	WD [h]	E [%]
Allopurinol	100–300	800–900*	<5	67–90	9–16	1		80 R
Febuxostat	80–120	80–120	99,2	49	5–8	1–1,5	24	R + B

* in Einzelfällen

Interaktion mit Nahrungsmitteln
Interaktionen von Allopurinol mit der Nahrung sind nicht beschrieben. Eine fettreiche Mahlzeit kann die C_{max} von Febuxostat um bis zu 50 % und die AUC um ca. 18 % verringern. Die Effekte gelten als nicht klinisch relevant. Metallsalze können die Resorption von Febuxostat verzögern.

Einnahmeempfehlungen
Allopurinol: Einnahme meist 1 × tgl. 100–300 mg mit ausreichend Flüssigkeit nach einer Mahlzeit. Nur bei Magenunverträglichkeit sollte eine Verteilung über den Tag erfolgen. Der Patient sollte Innereien, Hülsenfrüchte, geräucherten Fisch oder gebratenes Fleisch meiden. Auf den Genuss von Alkohol sollte verzichtet werden.

Febuxostat: 1 × tgl. 80 mg unabhängig von der Nahrung. Ist nach 2–4 Wochen der Serumharnsäurespiegel >6 mg/dl (357 µmol/l), kann die Dosis auf 120 mg erhöht werden.

Körpergewichtsbezogene Dosierung

	Erwachsene		Kinder (ab 3 Jahren)	
	ED [mg]	TD [mg]	ED [mg]	TD [mg]
Allopurinol	4	4	8	8–10

Hypnotika/Sedativa

Benzodiazepine

Pharmakodynamik

Die Benzodiazepine werden als Sedativa (Oxazepam, Temazepam etc.), Muskelrelaxanzien (Tetrazepam), Psychopharmaka bei Angst-, Spannungs- und Erregungszuständen (Anxiolytika) (Nordazepam etc.) und als Antiepileptika (Clonazepam, Clobazam) verwendet. Sie greifen am GABA-Rezeptor an und erhöhen die Rezeptoraffinität zu GABA. Je nach Wirkungsdauer und Wirkungsprofil sind die Vertreter den einzelnen Indikationen zuzuordnen. Die Benzodiazepine werden in kurz (Brotizolam, Midazolam, Triazolam), mittellang (Lorazepam, Oxazepam, Temazepam) und lang wirksame Substanzen (Flurazepam, Diazepam) unterteilt.

Pharmakokinetik

Je nach Arzneistoff-Indikation ist die Pharmakokinetik recht unterschiedlich.

	ED [mg]	TD [mg]	PB [%]	BV [%]	HWZ [h]	t_{max} [h]	WE [min]	WD [h]	E [%]
Alprazolam	0,25–1	4	80	80	12–15	1–2	15		R
Bromazepam	6	12	70	85	15–28	1–4		12–24	69 R
Brotizolam	0,25	0,25	89–95	52–99	4,4–6,9	0,8–1,3			
Chlordiazepoxid	25	100	94–97	100	5–30	0,5–12			R
Clobazam	10–20	80	85–91	90	18	1–3			B
Clonazepam	0,25–1	4–8	47–82	80–100	30	2–4	20–60	12	70 R
Diazepam	5–20	60	98–99	100	20	0,5–1,5	30–60	>15	R
Flunitrazepam	1–2	2	80	80–90	18	1–3			R
Flurazepam	27,4	27,4	95–98	83	19–133	1–3			
Lormetazepam	0,5–2	3	73–88	72–83	10–14	1–3		6–12	R

	ED [mg]	TD [mg]	PB [%]	BV [%]	HWZ [h]	t$_{max}$ [h]	WE [min]	WD [h]	E [%]
Loprazolam	1	2	80	80	8–9	2,5			R + B
Lorazepam	0,5–2,5	3	91–93	90–100	13–14	1–2,5			R
Medazepam	10	60	99,8	50–76	2–5	1–2			
Midazolam	7,5	15	95–98	40–50	1,5–2,5	0,5–1	10–20		R
Nitrazepam	5–10	10	85–88	54–93	18–30	1–2		> 15	80 R
Nordazepam	2,5–6,25	15	96	100	50–90				R
Oxazepam	10–50	150	95–98	80–90	5–15	1–3			R
Temazepam	10–20	40	96	100	5–13	0,8		6–12	80 R
Triazolam	0,125–0,25	0,25	80–89	50	0,8	1–2		< 4	80 R

Interaktion mit Nahrungsmitteln

Die Resorption von Diazepam wird durch Nahrung gefördert. Grapefruitsaft erhöht die BV von Midazolam und Triazolam. Die Resorption von Bromazepam und Nordazepam wird durch Nahrung nicht beeinflusst. Der Wirkungseintritt von Oxazepam, Nitrazepam und Clobazam wird durch Nahrung verzögert. Die Angaben dazu sind allerdings widersprüchlich. Benzodiazepine verstärken die Wirkung von Alkohol. Bei gleichzeitiger Gabe von Alkohol steigt die Bioverfügbarkeit von Clobazam um 50 %. Die Resorption von Oxazepam wird durch Alkohol verzögert. Die Benzodiazepine werden meist über CYP3A4 (und CYP2C19) metabolisiert.

Einnahmeempfehlungen

Einnahme der Benzodiazepine nach Möglichkeit nüchtern. Zur Einnahme sollte kein Grapefruitsaft verwendet werden. Bei der Einnahme als Schlafmittel sollte die Einnahme unmittelbar vor dem Schlafengehen (30 min), aber möglichst nicht auf vollen Magen erfolgen, da die Gefahr von verzögerter Wirkung und „Hangover" am nächsten Tag besteht. Benzodiazepine haben ein Abhängigkeitspotenzial: bei therapeutischen Dosen nach 4–6 Monaten Therapiedauer; bei hohen Dosen nach 4–6 Wochen Therapiedauer.

Chloralhydrat

Pharmakodynamik
Chloralhydrat wird bei Schlafstörungen, zur Beruhigung bei Erregungszuständen organischer und/oder psychischer Genese, wie z. B. bei zerebralsklerotisch bedingten Unruhezuständen und Durchschlafstörungen, eingesetzt. Die Wirkung beruht auf einer Reizabschirmung des Zentralnervensystems. Chloralhydrat wirkt über seinen aktiven Metaboliten Trichlorethanol, der die $GABA_A$-erge Transmission vermutlich in den aufsteigenden Bahnen der Formatio reticularis und des limbischen Systems verstärkt. Chloralhydrat beeinflusst nicht das normale Schlafprofil.

Pharmakokinetik

	ED [mg]	TD [mg]	PB [%]	BV [%]	HWZ [m]	t_{max} [h]	WE [min]	WD [h]	E
Chloralhydrat	250–500	1500	40	0*	4	0,5	15–30	5–8	B

aktiver Metabolit: Trichlorethanol, HWZ 7 h
* sofortige Metabolisierung

Interaktion mit Nahrungsmitteln
Chloralhydrat wird durch die Alkoholdehydrogenase in seinen wirksamen Metaboliten Trichlorethanol umgewandelt. Die Wirkung von Ethanol wird verstärkt bzw. Ethanol erhöht die Serumkonzentration von Trichlorethanol (gleicher Abbau).

Besondere Arzneiformen
Je nach gewünschter Freisetzung und Indikation (Ein- oder Durchschlafstörungen) gibt es den Wirkstoff in normalen Kapseln oder dünndarmlöslichen Kapseln.

Einnahmeempfehlungen
Einnahme 15–30 min vor dem Schlafengehen mit ausreichend Flüssigkeit. Die Kapseln können vorher kurz in Wasser eingetaucht werden, sodass sie besser durch die Speiseröhre gleiten. Die Einnahmedauer sollte zeitlich begrenzt sein.

H$_1$-Antihistaminika als Sedativa

Pharmakodynamik
Die H$_1$-Antihistaminika Diphenhydramin und Doxylamin werden zur Stillung des Hustenreizes (heute eher obsolet), als Antiemetika (siehe dort) und zur Beruhigung und leichten Schlafförderung eingesetzt. Als Applikationsart stehen flüssige und feste Zubereitungen zur Verfügung. Doxylamin ist auch in Kombinationspräparaten zur Behandlung des grippalen Infektes enthalten.

Pharmakokinetik

	ED [mg]	TD [mg]	PB [%]	BV [%]	HWZ [h]	t$_{max}$ [h]	WE [min]	WD [h]	E [%]
Diphenhydramin	50	25–50	70–85	40–60	4	1–2	15–30	3–6	R
Doxylamin	6,25–25	25–50		24,7	10–12	2,4	30	3–6	60 R

Interaktion mit Nahrungsmitteln
Bei gleichzeitiger Einnahme von H$_1$-Antihistaminika mit Alkohol kommt es sowohl zu einer Wirkungsverstärkung im Sinne einer Sedierung als auch zur Gefahr von Intoxikationserscheinungen.

Einnahmeempfehlungen
Diphenhydramin bei Schlafstörungen abends 15–30 min, Doxylamin 30–60 min vor dem Schlafengehen einnehmen. Während der Therapie mit Doxylamin und Diphenhydramin ist auf den Genuss von Alkohol zu verzichten.

Zaleplon, Zolpidem, Zopiclon

Pharmakodynamik
Zaleplon, Zolpidem und Zopiclon werden als Sedativa verwendet. Sie greifen am Benzodiazepin-GABA-Chlorid-Rezeptorkomplex an.

Pharmakokinetik

	ED [mg]	TD [mg]	PB [%]	BV [%]	HWZ [h]	t_{max} [h]	WE [min]	WD [h]	E
Zaleplon	5–10	5–10	60	30	1	1			71 R 17 B
Zolpidem	5–10	10	92,5	70	2,4	0,5–3	7–27	< 4	R + B
Zopiclon	3,75–7,5	7,5	45	80	5	1–2	15–30	6–12	überw. R

Interaktion mit Nahrungsmitteln
Zaleplon, Zolpidem und Zopiclon werden über CYP3A4 metabolisiert, Zopiclon zusätzlich auch über CYP2C8. Die Wirkung von Alkohol kann durch die Arzneistoffe verstärkt werden.

Einnahmeempfehlungen
Die Einnahme unmittelbar vor dem Schlafengehen mit etwas Flüssigkeit. Auf abendlichen Alkoholgenuss ist zu verzichten. Von Zolpidem steht zusätzlich eine Sublingualtablette zur Verfügung.

Die maximale Behandlungsdauer sollte nach Möglichkeit 2 Wochen (mit Ausschleichphase 4 Wochen) nicht überschreiten.

Hypothalamushormone

Desmopressin

Pharmakodynamik
Desmopressin ist indiziert zur Behandlung der primären Enuresis nocturna, des zentralen Diabetes insipidus und bei traumatisch bedingter Polyurie und Polydipsie (krankhaft gesteigerter Durst), z. B. nach Schädelhirntrauma oder Operation im Hypophysenbereich.

Pharmakokinetik

	ED [mg]	TD [mg]	PB [%]	BV [%]	HWZ [h]	t_{max} [min]	WE [h]	E
Desmopressin	0,1–0,2	1,2	50	0,08–0,16*	2–3	ca. 50	1–2	R

* BV individuell sehr unterschiedlich

Interaktion mit Nahrungsmitteln
Es sind keine Interaktionen mit der Nahrung beschrieben. Eine Metabolisierung erfolgt nicht über CYP-Enzyme.

Besondere Arzneiformen
Sublinguale Anwendung durch Schmelztabletten mit 60–240 µg (höhere Bioverfügbarkeit: 0,25 %)

Einnahmeempfehlungen
Desmopressin vorzugsweise 1–2 h nach einer Mahlzeit einnehmen, im Falle einer Enuresis nocturna unmittelbar vor dem Zubettgehen als Einzeldosis. Nach der Einnahme sollte nur noch bei Durst Flüssigkeit aufgenommen werden (Gefahr der Wasserintoxikation!). Die Dosierung erfolgt einschleichend und muss auch ausschleichend beendet werden.

Immunsuppressiva

Azathioprin und Mercaptopurin

Pharmakodynamik

Azathioprin wird bei Organtransplantationen zur Verhinderung der Abstoßungsreaktion und bei Autoimmunerkrankungen, z. B. schweren Formen der chronischen Polyarthritis, chronischen Darmerkrankungen oder chronisch aktiver Hepatitis, eingesetzt. Azathioprin wird im Körper fast vollständig zum Purinantimetaboliten 6-Mercaptopurin umgewandelt und verhindert die Proliferation immunkompetenter Zellen. Daneben werden weitere Wirkmechanismen diskutiert. Mercaptopurin wird bei akuter lymphatischer Leukämie eingesetzt.

Pharmakokinetik

	ED [mg]	TD [mg/kg/KG]	PB [%]	BV [%]	HWZ [h]	t_{max} [h]	E
Azathioprin	25–100	1–5	30	88	3–5	2–4	R
Mercaptopurin	10–50	2,5		5–37	1,5	0,5–4	R

Interaktion mit Nahrungsmitteln

Es sind keine Interaktionen mit der Nahrung bekannt. Mercaptopurin nicht mit Milch oder Milchprodukten einnehmen, da diese Xanthinoxidasen enthalten.

Einnahmeempfehlungen

Azathioprin nach oder zu den Mahlzeiten mit reichlich Flüssigkeit (mindestens 200 ml) einnehmen, um GIT-Störungen zu vermeiden.

Bei Teilung von Tabletten Hautkontakt mit Staub vermeiden. Frauen und Männer sollten unter der Therapie und bis 6 Monate danach auf einen sicheren Empfängnisschutz achten. Ferner sollten aktive Immunisierungen unter der Therapie nicht durchgeführt werden. Der Wirkeintritt erfolgt langsam: Morbus Crohn nach bis zu 3 Monaten, rheumatische Arthritis nach 6–8 Wochen.

Mercaptopurin: $1 \times 2{,}5$ mg/kg/KG bzw. 50–75 mg/m^2 KOF

Ciclosporin

Pharmakodynamik

Ciclosporin wird zur Unterdrückung der Immunabwehr bei Autoimmunerkrankungen und Organtransplantationen, auch Knochenmarkstransplantation, angewendet. Ciclosporin unterdrückt sowohl humorale als auch zelluläre Immunreaktionen, indem es die Sekretion von Zytokinen hemmt (wahrscheinlich Blockade der ruhenden Lymphozyten). Daneben kommt es auch bei besonders schweren Formen der Psoriasis zum Einsatz.

Pharmakokinetik

	ED [mg]	TD [mg]	PB [%]	BV [%]	HWZ [h]	t_{max} [h]	E [%]
Ciclosporin	10–100	*	90	ca. 34 (10–90)	6,3–20,4	0,9–1,5	B 6 R

* Die Dosierung muss individuell erfolgen.

Interaktion mit Nahrungsmitteln

Fettreiche Mahlzeiten (auch Milch) können die Bioverfügbarkeit von Ciclosporin erhöhen (20–40 %). Auch Grapefruitsaft kann durch Wechselwirkung mit dem Cytochrom-P450-System die Blutspiegel von Ciclosporin erhöhen. Das Ausmaß ist jedoch individuell sehr verschieden und nicht vorhersehbar. Grapefruitsaft ist daher im Zusammenhang mit der Einnahme von Ciclosporin zu vermeiden. Außerdem sollte bei einer Behandlung mit Ciclosporin auf eine kaliumreiche Ernährung verzichtet werden.

Einnahmeempfehlungen

Ciclosporin unzerkaut mit Flüssigkeit einnehmen. Die Tagesdosis sollte immer auf zwei Einzelgaben verteilt werden. Grapefruitsaft sollte, auch in den Stunden vor der Einnahme, vermieden werden. Grundsätzlich sollte die Einnahme immer unter gleichen Bedingungen erfolgen.

Körpergewichtsbezogene Dosierung

	Erwachsene	
	ED [mg/kg KG]	TD [mg/kg KG]
Ciclosporin	1,25–7,5	2,5–15

Everolimus

Pharmakodynamik

Everolimus wird zur Verhinderung von Abstoßungsreaktionen nach einer Herz- oder Nierentransplantation eingesetzt. Ferner wird Everolimus zur Therapie verschiedener Karzinome im Rahmen einer Kombinationstherapie eingesetzt (Mammakarzinom, neuroendokrine Tumore pankreatischen Ursprungs, fortgeschrittenes Nierenzellkarzinom) und zur Therapie von bestimmten gutartigen Hirntumoren oder gutartigen Nierentumoren.

Everolimus ist das synthetische Derivat zum natürlich vorkommenden Makrolid Sirolimus mit verbesserter oraler Pharmakokinetik. Beide Immunsuppressiva zählen zur Gruppe der mTOR-Inhibitoren und blockieren somit die Wachstumsfaktorproliferation von menschlichen T-Zellen, B-Zellen und vaskulären glatten Muskelzellen.

Everolimus wird als Teil einer Tripeltherapie in Kombination mit Ciclosporin-Mikroemulsion und Glucocorticoiden eingesetzt.

Pharmakokinetik

	ED [mg]	TD [mg]	PB [%]	BV [%]	HWZ [h]	t_{max} [h]	E
Everolimus	0,1–10	10*	74	ca. 16[1]	28	1–2	B

[1] aus Tierversuch,
* 10 mg Krebstherapie, Immunsuppression individuell

Interaktion mit Nahrungsmitteln

Wird Everolimus gleichzeitig mit einer fettreichen Nahrung eingenommen, werden C_{max} und AUC um 60 % bzw. 16 % reduziert. Um starke Schwankungen zu vermeiden, sollte Everolimus daher immer mit oder immer ohne Nahrung eingenommen werden.

Grapefruitsaft beeinflusst die Aktivität von Cytochrom P450 und damit den Metabolismus von Everolimus und sollte daher gemieden werden.

Einnahmeempfehlungen

Immunsuppression: Die Tagesdosis sollte immer auf 2 Einzeldosen aufgeteilt und durchgängig entweder mit oder ohne Nahrung eingenommen werden.

Everolimus sollte mit ausreichend Flüssigkeit (am besten Wasser) und zur gleichen Zeit wie Ciclosporin-Mikroemulsion eingenommen werden.

Krebstherapie: 1 × tgl. 10 mg immer zur gleichen Tageszeit und unter gleichen Bedingungen (mit oder ohne Nahrung).

Fingolimod

Pharmakodynamik
Das Sphingosinanalogon Fingolimod wird zur Monotherapie von hochaktiver, schubförmig-remittierend verlaufender Multipler Sklerose (MS) eingesetzt, wenn der Krankheitsverlauf trotz Betaferontherapie weiter fortschreitet.

Pharmakokinetik

	ED [mg]	TD [mg]	PB [%]	BV [%]	HWZ [h]	t_{max} [h]	WE [h]	WD [h]	E [%]
Fingolimod	0,5	0,5	99	93	211,2	12–16	4–6	24	81 R

Interaktion mit Nahrungsmitteln
Fingolimod wird überwiegend über CYP4F2 metabolisiert. Daneben ist aber auch CYP3A4 beteiligt, sodass Aktivatoren oder Hemmstoffe dieses Enzyms die Bioverfügbarkeit beeinflussen können.

Einnahmeempfehlungen
1 × tgl. 0,5 mg entweder zu oder außerhalb der Mahlzeiten. Eine direkte Umstellung von Interferon oder Glatirameracetat ist bei Indikation möglich, bei Natalizumab ist eine längere Wartezeit einzuplanen.

Leflunomid

Pharmakodynamik
Leflunomid ist ein antirheumatisches Basistherapeutikum der Gruppe der Immunsuppressiva (DMARD: disease modifying antirheumatic drug) mit antiproliferativen Eigenschaften zur Behandlung der aktiven rheumatoiden Arthritis. Leflunomid hemmt die Proliferation von aktivierten Lymphozyten und die Autoantikörperbildung in B-Lymphozyten. Außerdem blockiert es die De-novo-Pyrimidinsynthese durch eine reversible Hemmung der Dihydroorotat-Dehydrogenase (DHODH). Leflunomid ist ein Prodrug, der aktive Metabolit ist Teriflunomid.

Pharmakokinetik

	ED [mg]	TD [mg]	PB [%]	BV [%]	HWZ [w]	t_{max} [h]	WE [w]	E [%]
Leflunomid	10–100	100	99	82–95*	2	1–24	4–6	B + R

* Resorptionsrate

Interaktion mit Nahrungsmitteln
Eine Beeinflussung der Resorption durch Nahrung erfolgt nicht. CYP-Enzyme sind nur untergeordnet an der Metabolisierung von Leflunomid beteiligt. Leflunomid wird durch Kohle oder Colestyramin in seiner Resorption gehindert.

Einnahmeempfehlungen
Einnahme 1 × tgl. Zu Beginn Aufsättigung: 1 × 100 mg tgl. (über ca. 3 Tage), später 1 × tgl. 10 oder 20 mg.
Die gleichzeitige Verabreichung von hepato- oder hämatotoxischen DMARDs (z. B. Methotrexat) ist nicht empfehlenswert. Die Wirkung tritt nach 4–6 Wochen ein, kann sich innerhalb von 4–6 Monaten aber noch steigern.

Mycophenolatmofetil

Pharmakodynamik
Mycophenolatmofetil wird in Kombination mit Ciclosporin und Corticosteroiden zur Prophylaxe von akuten Transplantatabstoßungen (Herz, Niere) angewendet.

Mycophenolatmofetil ist ein Prodrug und wird im Körper zur aktiven Substanz Mycophenolsäure hydrolysiert. Es wirkt proliferationshemmend auf T- und B-Lymphozyten.

Pharmakokinetik

	ED [mg]	TD [g]	PB [%]	BV [%]	HWZ [h]	t_{max} [h]	WE [w]	E [%]
Mycophenolatmofetil	250–500	2–3	97	94	16–18	1	4	93 R

Interaktion mit Nahrungsmitteln
Eine gleichzeitige Nahrungsaufnahme beeinflusst zwar nicht die AUC, C_{max} wird jedoch um 40% erniedrigt. Antazida und Ionenaustauscher verringern die Aufnahme von Mycophenolatmofetil.

Einnahmeempfehlungen
2×tgl. auf nüchternen Magen einnehmen. Die orale Behandlung sollte 72 h nach einer Transplantation eingeleitet werden. Keine gleichzeitige Anwendung von Antazida.

Pirfenidon

Pharmakodynamik
Pirfenidon ist ein Orphan-Drug zur Behandlung von leichter bis mittelschwerer idiopathischer pulmonaler Fibrose (IPF) bei Erwachsenen. Die Substanz zeigt antiinflammatorische und antifibrotische Eigenschaften durch Hemmung von TNFα und des Transforming Growth Faktor (TGF).

Pharmakokinetik

	ED [mg]	TD [mg]	PB [%]	BV [%]	HWZ [h]	t_{max} [h]	WE [min]	WD [h]	E [%]
Pirfenidon	267–801	2403	50–58		2,4			8	80 R

Interaktion mit Nahrungsmitteln
Die Nüchterneinnahme führt zu einer Verringerung von C_{max} um 50 %, der Einfluss auf die AUC ist gering. Die Substanz wird über CYP1A2 metabolisiert.

Einnahmeempfehlungen
Die Dosierung erfolgt einschleichend:
Tage 1–7: 3 × tgl. 267 mg (801 mg/Tag)
Tage 8–14: 3 × tgl. 534 mg (1602 mg/Tag)
ab Tag 15: 3 × tgl. 801 mg (2403 mg/Tag), jeweils mit Nahrung

Sirolimus (Rapamycin)

Pharmakodynamik

Das Immunsuppressivum Sirolimus ist ein makrozyklisches Lacton, das aus *Streptomyces hygroscopicus* gewonnen wird und chemisch mit Tacrolimus verwandt ist. Es ist angezeigt zur Prophylaxe der Organabstoßung oder in Kombination mit Corticosteroiden zur Erhaltungstherapie.
Sirolimus vermittelt seine immunsuppressive Wirkung über einen anderen Mechanismus als Ciclosporin und Tacrolimus. Es wird als m-TOR-Hemmer bezeichnet (TOR =Target of Rapamycin), wobei TOR eine Kinase ist, die biochemische Signale übermittelt. Durch die TOR-Hemmung werden die T-Zellproliferation und auch die Antikörperproduktion verhindert (vgl. Everolismus).

Pharmakokinetik

	ED [mg]	TD [mg]	PB [%]	BV [%]	HWZ [h]	t_{max} [h]	E
Sirolimus	1–2	6*	> 90	15	57–63	1–3	B

* Dosierung erfolgt individuell

Interaktion mit Nahrungsmitteln

Eine fettreiche Mahlzeit kann die Bioverfügbarkeit von Sirolimus deutlich verändern. Es wird daher empfohlen, Sirolimus konsequent entweder mit oder ohne Nahrung einzunehmen. Sirolimus wird über CYP3A4 in Darmwand und Leber metabolisiert. Interaktionen mit CYP3A4-Aktivatoren und -Inhibitoren sind wahrscheinlich. Grapefruit(saft) als Hemmstoff von CYP3A4 sollte daher unter der Therapie vermieden werden.

Einnahmeempfehlungen

Einnahme von Sirolimus möglichst immer zur gleichen Zeit sowie konsequent mit oder ohne Nahrung. Es sollte mit Wasser oder Orangensaft (nicht mit Grapefruitsaft), Apfelsaft oder anderen Getränken eingenommen werden.

Tacrolimus

Pharmakodynamik
Tacrolimus ist ein stark immunsuppressiv wirkendes Makrolid, das aus dem Bakterium *Streptomyces tsukubaensis* isoliert wird. Es kann sowohl zur Prophylaxe einer Transplantatabstoßung als auch im Akutfall eingesetzt werden. Tacrolimus unterdrückt die Bildung von Lymphokinen und zytotoxischen Lymphozyten (T-Zellen), welche für die Organabstoßung hauptverantwortlich sind.

Pharmakokinetik

	ED [mg]	TD [mg]	PB [%]	BV [%]	HWZ [h]	t_{max} [h]	E
Tacrolimus	0,5–5	*	> 98,8	ca. 21	4–57	1–3	B

* Dosierung erfolgt individuell und nach Körpergewicht

Interaktion mit Nahrungsmitteln
Eine gleichzeitige Nahrungsaufnahme (insbesondere fetthaltige) beeinträchtigt die Bioverfügbarkeit von Tacrolimus erheblich. Sie ist bis 1,5 h nach Nahrungsaufnahme deutlich reduziert. Um eine maximale Resorption zu erreichen, sollte die Einnahme von Tacrolimus zeitlich versetzt zu den Mahlzeiten erfolgen. Tacrolimus sollte außerdem nicht mit Grapefruitsaft eingenommen werden. Es wird angenommen, dass das im Grapefruitsaft enthaltene Flavonoid Naringenin über eine Enzymhemmung die Blutspiegel von Tacrolimus erheblich ansteigen lässt.

Einnahmeempfehlungen
Tacrolimus mit Flüssigkeit (am besten mit Wasser, kein Grapefruitsaft!) 1 h vor oder 2 h nach einer Mahlzeit einnehmen.
Retardtbl.: 1 × tgl.; Granulate/Kps.: 2 × tgl.

Teriflunomid

Pharmakodynamik
Teriflunomid ist ein Immunmodular mit entzündungshemmenden Eigenschaften zur Basistherapie der Multiplen Sklerose (MS). Die Substanz hemmt die Dihydroorotat-Dehydrogenase (DHODH) in den Mitochondrien und dadurch die de-novo-Synthese von Pyrimidinen in aktivierten Lymphozyten. Teriflunomid ist der aktive Metabolit von Leflunomid.

Pharmakokinetik

	ED [mg]	TD [mg]	PB [%]	BV [%]	HWZ [h]	t_{max} [h]	WE [min]	WD [h]	E [%]
Teriflunomid	14	14	>99	100	19	1–4			B

Interaktion mit Nahrungsmitteln
Klinisch relevante Interaktionen mit Nahrungsmitteln sind nicht beschrieben. Teriflunomid kann C_{max} und AUC von Coffein senken (evtl. schwache Aktivierung von CYP1A2). Durch Ionenaustauscher oder Aktivkohle werden allerdings die Plasmaspiegel dramatisch gesenkt.

Einnahmeempfehlungen
1 × tgl. 14 mg unabhängig von Mahlzeiten.

Kardiaka

Herzglykoside

Pharmakodynamik
Herzglykoside mit den Hauptvertretern β-Acetyldigoxin, Digitoxin, Digoxin und Metildigoxin werden heute bei Herzinsuffizienz und zur Therapie und Rezidivprophylaxe von tachykardem Vorhofflattern und -flimmern sowie von paroxysmalen supraventrikulären Tachykardien eingesetzt (Herzrhythmusstörungen). Die Herzglykoside wirken an der Myokardzelle durch Hemmung der Na/K-ATPase und steigern dadurch die Herzkraft (positiv inotrop). Proscillaridin wird nur bei manifester chronischer Herzinsuffizienz eingesetzt.

Pharmakokinetik

	ED [mg]	TD [mg]	PB [%]	BV [%]	HWZ [h]	t_{max} [h]	WE [h]	WD [d]	E [%]
β-Acetyl-digoxin	0,1–0,2	0,6	20	80–90	30–50	1	3	6–8	80 R + 20 B
Digitoxin	0,05–0,1	0,75	95	100	7 d	6–12	1–4	10–20	60 R + 40 B
Digoxin	0,1–0,25	0,35	20–30	60–80	30–50	3–6	1–3	6–8	80 R
Metildigoxin	0,05–0,15	0,3	20–30	80–90	48	1–2	0,5–1		70 R + 30 B
Proscillaridin	0,25–0,5	1,5	85	25	40	0,5			B

Interaktion mit Nahrungsmitteln
Herzglykoside zeigen eine Interaktion mit Calcium. Allerdings ist hierbei in erster Linie nur die parenterale Zufuhr von Bedeutung. Nur bei einer extrem calciumreichen Ernährung kann es zu Interaktionen kommen. Ein Mangel an Kalium verstärkt die Wirkung der Herzglykoside. Durch Einnahme mit chininhaltigen Limonaden kann die Wirkung verstärkt werden.

Einnahmeempfehlungen

Einnahme von Digitoxin, Digoxin und Metildigoxin nach einer Mahlzeit mit etwas Flüssigkeit, β-Acetyldigoxin möglichst unmittelbar vor einer Mahlzeit einnehmen, Proscillaridin 30 min vor einer Mahlzeit. Die Interaktion mit Calcium kann durch Nahrung alleine zu keinen Wechselwirkungen führen.

Nach Erreichen der Vollwirkdosis ist die Wirkdauer bei β-Acetyldigoxin und Digoxin 4–8 Tage, bei Digitoxin 10–20 Tage.

Ivabradin

Pharmakodynamik
Ivabradin wird zur Senkung der Herzfrequenz bei chronisch stabiler Angina pectoris eingesetzt, wenn β-Blocker kontraindiziert sind. Die Substanz ist ein Vetreter der I_f-Kanalblocker und blockiert in den Schrittmacherzellen des Sinusknotens den sogenannten Funny-Ionenkanal, der den Natrium/Kalium-Ionenstrom regelt (bei der spontanen diastolischen Depolarisation).

Pharmakokinetik

	ED [mg]	TD [mg]	PB [%]	BV [%]	HWZ [h]	t_{max} [h]	WE [min]	WD [h]	E [%]
Ivabradin	2,5–7,5	15	70	40	11	1		12	R + B

Interaktion mit Nahrungsmitteln
Ivabradin wird über CYP3A4 metabolisiert. Nahrung verzögert die Resorption um etwa 1 h, die Plasmaexposition wird um 20–30 % erhöht.

Einnahmeempfehlungen
2 × tgl. während einer Mahlzeit. Die Dosis sollte erst nach 3–4 Wochen schrittweise ggf. erhöht bzw. gesenkt werden. Letzteres wenn die Herzfrequenz auf unter 50 Schläge pro Minute fällt oder bradykarde Symptome auftreten. Unter der Therapie können Sehstörungen auftreten.

Minoxidil

Pharmakodynamik
Minoxidil ist ein Vasodilatator mit direktem Angriff an der glatten Gefäßmuskulatur, der zu einer Senkung des systolischen und diastolischen Blutdruckes führt. Die Anwendung erfolgt in der Kombinationstherapie mit Diuretika und β-Blockern bei therapieresistenter Hypertonie.

Pharmakokinetik

	ED [mg]	TD [mg]	PB [%]	BV [%]	HWZ [h]	t_{max} [h]	WE [min]	WD [h]	E [%]
Minoxidil	2,5–10	40	0	90–100	4,5	1		24–72	90 R

Interaktion mit Nahrungsmitteln
Klinisch relevante Wechselwirkungen mit der Nahrung sind nicht beschrieben.

Einnahmeempfehlungen
1 oder 2×tgl. Die Dosis muss individuell in einer Klinik für jeden Patienten ermittelt werden. Die Anfangsdosis beträgt 5 mg und sollte in 3-tägigen oder längeren Abständen um jeweils 5–10 mg gesteigert werden bis die gewünschte Blutdrucksenkung erreicht ist (max. 100 mg).
Die Einnahme soll mit Flüssigkeit erfolgen.

Koronarmittel

Nitrate

Pharmakodynamik

Zu den organischen Nitraten zählen Glyceroltrinitrat (Nitroglycerin), Isosorbitdinitrat (ISDN), Isosorbitmononitrat (ISMN), Nitroprussid-Natrium*, Pentaerythrityltetranitrat und Molsidomin. Sie kommen bei koronarer Herzkrankheit und Hypertonie zum Einsatz und wirken über die Freisetzung von NO vasodilatatorisch. Zerbeißkapseln und Sprays sind für den akuten Angina-pectoris-Anfall, Myokardinfarkt oder für akute Linksherzinsuffizienz, ferner vorbeugend vor körperlicher Belastung. Molsidomin setzt NO ohne körpereigene enzymatische Reduktion direkt frei.

*nur parenteral verwendet, da kurze Halbwertszeit (0,5 h)

Pharmakokinetik

	ED [mg]	TD [mg]	PB [%]	BV [%]	HWZ [min]	t_{max} [h]	WE* [min]	WD [h]	E
ISDN	5–120	80	30	60	30–60	0,25	10–30*	8–10	R
ISMN	20–100	100	0	90–100	240–300	0,5	45–60	8–10	R
Molsidomin	1–8	16	3–11	60–70	60–90	1–2	10–15	3–4	R
Nitroglycerin	0,8–6,5	19	60	39*	1–3	0,33	1–3*	0,5	R
Pentaerythrityl-tetranitrat	40–80	240		70–80	240–600+		10–60	4–10	R + F

* bei sublingualer Applikation 60–75 % bzw. 4 min
+ aktive Metaboliten

Interaktion mit Nahrungsmitteln

Der gleichzeitige Genuss von Alkohol ist bei allen Nitraten zu vermeiden, ansonsten sind keine Interaktionen mit der Nahrung beschrieben.

Einnahmeempfehlungen

ISDN, ISMN und Nitrolglycerin sind nach den Mahlzeiten mit ausreichend Flüssigkeit einzunehmen. Zur Vermeidung einer Nitrattoleranz sind in der Nacht einnahmefreie Intervalle einzuhalten. Zerbeißkapseln nicht schlucken, sondern im Mund wirken lassen, dann ausspucken. Molsidomin kann unabhängig von der Nahrung eingenommen werden. Die Retardtabletten sind morgens (und ggf. abends) einzunehmen.

Bei 2 Tagesgaben soll der Einnahmeabstand nicht mehr als 6–8 h betragen. Der WE ist stark abhängig von der Art der Zubereitung (Spray, Zerbeißkapsel, Sublingualtbl.)

Pentaerythrityltetranitrat ½–1 h vor dem Essen einnehmen. Wirkmaximum: nach 2 h.

ISMN kann nicht zur Anfallskupierung eingesetzt werden, sondern nur zur Anfallsprophylaxe (langsamer Wirkeintritt).

Ranolazin

Pharmakodynamik
Ranolazin wird zur Ergänzungstherapie von Patienten mit stabiler Agina pectoris eingesetzt, wenn Betablocker oder Calciumantagonisten kontraindiziert sind bzw. nicht toleriert werden. Ranolazin ist ein Hybridmolekül aus „β-Blocker" und Lidocain. Der genaue Wirkmechanismus ist unbekannt, vermutlich kommt es durch Blockade von Natriumkanälen zu einer Verhinderung der Calciumüberladung in den kardialen Zellen.

Pharmakokinetik

	ED [mg]	TD [mg]	PB [%]	BV [%]	HWZ [h]	t_{max} [h]	WE [min]	WD [h]	E [%]
Ranolazin	375–750	1500	62	35–50	7	2–6		12	73 R 25 B

Interaktion mit Nahrungsmitteln
Die Substanz wird über CYP3A4 und CYP2D6 metabolisiert. Wechselwirkungen mit Arznei- und Lebensmitteln, die dieses Enzym hemmen oder aktivieren (z. B. Rifampicin, Phenytoin, Phenobarbital, Carbamazepin, Johanniskraut) sind sehr wahrscheinlich. Ebenso treten Wechselwirkungen mit P-gp-Inhibitoren auf (Erhöhung des Plasmaspiegels).

Einnahmeempfehlungen
2 × tgl. unabhängig von der Nahrung. Die Retardtabletten dürfen nicht zerteilt werden. Die Dosierung sollte langsam innerhalb von 2–4 Wochen gesteigert werden. Eine Kombination mit CYP3A4-Induktoren wie z. B. auch Johanniskraut sollte vermieden werden.

Laxanzien (Abführmittel)

5-HT$_4$-Rezeptoragonisten

Pharmakodynamik
Prucaloprid ist zur Behandlung von Symptomen chronischer (langfristiger) Verstopfung bei Frauen, bei denen Laxativa nicht ausreichend wirksam sind, zugelassen. Die Substanz steigert als hoch affiner 5-HT$_4$-Rezeptoragonist die Darmperistaltik (Prokinetikum). Cisaprid war mit ähnlicher Indikation im Handel.

Pharmakokinetik

	ED [mg]	TD [mg]	PB [%]	BV [%]	HWZ [h]	t_{max} [h]	WE [min]	WD [h]	E [%]
Cisaprid*	5–10	40	97	40–50	10–12	1–2	30–60		R+B
Prucaloprid	1–2	2	30	>90	19–30	2–3		24	R

* Cisaprid wurde aufgrund der Beeinflussung des Herzrhythmus (Verlängerung des QT Intervalls) vom Markt genommen.

Interaktion mit Nahrungsmitteln
Cisaprid zeigt bei Einnahme mit Grapefruitsaft eine erhöhte Bioverfügbarkeit (Metabolisierung über CYP3A4). Prucaloprid hat ein niedriges pharmakokinetisches Wechselwirkungspotenzial. Mit Nahrungsmitteln sind keine Wechselwirkungen bekannt.

Einnahmeempfehlungen
Prucaloprid: 1 × tgl. unabhängig von den Mahlzeiten oder der Tageszeit. Prucaloprid kann die Pharmakokinetik anderer Arzneimittel beeinflussen (z. B. Erythromycin: Anstieg der Bioverfügbarkeit). Ältere Patienten sowie Patienten mit Nieren- oder Leberinsuffizienz sollten nur 1 mg erhalten.
Cisaprid: 3–4 × tgl. Einnahme. In Deutschland nicht im Handel.

Anthrachinone

Pharmakodynamik
Anthrachinone sind Inhaltsstoffe zahlreicher Pflanzen. Meist werden in den Laxanzien Pflanzenextrakte (Sennesblätter,-früchte, Cascara-Rinde, Aloe) eingesetzt, früher waren auch häufiger isolierte Einzelstoffe gebräuchlich. Aloin, Extrakte aus Aloe, Sennesfrüchten oder Cascara-Rinde werden kurzzeitig bei akuter Obstipation verwendet.
Sennosid B (Anthrachinon aus Sennes) kann ferner zur Darmentleerung vor endoskopischen Darmuntersuchungen eingesetzt werden. Anthrachinone hemmen die Resorption von Wasser und Elektrolyten und steigern damit die Peristaltik im Dickdarm.

Pharmakokinetik

	ED [mg]	TD [mg]	PB [%]	BV [%]	HWZ [h]	t_{max} [h]	WE [h]	E
Aloin	30	30	*	*	*	*	5–8	F
Sennosid B	150	150	*	*	*	*	5–8	F

* Die Substanzen zeigen keine nennenswerten Blutspiegel.

Interaktion mit Nahrungsmitteln
Abführmittel führen zu Elektrolytverlusten, insbesondere Kalium.

Einnahmeempfehlungen
Einnahme bei akuter Obstipation: abends nach dem Abendessen, Wirkung nach 8–12 h, nicht über längere Zeiträume (max. 1–2 Wochen)
Einnahme vor endoskopischen Untersuchungen am Nachmittag vor der Untersuchung und über den Nachmittag verteilt mit 2–3 l Flüssigkeit. Auf andere Nahrungsmittel muss verzichtet werden.
Die Patienten sind auf die Gefahr der Gewöhnung hinzuweisen und den dann relevanten Kaliumverlust (insbesondere bei digitalisierten Patienten).

Füll- und Quellstoffe

Pharmakodynamik
Füll- und Quellstoffe werden bei Erkrankungen, bei denen eine erleichterte Defäkation erwünscht ist, eingesetzt. Die Quellstoffe fördern den Defäkationsreiz und zeigen eine Gleitwirkung.

Pharmakokinetik

	ED [g]	TD [g]	PB [%]	BV [%]	HWZ [h]	t_{max} [h]	WE [d]	E
Flohsamen	3,25	19,5	*	*	*		2–3	F
Leinsamen		30–50	*	*	*	*	2–3	F

* Eine unverdaute Resorption findet nicht statt.

Interaktion mit Nahrungsmitteln
Wirksamkeit erst durch ausreichendes Trinken, die Resorption von Zuckern kann verzögert werden (Diabetiker).

Einnahmeempfehlungen
Auf 1 Teelöffel Samen etwa 2 Gläser Flüssigkeit/Wasser trinken, damit es nicht zu Verstopfung und Darmverschluss kommt. Patienten sind auf den Kaloriengehalt von Leinsamen hinzuweisen.

Laxanzien (Abführmittel)

Lactulose und Lactitol

Pharmakodynamik
Beide Osmolaxanzien werden bei Erkrankungen, bei denen eine erleichterte Defäkation erwünscht ist, auch in Schwangerschaft und Stillzeit (Lactulose), eingesetzt. Zusätzlich werden die beiden Substanzen zur Prophylaxe und Therapie bei portokavaler Enzephalopathie verordnet. Neben dem osmotischen Effekt stimulieren die Substanzen nach Umsetzung durch Darmbakterien die Darmperistaltik. Bei der Therapie der Enzephalopathie senken sie durch verschiedene Effekte den Ammoniakspiegel im Darm.

Pharmakokinetik

	ED [mg]	TD [mg]	PB [%]	BV [%]	HWZ [h]	WE [h]	E
Lactitol	10000	20000	*	0,5–2	*	8	F
Lactulose	5000–10000	20000	*	0,4–2*	1,7–2*	2–10	F

* Beide Stoffe werden kaum resorbiert.

Interaktion mit Nahrungsmitteln
Durch Einnahme auf nüchternen Magen bzw. nach einer Mahlzeit variiert der Wirkungseintritt sehr stark.

Einnahmeempfehlungen
Lactitol: Einnahme morgens oder abends mit reichlich Flüssigkeit (400 ml) zu einer Mahlzeit. Das Granulat kann in Joghurt, Brei oder Müsli eingenommen werden.

Lactulose: 1–2 × tgl. nach einer Hauptmahlzeit, am besten nach dem Frühstück. Die Wirkung ist dann leichter beherrschbar. Bei Einnahme auf nüchternen Magen tritt die Wirkung innerhalb von 2–10 h ein. Bei abendlicher Gabe tritt die Wirkung sehr früh nach dem Aufstehen ein. Bei Patienten, die lange Zeit andere Abführmittel eingenommen haben, tritt die Wirkung von Lactulose erst langsam ein. Bei ungenügender Dosierung tritt die Wirkung erst nach 24–48 h ein.

Lactulose und Lactitol können einen Kaliummangel z. B. durch andere Arzneimittel wie Diuretika verstärken. Daher: Vorsicht bei Patienten, die Herzglykoside bekommen, die Wirkung kann durch den ausgelösten Kaliummangel verstärkt werden.

Unter der Therapie muss auf eine ausreichende Flüssigkeitszufuhr (1,5–2 Liter) geachtet werden.

Körpergewichtsbezogene Dosierung

	Kinder	
	ED [g/kg KG]	TD [g/kg KG]
Lactitol		0,25*

* Therapiebeginn

Laxanzien vom Triphenylmethan-Typ

Pharmakodynamik
Die diphenolischen Laxanzien werden zur kurzzeitigen Anwendung bei Obstipation und zur Erleichterung der Defäkation eingesetzt. Sie hemmen die Resorption von Wasser und fördern die Sekretion von Wasser und Elektrolyten.

Pharmakokinetik

	ED [mg]	TD [mg]	PB [%]	BV [%]	HWZ [h]	WE [h]	E
Bisacodyl	5–10	5–15	*	*	*	6–12	F
Natriumpicosulfat	5	5–10	+	+	+++	8–10	F
Phenolphthalein++	30	200		15		6–8	R+F

* Resorptionsrate bis 5 %
+ Natriumpicosulfat wird nur in geringem Maß resorbiert.
++ nicht mehr im Handel

Interaktion mit Nahrungsmitteln
Bisacodyl und Natriumpicosulfat sollen nicht gemeinsam mit Milch eingenommen werden. Die Laxanzien führen zu Elektrolytverlusten (Kalium), die unter Umständen ausgeglichen werden müssen.

Einnahmeempfehlungen
Die festen oralen Darreichungsformen sollten möglichst abends eingenommen werden. Durch die gleichzeitige Einnahme von Milch wird die Wirksamkeit von diphenolischen Laxanzien vermindert (frühestens 30 min später trinken). Die Patienten sind auf die Gefahr der Gewöhnung hinzuweisen. Die Wirkung wird durch ausreichende Flüssigkeitszufuhr unterstützt.

Linaclotid

Pharmakodynamik

Das synthetische Peptid (14 Aminosäuren) Linaclotid ist zur symptomatischen Behandlung des mittelschweren bis schweren Reizdarmsyndroms (RDS) mit Obstipation (RDS-O) bei Erwachsenen zugelassen. Linaclotid bindet an die Guanylatcyclase-C auf Darmepithelzellen und wirkt lokal im Darm durch Erhöhung der Konzentration von cGMP, wodurch der CFTR-Ionenkanal aktiver wird und die Sekretion von Chlorid, Hydrogencarbonat und Wasser in das Lumen des Verdauungstrakts steigt.

Pharmakokinetik

	ED [µg]	TD [µg]	PB [%]	BV [%]	HWZ [h]	t_{max} [h]	WE [min]	WD [h]	E [%]
Linaclotid	290	290		0*					F

* keine Resorption im GIT

Interaktion mit Nahrungsmitteln

Interaktionen mit der Nahrung wurden nicht beobachtet. Die Einnahme 30 Minuten vor dem Essen ist aber verträglicher (Vermeidung von häufigerem und weicherem Stuhl sowie gastrointestinalen unerwünschten Ereignissen).

Einnahmeempfehlungen

1 × tgl. 290 µg mindestens 30 min vor einer Mahlzeit.

Polyethylenglycol (PEG, Macrogol)

Pharmakodynamik
PEG wird meist in Kombination mit Elektrolyten zur Entleerung des Darmes vor endoskopischen Untersuchungen (Lavage-Lösung) und zur Behandlung chronischer Verstopfung verwendet (Koprostase). PEG ist ein osmotisch wirksames Laxans.

Pharmakokinetik

	ED [g]	TD [g]	PB [%]	BV [%]	HWZ	t_{max}	WE [h]	E
Macrogol 3350/4000	5–103	515	*	*	*	*	10–28	F

* Macrogol wird nicht resorbiert.

Interaktion mit Nahrungsmitteln
Interaktionen mit der Nahrung sind nicht beschrieben. Allerdings kann Macrogol die Löslichkeit anderer Substanzen beeinflussen und darüber deren Resorption (Minderresorption anderer Arzneimittel z. B. Antiepileptika).

Einnahmeempfehlungen
Chronische Verstopfung: 1–2(–3) × tgl. ca. 10 g
Bei chronischer Verstopfung sollte die Anwendung möglichst auf 2 Wochen begrenzt werden. Eine längerfristige Anwendung z. B. bei MS, Parkinson, Opioid-Therapie ist aber möglich.
Einnahme von Lösungen in gekühltem Zustand (angenehmer).
Darmreinigung vor endoskopischen Untersuchungen: Bei der Einnahme vor einer endoskopischen Untersuchung sind 1–5 l der PEG-Lösung (= 100–515 g) ab ca. 16 Uhr am Nachmittag (Vorabend) vor der Untersuchung einzunehmen. Auf andere Nahrung ist zu verzichten.

Lipidsenker

Ezetimib

Pharmakodynamik
Ezetimib hemmt die Cholesterolresorption im Darmlumen. Die Substanz lagert sich in den Bürstensaum ein.

Pharmakokinetik

	ED [g]	TD [g]	PB [%]	BV [%]	HWZ [h]	t_{max}	WE [h]	E [%]
Ezetimib	10	10	99,7 88–92[+]	*	22	1–2	4–12 1–2[+]	78 B 22 R

* nicht bestimmbar, aber hoch
[+] Ezetimibglucuronid

Interaktion mit Nahrungsmitteln
Interaktionen mit der Nahrung sind nicht beschrieben. Bei sehr fetter Nahrung steigt allerdings C_{max} um 38 %.

Einnahmeempfehlungen
Einnahme: 1 × tgl. 10 mg unabhängig von der Nahrung. Eine Kombination mit Statinen ist sinnvoll.

Fibrate

Pharmakodynamik

Fibrate werden zur Behandlung von Fettstoffwechselstörungen eingesetzt, insbesondere bei primären Hyperlipoproteinämien wie familiäre Hypercholesterinämie, familiäre Hypertriglyzeridämie, familiär kombinierte Hyperlipidämie, Typ-III-Hyperlipidämie und sekundäre Hyperlipoproteinämien wie schwere sekundäre Hypertriglyzeridämie, sekundär kombinierte Hyperlipidämie.

Pharmakokinetik

	ED [mg]	TD [mg]	PB [%]	BV [%]	HWZ [h]	t_{max} [h]	WE [d]	E [%]
Bezafibrat	200–400	600	94–96	100	2	2	40–80	R
Clofibrat	500	2000	92–98	95–99	13–16	3–6	2–5	R
Etofibrat	500	1000	73	100	16	6		90 R
Etofyllinclofibrat	250–500	500			12–19	4		R
Fenofibrat	100–250	300	99	60–90	5–24	4–8	60–80	60 R
Gemfibrozil	450–900	900	95		95	1,5	1–2	70 R

Interaktion mit Nahrungsmitteln

Fenofibrat wird durch Nahrung in seiner Resorption von 33 % auf 60 % erhöht.

Einnahmeempfehlungen

Einnahme von Bezafibrat, Etofibrat, Etofyllinclofibrat und Clofibrat mit etwas Flüssigkeit unzerkaut nach den Mahlzeiten, Retarddragees nach dem Abendessen. Gemfibrozil sollte zum Abendessen eingenommen werden. Fenofibrat sollte zur Mahlzeit eingenommen werden.

HMG-CoA-Reduktase-Hemmer (CSE-Hemmer, Statine)

Pharmakodynamik

Die Cholesterinsynthesehemmer (CSE-Hemmer) stellen heute die potentesten Arzneimittel zur Cholesterinsenkung dar. Sie hemmen die körpereigene Synthese von Cholesterin über eine Hemmung des Enzyms HMG-CoA-Reduktase und können eine LDL-Cholesterol-Senkung von 24–55 % erreichen. Sie werden bei Hypercholesterinämie zur Senkung von erhöhtem Gesamt- und LDL-Cholesterin und bei koronarer Herzkrankheit zur Prävention schwerer koronarer Ereignisse eingesetzt.

Pharmakokinetik

	ED [mg]	TD [mg]	PB [%]	BV [%]	HWZ [h]	t_{max} [h]	E [%]
Atorvastatin	10–20	80	98	12	14	1–2	95 B
Cerivastatin*	0,1–0,4	0,4	99	60	2–3	2–3	70 B + 24 R
Fluvastatin	20–80	80	98	24	2,3	2	B
Lovastatin	10–40	80	95	5	1,4	2–3	B
Pitavastatin	1–4	4	99	51	11	1	B
Pravastatin	5–40	40	43–55	17	1,5–2	1–1,5	B + 20 R
Rosuvastatin	5–20	40	90	20	19	5	B
Simvastatin	5–40	40	95	5	1,9	1,7	60 B

* außer Handel

Interaktion mit Nahrungsmitteln

Die Resorption von Lovastatin wird durch Nahrung verzögert, die Bioverfügbarkeit bleibt aber gleich. Durch Haferkleie wird die BV von Lovastatin drastisch reduziert.

Bei den lipophilen Atorvastatin und Pravastatin sinkt die BV durch Nahrungszufuhr.

Durch Grapefruitsaft wird die Metabolisierung von über CYP3A4 biotransformierten CSE-Hemmern verzögert, sodass es zu erhöhten Blutspiegeln kommt und die Gefahr von Rhabdomyelosen steigt. Bereits eine

Grapefruit tgl. kann dies auslösen. Deshalb stellen Grapefruitsaft oder -früchte eine Kontraindikation bei der Therapie mit CSE-Hemmern dar. Cerivastatin zeigt keine Interaktionen mit Nahrung. C_{max} von Pitavastatin wird durch eine fettreiche Mahlzeit um 43 % erniedrigt; die AUC bleibt unverändert.

Einnahmeempfehlungen

1 × tgl. Bei allen CSE-Hemmern ist eine abendliche Gabe vorzuziehen, da die körpereigene Cholesterinsynthese bevorzugt nachts stattfindet. Die Einnahme von Lovastatin sollte zusammen mit der Nahrung erfolgen. Die Einnahme von Simvastatin sollte möglichst vor oder mit der Abendmahlzeit erfolgen. Atorvastatin kann unabhängig von den Mahlzeiten eingenommen werden. Cerivastatin ist in Deutschland nicht mehr im Handel.

CSE-Hemmer mit langer Halbwertszeit (Atorvastatin, Rosuvastatin) müssen nicht unbedingt am Abend eingenommen werden.

Unter der Therapie ist bei Frauen im gebärfähigen Alter auf einen wirkungsvollen Empfängnisschutz zu achten. Die Therapie ist immer mit einer cholesterinarmen Diät zu kombinieren.

Ionenaustauscher zur Cholesterinsenkung

Pharmakodynamik
Ionenaustauscher senken über eine Bindung von Gallensäuren die Cholesterinspiegel. Die Bindung und verstärkte Ausscheidung der Gallensäuren erhöht die Neusyntheserate von Gallensäuren aus Cholesterin und senkt so dessen Blutspiegel.

Pharmakokinetik

	ED [g]	TD [g]	PB [%]	BV [%]	HWZ [h]	t_{max} [h]	WE [w]	WD [h]	E [%]
Colestyramin	4–16	24	0						F
Colesevelam-HCl	0,625	4,375	0				2		F

Interaktion mit Nahrungsmitteln
Dosen von mehr als 24 g Colestyramin pro Tag können möglicherweise die normale Fettaufnahme stören.

Einnahmeempfehlungen
Die Einnahme kann als Monotherapie oder in Kombination mit einem Statin erfolgen. Eine Diät sollte fortgesetzt werden.
Colestyramin: mit einer Mahlzeit und mit Flüssigkeit; die Tagesdosis sollte auf mehrere Einzeldosen aufgeteilt werden. Die Dosierung muss einschleichend erfolgen.
Colesevelam-HCl: 2×3 Filmtbl. (oder 1×6 Filmtbl.) tgl. zu den Mahlzeiten

Körpergewichtsbezogene Dosierung

	Kinder	
	ED [g]	TD [g]
Colestyramin 20	0,5–2	0,5–4

Migränetherapeutika

Mutterkornalkaloide

Pharmakodynamik

Ergotamin wird zur Anfallsbehandlung von Migräne und anderen gefäßbedingten Kopfschmerzen eingesetzt. Es ist ein überwiegend α-adrenerg wirkender Vasokonstriktor, der auf venöse und arterielle Gefäße wirkt. Daneben zeigt er auch eine antiemetische Wirkung. Dihydroergotamin (DHE) wird zusätzlich auch bei Hypotonie eingesetzt. Methylergometrin wirkt uteruskontrahierend und wird bei Blutungen und nach Abort im Wochenbett eingesetzt. Dihydroergotoxin (= Codergocrin) wird bei Hirnleistungsstörungen im Alter eingesetzt.

Pharmakokinetik

	ED [mg]	TD [mg]	PB [%]	BV [%]	HWZ [h]	t_{max} [h]	WE [h]	E [%]
Dihydroergotamin	2,5–5	12	93	2–12	21	1–3		B
Dihydroergotoxin	2	8	80	10	2–13	1,2		B
Ergotamin	2	4	93	1–5	1,5–2	0,5–3	5	B
Methylergometrin*	0,125	0,75		60	0,5–2	3		90 B

* Nur parenterale Zubereitungen in Deutschland im Handel.

Interaktion mit Nahrungsmitteln

Durch Nahrung kann die Bioverfügbarkeit von Dihydroergotoxin etwas verringert werden. Coffein steigert die enterale Resorption der Mutterkornalkaloide.

Einnahmeempfehlungen

Ergotamin: Die Tabletten sind möglichst schnell bei Anzeichen eines Migräneanfalls einzunehmen. Sie sind gut zu zerkauen und geraume Zeit im Mund zu belassen. Die Kapseln sind entsprechend mit viel Wasser zu schlucken. Nach 4–6 h kann eine neue Dosis eingenommen werden.

Dihydroergotamin sollte bei Hypotonie möglichst morgens eingenommen werden, die Gabe kann nachmittags noch 1× wiederholt werden. Die Einnahme sollte vor oder während einer Mahlzeit erfolgen.
Dihydroergotoxin sollte vor einer Mahlzeit eingenommen werden, bei magenempfindlichen Patienten zu oder nach dem Essen.

Triptane

Pharmakodynamik
Die Triptane Almotriptan, Eletriptan, Frovatriptan, Naratriptan, Rizatriptan, Sumatriptan und Zolmitriptan werden im akuten Migräneanfall eingesetzt. Sie stellen selektive Agonisten an Serotoninrezeptoren kranialer Blutgefäße dar (5-HT$_1$-Rezeptoren).

Pharmakokinetik

	ED [mg]	TD [mg]	PB [%]	BV [%]	HWZ [h]	t$_{max}$ [h]	WE [h]	WD [h]	E [%]
Almotriptan	12,5	25	35	70	3–4	1,5–3,0	0,5	24	75 R
Eletriptan	20–40	80	85	50	4	1,5	0,5		R + B
Frovatriptan	2,5	5	15	22–30	26	2–4	2–4	24	32 R, 62 B
Naratriptan	2,5	5	29	63–74	6	2–3	1		80 R
Rizatriptan	5–10	10	14	45	2	1	0,5		80 R
Sumatriptan	50–100	300	14–21	14	2	0,75	0,75–1		R
Zolmitriptan	2,5	10	25	40	2,5–3	1–2	0,75 –1		60 R, 30 B

Interaktion mit Nahrungsmitteln
Signifikante Wechselwirkungen mit der Nahrung sind nicht beschrieben. Die Resorption von Rizatriptan wird durch Nahrung um 1 h verzögert, ebenso verzögert Nahrung die Resorption von Sumatriptan. Bei Naratriptan und Almotriptan wurden keine signifikanten Wechselwirkungen mit Nahrung oder Alkohol nachgewiesen.

Besondere Arzneiformen
Zolmitriptan und Rizatriptan sind auch als Schmelztabletten erhältlich. Bei starker Übelkeit und Erbrechen können sie vorteilhaft sein und eine Alternative zu Autoinjektor oder Nasenspray darstellen.

Einnahmeempfehlungen
Einnahme 1×tgl. möglichst früh bei Beginn einer Migräneattacke mit etwas Flüssigkeit. Nach einer Zeit von mindestens 4h kann eine zweite Einzelgabe erfolgen, aber nur, wenn die erste eine Wirkung gezeigt hat. Bei Wechsel zu Mutterkornalkaloiden sind mindestens 24h Abstand einzuhalten.

Mineralstoffe

Calcium

Pharmakodynamik

Calciumacetat wird bei Hyperphosphatämie bei chronischer dialysepflichtiger Niereninsuffizienz eingesetzt (vgl. Phosphatbinder). Calciumcarbonat und Calciumcitrat werden bei Calciummangel und unterstützend zur Osteoroseprophylaxe eingesetzt. Calcium wird hochdosiert auch zur Behandlung und Prophylaxe von Allergien eingesetzt.

Eine prophylaktische Anwendung hoher Calciumdosen (>1500 mg/Tag aus Nahrung und Substitution) über längere Zeit und ohne therapeutische Notwendigkeit kann das Risiko für kardiovaskuläre Erkrankungen erhöhen.

Pharmakokinetik

Wirkstoff	ED [mg]	TD [mg]	PB [%]	BV [%]	HWZ [h]	t_{max} [h]	E [%]
Calciumacetat	500–700	8400		10–36			F + resorb. R
Calciumcarbonat	1250–2500	2500		30–40			R/F
Calciumcitrat	200	600–800		*			25 R + 75 B + F
Ca^{2+}-Ionen	500	2000		*			R + F
Calciumgluconat	500	1500		*			R + F
Calciumlactat	350	1050		*			R + F
Calciumaspartat	350	3150		*			R + F

* Resorptionsrate: ca. 1/3

Interaktion mit Nahrungsmitteln

Calcium wird abhängig vom Calciumbedarf des Körpers im GIT aufgenommen. Durch phosphathaltige Nahrung (z. B. Cola) wird die Resorption erniedrigt.

Einnahmeempfehlungen

Calciumacetat direkt vor oder zu den Mahlzeiten mit etwas Flüssigkeit über den Tag verteilt einnehmen. Calciumcitrat nüchtern mit reichlich Flüssigkeit einnehmen. Patienten, die unter Steinen der ableitenden Harnwege leiden oder dazu neigen, sollten unter der Therapie für eine ausreichende Flüssigkeitszufuhr sorgen.

Empfohlene Zufuhr: Jugendliche/Erwachsene: 1000–1200 mg/d, Schwangere/Stillende: 1000–1200 mg/d

Eisen

Pharmakodynamik
Eisensalze werden zur Behandlung von Eisenmangelanämien eingesetzt. Diese können z. B. durch verstärkte Regelblutungen, durch Operationen, Blutspenden, Blutungen infolge Erkrankungen des Verdauungstraktes, verminderte Eisenresorption (z. B. nach Entfernung von Magen- oder Darmabschnitten), erhöhtem Eisenbedarf (z. B. in der Schwangerschaft) verursacht werden.

Pharmakokinetik

Wirkstoff	ED [mg]	TD [mg]	PB [%]	BV [%]	HWZ [h]	t_{max} [h]	E
Eisen(II)aspartat	36*	107,1*	100				R+B
Eisen(II)chlorid	44*	140*	100			2–3	R+B
Eisen(II)fumarat	100*	300*	100	12,4			R+B
Eisen(II)gluconat	25–80*	5 mg/kg	100				R+B
Eisen(II)glycinsulfat	40–100*	300*	100				R+B
Eisenhydroxid	360	720	100	12			R+B
Eisen(II)sulfat	50–100*	200*	100				R+B

* berechnet als Fe^{2+}, Herstellerangaben, Resorption maximal 50 %

Interaktion mit Nahrungsmitteln
Eisen wird nach Bedarf resorbiert (maximal 20 %). Insbesondere pflanzliche Nahrung (Gerbstoffe, Phytin, Alginate), Inhaltsstoffe von Kaffee oder Schwarztee sowie Milch, Oxalate und Phosphate können die Resorption durch Bildung von Komplexen oder schwerlöslichen Verbindungen vermindern, ebenso Al-, Ca- und Mg-Ionen. Beste Resorption der Eisensalze daher bei Nüchterneinnahme. Um Magenbeschwerden zu vermeiden wird meist die Einnahme mit der Nahrung propagiert.

Einnahmeempfehlungen

Eisenaspartat mit reichlich Flüssigkeit vor oder zu den Mahlzeiten (am besten mit Vitamin C kombiniert) einnehmen, allerdings nicht mit Kaffee oder Schwarztee. Eisenchlorid-Tropfen mit Fruchtsaft vermischt zu oder direkt nach den Mahlzeiten einnehmen. Verfärbungen der Zähne können vermieden werden, indem viel Flüssigkeit nachgetrunken wird oder die Zähne gründlich gereinigt werden. Eisenfumarat zu den Mahlzeiten einnehmen. Eisenglycinsulfat und Eisensulfat möglichst 30 min vor oder zeitlich versetzt zu den Mahlzeiten einnehmen. Eisenpräparate sollten möglichst nicht gemeinsam mit anderen Arzneistoffen eingenommen werden, da viele Arzneistoffe Komplexe oder schwerlösliche Salze bilden. Eisenpräparate können zu einer Dunkelfärbung des Stuhles führen.
Empfohlene Zufuhr: Männer: 10 mg/d, Frauen: 15 mg/d, Schwangere: 30 mg/d, Stillende: 20 mg/d

Kalium

Pharmakodynamik
Kaliumsubstitution erfolgt bei Kaliummangel. Die Symptome sind u.a. Muskelschwäche und Verschlechterung der Herzleistung mit typischen Veränderungen des EKG. Vorbeugend kann Kalium bei Anwendung von Diuretika, die eine gesteigerte Ausscheidung von Kalium zur Folge haben (Schleifendiuretika wie Furosemid), außerdem bei Digitalisüberempfindlichkeit substituiert werden. Der Tagesbedarf beträgt in etwa 39–59 mg Kalium pro kg Körpergewicht.

Pharmakokinetik

Wirkstoff	ED [mg]	TD [mg]	PB [%]	BV [%]	HWZ [h]	t_{max} [h]	E [%]
Kalium-4-aminobenzoat	500	12000		74–100		~1	R
Kaliumchlorid	600	7200		74–100			90 R
Kaliumcitrat	780	5390		74–100			R

Interaktion mit Nahrungsmitteln
Interaktionen sind nicht bekannt; wichtig ist, dass kaliumhaltige Tabletten zu oder direkt nach den Mahlzeiten eingenommen werden sollten, um Reizungen der Magen-, Darm- und Ösophagusschleimhaut zu vermeiden.
Besonders viel Kalium ist enthalten in Spinat, Kartoffeln, Bananen, Blumenkohl, Broccoli, Spargel, Pflaumen, Tomaten, Kohl, Weintrauben, Apfelsinen, Bohnen, Grünem Salat, Karotten, Äpfeln und Birnen.

Besondere Arzneiformen
Retardformulierung bei Kaliumchlorid; hierbei ist besonders darauf zu achten, um welche Art von Retardform es sich handelt. Auf dem Markt sind sowohl teilbare als auch nicht teilbare Retardformulierungen.

Einnahmeempfehlungen

1–4 × tgl. (je nach Präparat und Dosierung)

Kaliumhaltige Darreichungsformen mit viel Flüssigkeit (Fruchtsaft, Limonade etc.) zu den Mahlzeiten in aufrechter Körperhaltung einnehmen, um Magenbeschwerden und Übelkeit zu vermeiden.

Empfohlene Zufuhr: Jugendliche/Erwachsene: 2000 mg/d

Es stehen RetardKps., Brausetbl., Filmtbl. und Granulate zur Verfügung.

Magnesium

Pharmakodynamik
Magnesiumsalze werden zur Prophylaxe und Therapie von Magnesiummangelerscheinungen, z. B. bei Störungen der Muskelfunktionen wie Wadenkrämpfen und neuromuskulären Störungen, Angina pectoris, Störungen der Herz- und Muskeltätigkeit eingesetzt. Magnesiumsalze zeigen ferner eine laxierende Wirkung (Bittersalz).

Pharmakokinetik

Wirkstoff	ED [mg]	TD [mg]	PB [%]	BV [%]	HWZ [h]	t_{max} [h]	E
Magnesiumaspartat	614–1844	1844		*		2	R
Magnesiumhydrogenaspartat	74–6675	6675		*			R
Magnesiumorotat	100–3700	~ 4000		*			R
Magnesiumoxid	120–400	800		*			R

* Resorptionsrate etwa 30 %

Interaktion mit Nahrungsmitteln
Protein- und fettreiche Ernährung, Aufnahme von phosphathaltigen Getränken, erhöhter Konsum von Kochsalz und Alkohol sowie Diäten vermindern die Resorption von Magnesium.

Einnahmeempfehlungen
Magnesiumverbindungen 1–1/2 h vor der Mahlzeit einnehmen (zur besseren Aufnahme). Eine Ausnahme bildet Magnesiumorotat, das zu den Mahlzeiten eingenommen wird.
Bei hohen Dosen kann es zu weichen Stühlen/Durchfällen kommen (vgl. $MgSO_4$, Bittersalz). Die Einzeldosen enthalten im Regelfall 5–500 mg Mg^{2+}.

Empfohlene Zufuhr: Jugendliche/Erwachsene: 300–400 mg/d, Schwangere: 310–350 mg/d, Stillende: 390 mg/d.
Der Wirkeintritt bei Wadenkrämpfen ist nach etwa 72 h zu erwarten.

Selen

Pharmakodynamik

Selen ist ein Cofaktor verschiedener Enzyme. Es unterstützt antioxidative Schutzsysteme, schützt das Schilddrüsengewebe und verbessert die Schilddrüsenfunktion. Selen wird bei einem nachgewiesenen Selenmangel, der durch die Ernährung nicht behoben werden kann, eingesetzt. Ein Selenmangel kann auftreten bei Maldigestions- und Malabsorptionszuständen, Fehl- und Mangelernährung. Selen wird ferner in der Krebs-Therapie eingesetzt. Ihm werden folgende Eigenschafte zugesprochen: antioxidativ, immummodulierend, chemopräventiv, antiinflammatorisch, kardioprotektiv, antihypothyreot, entgiftend bei Schwermetallbelastung, Apoptose fördernd und Förderung von DNA Reparaturmechanismen. Selen-Substitution wird bei der Hashimoto-Thyreoiditis empfohlen (200 µg/Tag).

Pharmakokinetik

	ED [µg]	TD [µg]	PB [%]	BV [%]	HWZ [h]	t_{max} [h]	WE [min]	WD [h]	E [%]
Selen*	50–300	300							R + B

* Die Arzneiformen enthalten Natriumselenit.

Interaktion mit Nahrungsmitteln

Wechselwirkungen sind nicht bekannt.

Einnahmeempfehlungen

1 × tgl. einnehmen. Die Angabe in den Fachinformationen sind nicht einheitlich. Selenase® 300 RP: in der Regel morgens nüchtern mit Wasser (zur nächsten Mahlzeit 1 h Abstand einhalten). Selen-loges® 300: mit reichlich Flüssigkeit (z. B. 1 Glas Wasser) zu den Mahlzeiten.

Zink

Pharmakodynamik
Zinkverbindungen sind bei nachgewiesenem Zinkmangel, Morbus Wilson, in der Akne vulgaris-Therapie und der Therapie mit Penicillam, ferner zur Stärkung des Immunsystems indiziert. Im Regelfall werden 5–50 mg Zink pro Tag gegeben.

Pharmakokinetik

Wirkstoff	ED [mg]	TD [mg]	PB [%]	BV [%]	HWZ [h]	t_{max} [h]	E
Zinkaspartat	10–140	140					B
Zinkgluconat	4–74	174				4–5	B
Zinkorotat	20–157,4	157		10–40			B
Bis(L-histidinato)zink	94	94					B
Zinksulfat	0,3–200	600				2	B

Interaktion mit Nahrungsmitteln
Die höchsten Zinkkonzentrationen finden sich in Fleisch und Meeresfrüchten (z. B. Austern) sowie Hülsenfrüchten.

Phytinsäure aus Hülsenfrüchten und Getreide hemmt die Aufnahme von Zink aus der Nahrung. Proteinreiche Kost erhöht die Zinkresorption. Die Zinkaufnahme kann durch Cd, Cu, Ca oder Fe gehemmt werden. Ferner können Phosphate die Zinkresorption verringern (Cola-Getränke).

Die Einnahme von Zinkpräparaten wird je nach Salz und Galenik auch zum Essen empfohlen.

Die hohen Dosen werden vor allem bei Akne und zur Wundheilung bei einer Therapiedauer von höchstens 4 Monaten eingesetzt.

Einnahmeempfehlungen

Zinksalze 1 h vor den Mahlzeiten einnehmen. Zinksulfat-Brausetabletten werden nach den Mahlzeiten eingenommen.

Empfohlene Zufuhr: Jugendliche (ab 15 Jahren)/Erwachsene: 7 (weiblich)–10 mg (männlich)/d, Schwangere/Stillende: 10 bzw. 11 mg/d

Mund- und Rachentherapeutika

Benzydamin

Pharmakodynamik
Benzydamin wird zur symptomatischen lokalen Behandlung von Schmerzen und Reizungen im Mund- und Rachenraum bei Patienten ab 6 Jahren eingesetzt. Die Substanz wirkt analgetisch und lokalanästhetisch.

Pharmakokinetik

	ED [mg]	TD [mg]	PB [%]	BV [%]	HWZ [h]	t_{max} [h]	WE [min]	WD [h]	E [%]
Benzydamin-HCl	3	9			4	2			F + R

Interaktion mit Nahrungsmitteln
Es liegen keine Untersuchungen zu Wechselwirkungen vor.

Einnahmeempfehlungen
3 × tgl. eine Lutschtablette

Muskelrelaxanzien

Baclofen

Pharmakodynamik
Baclofen wird als zentrales Muskelrelaxans bei MS, Rückenmarkserkrankungen und Spastizität zerebralen Ursprungs eingesetzt. Baclofen ist ein GABA-Derivat und sorgt im Rückenmark für eine myotonolytische Wirkung durch Verstärkung der präsynaptischen Hemmung, die zu einer Dämpfung der Erregungsübertragung führt.

Pharmakokinetik

	ED [mg]	TD [mg]	PB [%]	BV [%]	HWZ [h]	t_{max} [h]	WE [d]	E
Baclofen	5–25	75 [90–120]	30	85–90	1–5	0,5–1	3–4	R

Interaktion mit Nahrungsmitteln
Der sedierende Effekt von Alkohol wird durch Baclofen verstärkt.

Einnahmeempfehlungen
3–4 × tgl. zu den Mahlzeiten oder mit Milch einnehmen (bessere Verträglichkeit). Die Dosierung sollte mit 3 × 5 mg begonnen werden und wöchentlich ggf. gesteigert werden. Die Therapie sollte ggf. über 3 Wochen ausschleichend beendet werden.

Körpergewichtsbezogene Dosierung

	Erwachsene		Kinder (0–18 Jahre)	
	ED [mg/kg KG]	TD [mg/kg KG]	ED [mg/kg KG]	TD [mg/kg KG]
Baclofen			0,075–0,5	0,3–0,75–2

Kinder < 8 Jahre: max. 40 mg/Tag
Kinder > 8 Jahre: max. 60 mg/Tag

Benzodiazepine als Muskelrelaxanzien

Pharmakodynamik

Das Benzodiazepin Tetrazepam wird als zentrales Muskelrelaxans bei schmerzreflektorischen Muskelverspannungen, insbesondere als Folge von Erkrankungen der Wirbelsäule und der achsennahen Gelenke sowie beim spastischen Syndrom mit pathologisch gesteigertem Muskeltonus unterschiedlicher Ätiologie eingesetzt. Tetrazepam zeigt den Muskeltonus dämpfende, spannungs-, erregungs- und angstdämpfende Eigenschaften sowie sedierende und hypnotische Effekte, darüber hinaus antikonvulsive Wirkungen. Seit August 2013 ruht die Zulassung für Tetrazepam-Arzneimittel aufgrund schwerwiegender Hautreaktionen (in seltenen Fällen tödlich verlaufend).

Pharmakokinetik

	ED [mg]	TD [mg]	PB [%]	BV [%]	HWZ [h]	t_{max} [h]	WE [min]	WD [h]	E [%]
Tetrazepam*	25–100	400	70	>90	18	1,5–2			R

* Zulassung ruht

Interaktion mit Nahrungsmitteln

Bei gleichzeitiger Anwendung von Alkohol oder anderen zentralwirksamen Substanzen kann es zu einer gegenseitigen Wirkungsverstärkung kommen.

Einnahmeempfehlungen

1–3×tgl. je nach tageszeitlicher Abhängigkeit der Beschwerden (bei 1×tgl., Anwendung meist abends). Bei längerer Anwendung kann es zu einer Toleranzentwicklung kommen. Tetrazepam kann die Fahrtüchtigkeit beeinträchtigen.

Dantrolen

Pharmakodynamik
Dantrolen wird bei Skelettmuskelspastik nach Schädigung des ZNS, wie bei Apoplexie, cerebralen Lähmungen, zervikaler Spondylose, Querschnittsmyelitis, multipler Sklerose etc. verordnet. Es entkoppelt Nervenreiz und Kontraktion des Skelettmuskels wahrscheinlich durch Interferenz mit der Calciumfreisetzung aus dem sarkoplasmatischen Retikulum.

Pharmakokinetik

	ED [mg]	TD [mg]	PB [%]	BV [%]	HWZ [h]	t_{max} [h]	E
Dantrolen	25–50	400	88	35–84	7–8	4–8	R

Interaktion mit Nahrungsmitteln
Interaktionen mit der Nahrung sind nicht beschrieben.

Einnahmeempfehlungen
2–4 × tgl., Erhaltungsdosen: meist 200 mg/Tag (höhere Dosen sollten max. 8 Wochen verordnet werden).
Dosierung einschleichend beginnen. Unter der Einnahme können verstärkt Lichtdermatosen auftreten, daher Schutz vor starker Sonneneinstrahlung.

Mephenesin

Pharmakodynamik
Das zentral wirksame Muskelrelaxans Mephenesin wird bei Muskelverspannungen, Lumbago oder Zervikalsyndrom eingesetzt. Es ist in Deutschland nicht mehr im Handel. Strukturell ist es mit Methocarbamol verwandt.

Pharmakokinetik

	ED [mg]	TD [mg]	PB [%]	BV [%]	HWZ [h]	t_{max} [min]	E
Mephenesin	250	2000		83	1,5	40	R

Interaktion mit Nahrungsmitteln
Interaktionen mit der Nahrung sind nicht beschrieben, die Wirkung von Alkohol wird verstärkt und umgekehrt.

Einnahmeempfehlungen
Einnahme zu den Mahlzeiten 3–4 × tgl.

Methocarbamol

Pharmakodynamik
Das zentralwirkende Muskelrelaxans Methocarbamol wird bei Verspannungen der Sklelettmuskulatur und bei Weichteilrheumatismus, Lumbago, Bandscheibenverletzungen, Muskel- und Sehnenzerrungen etc. eingesetzt. Die muskelrelaxierende Wirkung wird über eine Hemmung der polysynaptischen Reflexleitung im Rückenmark und in subkortikalen Zentren entfaltet.

Pharmakokinetik

	ED [mg]	TD [mg]	PB [%]	BV [%]	HWZ [h]	t_{max}	WE [min]	E
Methocarbamol	750	7500			2	1–2	30	R

Interaktion mit Nahrungsmitteln
Durch Alkohol können die Nebenwirkungen von Methocarbamol verstärkt werden.

Einnahmeempfehlungen
Unter der Therapie sollte auf den Genuss von Alkohol verzichtet werden. Zu Beginn der Therapie sollte die Gabe von 4 Einzeldosen à 1500 mg erfolgen, später 3 × tgl. 1500 mg; im Regelfall nicht länger als 30 Tage.

Orphenadrin

Pharmakodynamik
Orphenadrin wird zur kurzfristigen symptomatischen Behandlung schmerzhafter Muskelverspannungen bei Erwachsenen eingesetzt. Orphenadrin ist ein zentralwirksames, nichtsedierendes Skelettmuskelrelaxans. Es führt durch die spezifische Blockierung des Förderzentrums in der Formatio reticularis tegmenti, bei gleichzeitig völligem Fehlen einer Blockierung des Hemmzentrums, zur Entspannung des pathologisch erhöhten Muskeltonus.

Pharmakokinetik

	ED [mg]	TD [mg]	PB [%]	BV [%]	HWZ [h]	t_{max} [h]	WE [min]	WD [h]	E [%]
Orphenadrin	100	200	90	81	14	2		4–6*	R

* nicht retardiert

Interaktion mit Nahrungsmitteln
Die zentrale Wirkung von Alkohol kann verstärkt werden.

Einnahmeempfehlungen
2 × tgl. 1 Retardtbl. (morgens + abends); die Anwendung ist auf 1 Woche zu beschränken.

Pridinolmesilat

Pharmakodynamik
Pridinol wird bei zentralen und peripheren Muskelspasmen und Erkrankungen des rheumatischen Formenkreises angewandt. Auch zur Prophylaxe von nächtlichen Beinkrämpfen und zur Unterstützung der physikalischen Therapie kann Pridinol gegeben werden. Pridinol greift vorwiegend an spinalen Motoneuronen an und hemmt dort die rezeptorvermittelte Reizleitung.

Pharmakokinetik

	ED [mg]	TD [mg]	PB [%]	BV [%]	HWZ [h]	t_{max} [min]	WE [h]	WD [h]	E [%]
Pridinolmesilat	4	24			4	30–40	2	8	50 R

Interaktion mit Nahrungsmitteln
Durch gleichzeitige Zufuhr von Alkohol kann das Reaktionsvermögen noch stärker beeinträchtigt werden.

Einnahmeempfehlungen
Bei Dauertherapie und zu Beginn sollte die Gabe von 3 Einzelgaben erfolgen. Bei der Therapie von Beinkrämpfen reicht meist 1 Einzeldosis vor dem Schlafengehen.

Tizanidin

Pharmakodynamik
Tizanidin gehört zur Gruppe der Myotonolytika und Muskelrelaxanzien. Es ist eine zentralwirksame Substanz mit Hauptangriffspunkt im Rückenmark. Die Anwendung erfolgt bei akuten schmerzhaften Muskelverspannungen (statische und funktionelle Wirbelsäulenbeschwerden oder nach Operationen) und bei chronischen Erkrankungen (MS, Schädigung von Rückenmark oder Gehirn).

Pharmakokinetik

	ED [mg]	TD [mg]	PB [%]	BV [%]	HWZ [h]	t_{max} [h]	WE [h]	WD [h]	E
Tizanidin	2–6	36	30	20	3–5	1–2	2–3	6–8	R

Interaktion mit Nahrungsmitteln
Interaktionen mit der Nahrung sind nicht beschrieben. Durch Alkohol werden C_{max} (15%) und AUC (20%) von Tizanidin deutlich erhöht. Die Substanz wird über CYP1A2 metabolisiert.

Einnahmeempfehlungen
Einnahme im Regelfall 3(–4)×tgl. mit ausreichend Flüssigkeit. Kein gleichzeitiger Alkoholgenuss. Die Dosis muss individuell sehr sorgfältig ermittelt werden. Für die Langzeitanwendung beträgt die Tagesdosis für die meisten Patienten 12 mg (3×4 mg).

Tolperison

Pharmakodynamik
Tolperison ist ein zentralwirksames Muskelrelaxans und wird in der Therapie schmerzhafter Muskelverspannungen der quergestreiften Muskulatur als Folge von Erkrankungen der Wirbelsäule und der achsennahen Gelenke sowie bei Spastizität bei neurologischen Erkrankungen eingesetzt. Tolperison ist mit Lokalanästhetika verwandt und wirkt membranstabilisierend.
Als Krankheitsbilder kommen degenerative Veränderungen der Wirbelsäule in Frage, z. B. beim Zervikalsyndrom, Zervikobrachialsyndrom und Lumbalsyndrom, bei Osteoporose, Arthrosen der großen Gelenke, rheumatischen Erkrankungen, z. B. Weichteilrheumatismus, Fibromyalgiesyndrom, chronischer Polyarthritis, berufs- und sportbedingten Überbelastungen, zur Unterstützung physikalischer Therapiemaßnahmen oder bei peripheren arteriellen Durchblutungsstörungen.

Pharmakokinetik

	ED [mg]	TD [mg]	PB [%]	BV [%]	HWZ [h]	t_{max} [h]	E
Tolperison	50	450		20	2,5	1,5	R

Interaktion mit Nahrungsmitteln
Interaktionen mit Alkohol wurden nicht beobachtet. Tolperison wird über CYP2D6 metabolisiert. Nahrungsaufnahme erhöht die Bioverfügbarkeit, daher wird die Einnahme nach den Mahlzeiten empfohlen.

Einnahmeempfehlungen
3 × tgl. Filmtabletten unzerkaut mit ausreichend Flüssigkeit direkt nach den Mahlzeiten einnehmen. Die Substanz ist für eine Langzeitanwendung geeignet.

Neuroleptika

Atypische Neuroleptika

Pharmakodynamik

Atypische Neuroleptika werden besonders bei Schizophrenie (chronisch schizophrene Psychosen), z. T. auch bei Depressionen sowie behandlungmäßiger bis schwerer manischer Episoden und Aggressionen im Zuge einer Demenz eingesetzt. Die Verbindungen zeigen sowohl antagonistische Wirkung an Dopamin (D_2)- und Serotonin (5-HT_{2A})-Rezeptoren. Zusätzlich zeigen sie Affinität zu anderen Rezeptoren. z. B. Risperidon ist ein hochpotenter 5-HT_{2A}-Antagonist mit gleichzeitiger Affinität zu Dopamin-D_2-, Histamin-H_1- und α_1-adrenergen Rezeptoren. Aripiprazol ist ein partieller Agonist an D_2- und 5-HT_{1A}-Rezeptoren bzw. Antagonist an 5-HT_{2A}-Rezeptoren.

Die atypischen Neuroleptika beeinflussen die Positiv- (z. B. Halluzinationen) und Negativsymptomatik (z. B. Apathie) bei Schizophrenie.

Loxapin wird nur inhalativ bei akuten Agitationssymptomen stationär eingesetzt.

Pharmakokinetik

	ED [mg]	TD [mg]	PB [%]	BV [%]	HWZ [h]	t_{max} [h]	WE [w]	WD [h]	E [%]
Asenapin	5–10	20	95	35	24	0,5–1,5		12	R + B
Aripiprazol	10–30	30	99	87	75–146	3–5		24	R + B
Clozapin	25–100	900	95	90–95	~ 6	2–4	1–2		50 R
Loxapin	4,5–9,1				4				R + B
Olanzapin	2,5–20	20	93		33,8–51,8	5–8	1–2	24	57 R
Paliperidon	3–9	3–12	74	28	24			24	80 R, 11 B
Risperidon	0,5–4	4 G	88	66–82	3	1–2	1–2		70 R
Sertindol*	4–20	24	99		73	10	1–2		B
Zotepin⁺	25–100	450	97	10	13–16		1–2		R
Ziprasidon	20–80	160	99	60	6,6	6–8	1–2	12	20 R, 66 B

* 1998 Ruhen der Zulassung in BRD (tödliche Arrhythmien), mittlerweile wieder zugelassen!
⁺ Zotepin ist zurzeit aus produktionstechnischen Gründen nicht im Handel.

Interaktion mit Nahrungsmitteln

Clozapin wird über die Cytochrom-Peroxidase (CYP450) metabolisiert. Da Inhaltsstoffe der Grapefruit die CYP450 hemmen, kann eine gleichzeitige Einnahme zu einem erhöhten Plasmaspiegel führen.

Die Metabolisierung von Olanzapin wird durch Induktion der CYP450 verstärkt. Dies gilt z. B. für Benzol aus Zigarettenrauch.

Risperidon kann mit oder ohne Nahrung eingenommen werden. Vorsicht ist geboten bei Substanzen, die Leberenzyme hemmen oder aktivieren. Bei einer Hemmung, z. B. durch Grapefruit, kann es zu einer Überdosierung kommen, bei Enzyminduktion zu einer Unterdosierung. Die gleichzeitige Einnahme von schwarzem oder grünem Tee führt zu einem geringeren Plasmaspiegel.

Paliperidon-Retardtabletten zeigen bei Einnahme mit einer standardisierten Mahlzeit mit hohem Fett- und Kaloriengehalt höhere C_{max}- und AUC-Werte im Vergleich zur Einnahme auf nüchternen Magen um bis zu 50–60 %.

Ziprasidon zeigt durch Nahrung eine deutlich höhere Bioverfügbarkeit, Nahrungskarenz reduziert die BV um 50 %.

Einnahmeempfehlungen

Aripiprazol: 1 × tgl. unabhängig von der Nahrung einnehmen

Asenapin: 2 × tgl. Schmelztablette unter die Zunge legen, nur mit trockenen Händen anfassen; 10 min nicht essen oder trinken. Einnahme im Regelfall morgens und abends, generell nicht in Verbindung mit Alkohol.

Clozapin, Olanzapin und Risperidon sollten wegen der Gefahr der Überdosierung nicht mit Grapefruitsaft oder anderen Lebensmitteln eingenommen werden, die die Leberenzyme induzieren. Gleichzeitiger Genuss benzolhaltiger Lebensmittel (durch Grillen, Zigarettenrauch) führt zu einem zu niedrigen Plasmaspiegel.

Loxapin: 1 × 4,5–9,1 mg akut inhalieren.

Paliperidon: 1 × tgl. morgens, in Bezug auf die Nahrungsaufnahme grundsätzlich einheitlich auf nüchternen Magen oder prinzipiell mit dem Frühstück. Es soll nicht zwischen einer Einnahme im nüchternen oder im nicht-nüchternen Zustand gewechselt werden.

Risperidon: 1–2 × tgl. nicht gemeinsam mit schwarzem oder grünem Tee einnehmen. Risperidon wird individuell sehr unterschiedlich metabolisiert.

Sertindol: 1 × tgl. zu einer Mahlzeit. Therapiebeginn: 4 mg/Tag, schrittweise Erhöhung alle 4–5 Tage um 4 mg bis zur optimalen Erhaltungsdosis von 12–20 mg/Tag. Zu Beginn der Titrationsphase können orthostatische Symptome (Blutdruckabfall im Stehen) auftreten.

Die Anwendung bei Patienten mit Herzerkrankungen ist kontraindiziert. Eine regelmäßige EKG-Überwachung ist erforderlich.

Ziprasidon: Einnahme zum Essen

Einige Vertreter der atypischen Neuroleptika (z. B. Olanzapin) können zu einer Gewichtszunahme führen.

Neuroleptika vom Butyrophenon-Typ

Pharmakodynamik

Butyrophenone stellen Dopamin-D_2-Antagonisten dar und zeigen neuroleptische Wirkung. Sie werden bei akuten psychotischen Syndromen mit Wahn, Halluzinationen, Denkstörungen und Ich-Störungen, katatonen Syndromen, deliranten und anderen exogen-psychotischen Syndromen, chronisch verlaufenden endogenen und exogenen Psychosen (zur Symptomsuppression und Rezidivprophylaxe) und psychomotorischen Erregungszuständen eingesetzt.

Pharmakokinetik

	ED [mg]	TD [mg]	PB [%]	BV [%]	HWZ [h]	t_{max} [h]	WE [d]	E [%]
Benperidol	2–10	40		30–40	7,65	2–4	5–10	R
Haloperidol	1–20	100	92	60–70	24	2–6		60 B, 40 R
Melperon	10–100	400	50	50	4–6	1–1,5	14–21	70 R
Pipamperon	40	120–360	36		4	0,2–1,8		R

Interaktion mit Nahrungsmitteln

Wie alle Neuroleptika sorgen auch Butyrophenone für eine Verstärkung der Alkoholwirkung und die Gefahr der Blutdrucksenkung.

Einnahmeempfehlungen

Benperidol während der Mahlzeit mit ausreichend Flüssigkeit einnehmen.

Haloperidol unzerkaut mit Flüssigkeit (kein Alkohol) ebenfalls während der Mahlzeiten, langsame Dosissteigerung. Die antipsychotische Wirkung hat ihr Maximum nach 1–3 Wochen erreicht, die psychomotorisch dämpfende Wirkung tritt sofort ein.

Melperon wird nach der Mahlzeit eingenommen. Die Tagesdosis sollte auf mehrere Einzeldosen verteilt werden bzw. vor dem Schlafengehen erfolgen. Dabei soll darauf geachtet werden, dass Melperon nicht mit Milch, Tee oder Kaffee eingenommen wird.

Pipamperon 1–3 × tgl. zwischen den Mahlzeiten mit etwas Flüssigkeit einnehmen.

Neuroleptika vom Diphenylbutylpiperidin-Typ

Pharmakodynamik

Die Diphenylbutylpiperidine werden ähnlich den Butyrophenonen zur Behandlung von chronischen Psychosen des schizophrenen Formenkreises eingesetzt. Pimozid besetzt wahrscheinlich in geringem Maße postsynaptische Dopaminrezeptoren, wodurch präsynaptische Neurone zu einer erhöhten Dopaminfreisetzung stimuliert werden. Dadurch kommt es es zu einer Aktivierung postsynaptischer Dopaminrezeptoren. Fluspirilen wird nur parenteral angewendet.

In niedriger Dosierung löst Pimozid Angst- und Spannungszustände, als Neuroleptikum ist es gut bei Wahnideen und Halluzinationen wirksam.

Pharmakokinetik

	ED [mg]	TD [mg]	PB [%]	BV [%]	HWZ [h]	t_{max} [h]	WE [d]	WD [h]	E [%]
Fluspirilen	2–8	2–8	97		48–36*		1–2	7 d	R + B
Pimozid	1–4	16		50	48–55 12–96⁺	3–6	1–2	24–28	45 R

* bei Mehrfachgabe 5 Wochen
⁺ Metabolit

Interaktion mit Nahrungsmitteln

Pimozid wird über CYP3A4, in geringerem Maß über CYP2D6 und CYP1A2 abgebaut wird. Es sollte nicht gleichzeitig mit CYP450-Hemmern wie z. B. Grapefruitsaft eingenommen werden.

Einnahmeempfehlungen

Pimozid 1 × tgl. höhere Dosen können auch auf 2 Gaben verteilt werden Die Dosierung sollte einschleichend erfolgen und die Dosis ggf. wöchentlich um 2–4 mg erhöht werden; wegen der langen HWZ besteht die Gefahr einer Kumulation.

Neuroleptika vom Phenothiazin-Typ

Pharmakodynamik
Die Wirkungsweise der Phenothiazine ist nicht genau geklärt. Der neuroleptische Effekt scheint auf der Affinität der Neuroleptika zu Dopamin-D_4- und Serotonin-5-HT_{2A}-, 5-HT_{2D}- und 5-HT_6-Rezeptoren zu beruhen. Sie werden bei psychomotorischen Unruhezuständen, Angst-, Spannungs- und Erregungszuständen u. a. eingesetzt.

Pharmakokinetik

	ED [mg]	TD [mg]	PB [%]	BV [%]	HWZ [h]	t_{max} [h]	E
Chlorprothixen	10–100	800	> 95	40	15		R + B
Fluphenazin	0,25–10	0,5–40	> 95	1–25	20	2–4	R
Levomepromazin	25–100	150	98	50	17	2–3	R
Perazin	25–200	1000	94–97		*10	1–4	B + R
Perphenazin	4,0–8,0	24	90	15–99	8–12	1–4	R
Promazin	25–100	400 (1200)⁺	95		20–25		
Promethazin	10–100	200	90	25	8–15	1,5–3	R
Thioridazin	10–200	200 (600)⁺	> 99	60	6,9–16	1–4	B + R
Triflupromazin	10–25	50	> 90		10–20	1	B + R
Zuclopenthixol	2–25	70	98	44	20	3–4	R

* multiphasische Elimination
⁺ nur stationär

Interaktion mit Nahrungsmitteln
Wirkungsverluste im Zusammenhang mit Coffein erleiden Fluphenazin und Perphenazin. Durch Benzo[a]pyrene, die beim Grillen entstehen oder im Tabakrauch enthalten sind, kommt es zu einer Enzyminduktion, die zu einem schnelleren Abbau von Thioridazin führt. Durch die

gleichzeitige Einnahme gerbstoffhaltiger Substanzen kommt es bei Triflupromazin durch Ausfällung des Wirkstoffes zu einer verschlechterten Aufnahme und damit schlechteren Wirksamkeit.

Durch gleichzeitige Einnahme von Alkohol kommt es im Allgemeinen zu starker Sedierung. Bei Thioridazin kommt es zudem bei gleichzeitiger Einnahme von Alkohol zu einer schnelleren Eliminierung durch Enzyminduktion. Bei Leber- und Niereninsuffizienz muss eine Dosisreduktion stattfinden.

Einnahmeempfehlungen
Die Dosierung sollte bei allen Substanzen individuell festgelegt werden.
Fluphenazin und Perphenazin nicht mit Kaffee und anderen coffeinhaltigen Getränken einnehmen.
Chlorprothixen: 1–3 × tgl.
Fluphenazin: 1–2 × tgl. nach den Mahlzeiten
Promazin: 3–4 × tgl. nicht zusammen mit Kaffee, Tee, Milch und Obst einnehmen, da es zu einer Ausfällung des Wirkstoffes kommen kann.
Promethazin: 3–4 × tgl. bzw. 1 × tgl. zur Nacht
Thioridazin: 3–4 × tgl., unter der Thioridazintherapie möglichst auf Grillprodukte (WW mit Benzo[a]pyrenen) verzichten.
Triflupromazin: nicht mit Tee und anderen gerbstoffhaltigen Getränken einnehmen
Zuclopenthixol: 1–3 × tgl.
Bei allen Vertretern auf den Genuss von Alkohol verzichten. Die antipsychotische Wirkung erreicht ihr Maximum manchmal erst nach 1- bis 3-wöchiger Behandlung, während die psychomotorisch dämpfende Wirkung sofort eintritt.

Körpergewichtsbezogene Dosierung

	Erwachsene TD [mg/kg KG]	Kinder TD [mg/kg KG]
Chlorprothixen	0,45	0,5–1 (ab 3 Jahren)
Thioridazin	1,15	0,5–2 (über 2 Jahre)

Neuroleptika vom Sulpirid-Typ

Pharmakodynamik
Neuroleptika vom Sulpirid-Typ sind selektive D_2/D_3-Rezeptorantagonisten zur Behandlung akuter und chronischer schizophrener Störungen. In niedriger Dosierung überwiegt die Blockade der präsynaptischen D_2/D_3-Rezeptoren, was zu einer verstärkten Ausschüttung an Dopamin führt und damit zu einer Besserung der sogenannten Negativsymptomatik. Daneben werden sie auch bei Schwindelzuständen verordnet.

Pharmakokinetik

	ED [mg]	TD [mg]	PB [%]	BV [%]	HWZ [h]	t_{max} [h]	WE [h]	WD [h]	E
Amisulprid	50–200	1200	17	48	12	1–2		12–24	R
Sulpirid	50–200	300–1600	40	30–40	8	2	0,5	6–8	R

Interaktion mit Nahrungsmitteln
Die zentrale Wirkung von Alkohol wird verstärkt. Interaktionen mit der Nahrung sind nicht beschrieben.

Einnahmeempfehlungen
Neuroleptika nicht gemeinsam mit Kaffee, schwarzem Tee oder anderen coffeinhaltigen Getränken sowie Alkohol einnehmen. Während der gesamten Therapie ist möglichst auf diese Getränke zu verzichten.
Amisulprid: 1 × tgl. (bis 400 mg), höhere Dosen sollten auf mehrere Einzelgaben verteilt werden.
Sulpirid: 2–4 × tgl. (Dosis individuell). Die letzte Dosis des Tages sollte nicht nach 16 Uhr eingenommen werden.

Quetiapin

Pharmakodynamik
Das atypische Neuroleptikum Quetiapin wird bei verschiedenen psychischen Erkrankungen wie Schizophrenie, mäßig bis schweren manischen Episoden oder schweren depressiven Episoden bei bipolaren Störungen eingesetzt, ferner auch bei depressiver Erkrankung (Episoden einer Major Depression) als Zusatztherapie für Patienten, die unzureichend auf die Monotherapie mit einem Antidepressivum angesprochen haben. Quetiapin und sein aktiver Metabolit N-Desalkylquetiapin besitzen Affinität zu zerebralenserotonergen (5-HT_2)- und dopaminergen D_1- und D_2-Rezeptoren.

Pharmakokinetik

	ED [mg]	TD [mg]	PB [%]	BV [%]	HWZ [h]	t_{max} [h]	WE [min]	WD [h]	E [%]
Quetiapin	25–300	800	83		7–12*			12–24	73 R 21 B

* Metabolit

Interaktion mit Nahrungsmitteln
Quetiapin sollte nur mit Vorsicht in Kombination mit anderen zentralwirksamen Arzneimitteln und Alkohol angewendet werden. Die Substanz wird über CYP3A4 metabolisiert.

Einnahmeempfehlungen
Filmtabletten: 1–2 × tgl., je nach Erkrankung. Die Einnahme kann zu oder unabhängig von den Mahlzeiten erfolgen. Die Dosis wird über 4 Tage auftitriert.
Retardtabletten: 1 × tgl. 1 h vor einer Mahlzeit. Die Retardtabletten sollen im Ganzen geschluckt und nicht geteilt, zerkaut oder zerkleinert werden.

Neuropathiemittel

Amifampridin/Fampridin

Pharmakodynamik
Amifampridin ist ein Orphan-Drug zur symptomatischen Behandlung des Lambert-Eaton-Myasthenia-Syndroms (LEMS) bei Erwachsenen. Amifampridin bessert über eine Hemmung von Kaliumkanälen die Acetylcholinfreisetzung an den Synapsen und verbessert so die Muskelschwäche der Patienten.
Der Kaliumkanalblocker Fampridin wird zur Verbesserung der Gehfähigkeit bei erwachsenen MS-Patienten eingesetzt.

Pharmakokinetik

	ED [mg]	TD [mg]	PB [%]	BV [%]	HWZ [h]	t_{max} [h]	WE [w]	WD [h]	E [%]
Amifampridin	10–20	60		93–100	2	0,6–1,3		6–8	R
Fampridin	10	20	1–3	100	6	1–3,5*	2	12	90 R

* Retardform

Interaktion mit Nahrungsmitteln
Beim Menschen wird die Geschwindigkeit und der Grad der Resorption von Amifampridin durch die Einnahme zusammen mit einer Mahlzeit beeinflusst. Nüchtern werden C_{max} und AUC erhöht sowie t_{max} verkürzt. Bei Einnahme von Fampridin zusammen mit Nahrungsmitteln verringert sich die $AUC_{0-\infty}$ um ca. 2–7 % (10 mg Dosis). Dies scheint nicht klinisch relevant zu sein. C_{max} steigt aber um 15–23 %. Da es einen klaren Zusammenhang zwischen C_{max} und dosisbedingten Nebenwirkungen gibt, wird empfohlen, Fampridin auf nüchternen Magen einzunehmen.

Einnahmeempfehlungen

Amifampridin: 3–4 × tgl. zu den Mahlzeiten, die Therapie sollte mit einer TD von 15 mg begonnen werden, diese kann durch Erhöhung um 5 mg alle 4–5 Tage bis auf ein Maximum von 60 mg pro Tag gesteigert werden. Einzeldosis maximal 20 mg! Männer und Frauen müssen unter der Therapie auf eine zuverlässige Schwangerschaftsverhütung achten.

Fampridin: Retardtablette 2 × tgl. im Abstand von 12 h auf nüchternen Magen. Der Behandlungserfolg ist nach etwa 2 Wochen erkennbar.

Riluzol

Pharmakodynamik
Riluzol wird zur Verlängerung der Lebenserwartung oder zur Hinauszögerung der Zeit bis zum Einsatz der mechanischen Beatmung bei Patienten mit amyotropher Lateralsklerose eingesetzt. Der genaue Wirkmechanismus ist nicht bekannt, ein Eingriff in den Glutamatstoffwechsel ist anzunehmen.

Pharmakokinetik

	ED [mg]	TD [mg]	PB [%]	BV [%]	HWZ [h]	t_{max} [h]	WE [min]	WD [h]	E [%]
Riluzol	50	100	97	60	9–15	1–1,5		12	R

Interaktion mit Nahrungsmitteln
Riluzol wird über CYP1A2 metabolisiert. Induktoren dieses Enzyms (Zigarettenrauch, auf Holzkohle gegrillte Nahrung oder Arzneistoffe wie Rifampicin und Omeprazol) können die Elimination beschleunigen; Hemmstoffe (z. B. Coffein und einige Arzneistoffe wie Diclofenac, Diazepam, Chinolone etc.) verlangsamen diese. Sehr fettreiche Nahrung verzögert die Geschwindigkeit und das Ausmaß der Resorption von Riluzol und führt zu einer verringerten Bioverfügbarkeit (Reduktion von C_{max} um 44 % und AUC um 17 %).

Einnahmeempfehlungen
2 × tgl. 50 mg alle 12 h. Wird unter der Therapie das Rauchen beendet, ist die Dosierung ggf. entsprechend anzupassen.

Osteoporosetherapeutika

Bisphosphonate

Pharmakodynamik
Bisphosphonate hemmen die Tätigkeit der Osteoklasten und vermindern damit die Abnahme der Knochendichte. Sie kommen bei Osteoporose oder Osteosarkomen (Morbus Paget) zum Einsatz. Sie binden an das Hydroxylapatit des Knochens.

Pharmakokinetik

	ED [mg]	TD [mg]	PB [%]	BV [%]	HWZ [h]	WE	t_{max} [h]	E [%]
Alendronsäure/Alendronat	10/70*	10	78	0,7	10 a	3 Wo		R
Etidronsäure/Etidronat	200	400	93	4	24		1–1,5	96 B
Clodronsäure/Clodronat	400–800	1600	2–36	2	2		0,5	R
Ibandronsäure	50–150	50	91–99	0,6	10–72			
Risedronsäure/Risedronat	5–30	30	24	0,63	24–480		ca. 1	R
Tiludronsäure	200	400	91	6	43–150	2d–1Mo	1–2	60 R

* Einnahme 1 × wöchentlich

Interaktion mit Nahrungsmitteln
Bisphosphonate bilden mit metallischen Kationen schwerlösliche Komplexe, die eine Resorption der Arzneistoffe erschweren oder verhindern. Insbesondere Calcium, Magnesium, Eisen und Alumiumionen spielen hierbei eine Rolle; so kann die Bioverfügbarkeit um 60 % abnehmen.
Die Resorption von Risedronat wird durch Nahrungsmittel und Getränke (ausgenommen Wasser) negativ beeinflusst, ein ausreichender Abstand sollte eingehalten werden.

Einnahmeempfehlungen

Einnahme mit 2 h Abstand zu einer Mahlzeit (mindestens 30 min), nicht mit Milch, Milchprodukten oder Mineralstoffpräparaten.

Alendronat, Clodronat und Risedronat morgens nüchtern nach dem Aufstehen mit einem Glas Wasser (mindestens 30 min vor der ersten Nahrungsaufnahme) einnehmen. Anschließend 30 min nicht hinlegen! Erfolgt die Einnahme zu einem beliebig anderen Zeitpunkt des Tages, so sollten mindestens 2 h Abstand zu einer Mahlzeit oder Getränken eingehalten werden. Die Einnahme sollte spätestens 30 min vor dem Schlafengehen erfolgen.

Alendronsäure: 1 × tgl. 10 mg oder 1 × wöchentlich 70 mg

Etidronat: 1 × tgl. 400 mg über 14 Tage, dann 500 mg Calcium über 76 Tage (Einnahme muss immer im Wechsel mit Calcium erfolgen).

Ibandronsäure: 1 × tgl. 50 mg (Knochenmetastasen) oder 1 × im Monat 150 mg (Osteoporose)

Fluoridpräparate

Pharmakodynamik
Fluorid wird zur Kariesprophylaxe im Kleinkindesalter und zur Osteoporoseprophylaxe verwendet. Die empohlene tägliche Zufuhr beträgt für Kinder: 0,5–2,5 mg, für Erwachsene 1,5–4,0 mg.

Pharmakokinetik

	ED [mg]	TD [mg]	PB [%]	BV [%]	HWZ [h]	t_{max} [h]	E
Natriumfluorid	0,5–50	100	100	48		4	R
Natriumfluorophosphat	38–76	228			1,3–1,9	0,8	R

Interaktion mit Nahrungsmitteln
Bei gleichzeitiger Einnahme von Fluoridpräparaten mit Calcium (insbesondere Milch und Milchprodukten), eisen- oder magnesiumreicher Nahrung wird die Bioverfügbarkeit von Fluoridpräparaten durch Komplexbildung oder Fällung dramatisch verringert.

Einnahmeempfehlungen
Zur Kariesprophylaxe sollten Säuglinge und Kleinkinder Fluorid mit der Nahrung einnehmen, ansonsten nach dem Zähneputzen.
Zur Osteoporosetherapie Fluoride unzerkaut mit ausreichend Flüssigkeit während oder nach der Mahlzeit einnehmen.
Fluoridpräparate sollen nicht gleichzeitig mit eisen-, calcium-, aluminium- oder magnesiumreicher Nahrung, Antazida oder entsprechenden Mineralstoffpräparaten eingenommen werden. Ein mindestens zweistündiger Einnahmeabstand ist einzuhalten. Eine Ausnahme stellt hierbei nur das Fluorophospat dar, das mit Calcium kombiniert werden kann.
Natriumfluorophosphat: 3–4 × tgl. zu den Mahlzeiten über 3–4 Jahre.
Natriumfluorid-Rettbl.: 1 × tgl. abends nach dem Essen; Tbl. 2 × tgl. während oder nach den Mahlzeiten.

Selektive Estrogenrezeptor-Modulatoren (SERM)

Pharmakodynamik
Bazedoxifen und Raloxifen werden zur Behandlung und Prävention der Osteoporose bei postmenopausalen Frauen mit erhöhtem Frakturrisiko eingesetzt. Als selektive Estrogenrezeptor-Modulatoren (SERM) binden sie mit hoher Affinität an Estrogenrezeptoren und regulieren die Genexpression. Der Wirkmechanismus entspricht damit dem der Estrogene. Die Substanzen sind zur Langzeitbehandlung vorgesehen. Die Anwendung reduziert das Risiko für die Häufigkeit von Estrogenrezeptor-positiven Mammakarzinomen.

Pharmakokinetik

	ED [mg]	TD [mg]	PB [%]	BV [%]	HWZ [w]	t_{max} [h]	WD [h]	E [%]
Bazedoxifen	20	20	95,8–99,3	6	30	2	24	B
Raloxifen	60	60	98–99	2	2	27,7	24	B

Interaktion mit Nahrungsmitteln
Es sind keine Interaktionen mit der Nahrung bekannt. Bazedoxifen wird nicht über CYP-Enzyme metabolisiert.

Einnahmeempfehlungen
Bazedoxifen und Raloxifen werden 1 × tgl. unabhängig von den Mahlzeiten eingenommen.
Frauen, die wenig Calcium mit der Nahrung aufnehmen, wird zu einer ergänzenden Calcium- und Vitamin-D-Einnahme geraten. Die Einnahme sollte nicht bei einem erhöhten Thromboserisiko erfolgen.

Strontiumranelat

Pharmakodynamik
Strontiumranelat ist ein Arzneistoff zur Therapie der postmenopausalen Osteoporose, der sowohl den Knochenabbau hemmt als auch den Knochenaufbau fördert. Strontiumionen wirken agonistisch am Calcium-Sensing-Rezeptor, der in der Nebenschilddrüse die Parathormonsekretion reguliert und auch im Knochengewebe zu finden ist. Strontiumranelat ist zur Langzeittherapie bestimmt.

Pharmakokinetik

	ED [g]	TD [g]	PB [%]	BV [%]	HWZ [h]	t_{max} [h]	WD [h]	E
Strontiumranelat	2	2	25	25	60	3–5	24	R + F

Interaktion mit Nahrungsmitteln
Nahrung, Milch und Milchprodukte sowie calciumhaltige Arzneimittel können die Bioverfügbarkeit von Strontiumranelat um bis zu 60–70 % reduzieren. Auch infolge der relativ langsamen Resorption von Strontium sollten Nahrungs- und Calciumeinnahmen unmittelbar vor und nach der Einnahme von Strontiumranelat vermieden werden. Eine orale Supplementierung mit Vitamin D hat keinen Einfluss auf die Verfügbarkeit von Strontium.

Einnahmeempfehlungen
Es werden 1 × tgl. 2 g Strontiumranelat eingenommen, idealerweise vor dem Zubettgehen, mindestens 2 h nach dem Essen.

Parkinsonmittel

Anticholinergika in der Parkinsontherapie

Pharmakodynamik
Biperiden, Bornaprin, Procyclidin und Trihexyphenidyl werden als Anticholinergika beim Parkinson-Syndrom eingesetzt, insbesondere bei Rigor- und Tremorsymptomatik, sowie durch Neuroleptika und ähnlich wirkende Arzneimittel bedingte extrapyramidale Symptome wie Frühdyskinesien, Akathisie oder Parkinsonoid.

Pharmakokinetik

	ED [mg]	TD [mg]	PB [%]	BV [%]	HWZ [h]	t_{max} [h]	WE [h]	WD [h]	E [%]
Biperiden	2–4	16	93–94	33	18–24	1,5	1	6–12	50 R + 50 B
Bornaprin	2–4	12	72		5,2	1,8			R
Procyclidin	5	60	100	75	12	1,1			R
Trihexyphenidyl	1–5	6–16			6–10	1–3		6–12	R

Interaktion mit Nahrungsmitteln
Durch Biperiden wird die Wirkung von Alkohol verstärkt.

Einnahmeempfehlungen
Biperiden, Bornaprin, Procyclidin: Tabletten mit etwas Flüssigkeit während oder nach einer Mahlzeit einnehmen. Während der Therapie sollte auf den Genuss von Alkohol verzichtet werden.
Trihexyphenidyl: Parkinson: initial 1×tgl. 1 mg, dann 3–4×tgl. (TD: 6–16 mg)

Körpergewichtsbezogene Dosierung

	Erwachsene		Kinder (2–17 Jahre)	
	ED [mg/kg KG]	TD [mg/kg KG]	ED [mg/kg KG]	TD [mg/kg KG]
Trihexyphenidyl				0,1–0,75

Budipin

Pharmakodynamik
Budipin hat eine indirekte dopaminerge Wirkung, die über eine verstärkte Dopaminsynthese, einen gehemmten Abbau bzw. gehemmte Wiederaufnahme etc. vermittelt sein kann. Budipin wird in der Kombinationstherapie des Morbus Parkinson eingesetzt. Insbesondere die Tremorsymptomatik bessert sich deutlich.

Pharmakokinetik

	ED [mg]	TD [mg]	PB [%]	BV [%]	HWZ [h]	t$_{max}$ [h]	E [%]
Budipin	10–30	60	96	47	31	4–10	80 R

Interaktion mit Nahrungsmitteln
Durch Alkohol wird der Einfluss auf das Reaktionsvermögen verstärkt.

Einnahmeempfehlungen
2 oder 3 × tgl. nach den Mahlzeiten unzerkaut mit etwas Flüssigkeit. Die Therapie soll einschleichend begonnen und ggf. ausschleichend beendet werden. Budipin beeinflusst das Reaktionsvermögen. Vor und nach Behandlungsbeginn sollte ein EKG aufgenommen werden.

Catechol-O-Methyl-Transferase-Hemmer (COMT-Hemmer)

Pharmakodynamik
Entacapon und Tolcapon hemmen das Enzym O-Methyl-Transferase, wodurch der Abbau von Levodopa verzögert wird. Die Therapie kann nur in Kombination mit Levodopa + Decarboxylasehemmer erfolgen (Add-on-Therapie).

Pharmakokinetik

	ED [mg]	TD [mg]	PB [%]	BV [%]	HWZ [h]	t_{max} [h]	E [%]
Entacapon	200	2000	98	35	0,5–2,5	1	B
Tolcapon	100	600	> 99,9	65	2	2	60 R 40 B

Interaktion mit Nahrungsmitteln
Nahrung hat keinen Einfluss auf die Resorption von Entacapon. Eisenionen bilden mit Entacapon Chelat-Komplexe.
Tolcapon: Die gleichzeitige Nahrungsaufnahme verzögert und verringert die Absorption (die relative Bioverfügbarkeit einer während des Essens eingenommenen Dosis beträgt immer noch 80 % bis 90 %).

Einnahmeempfehlungen
Entacapon: Maximal 10 × 200 mg tgl. gleichzeitig mit Levodopa/Dopadecarboxylasehemmer. Die Einnahme sollte nicht mit eisenreichen Speisen erfolgen. Ein Abstand von mind. 2 h ist ggf. einzuhalten.
Tolcapon: 3 × tgl. 100 mg (in Ausnahmefällen 200 mg) in Kombination mit Levodopa/Dopadecarboxylasehemmer

Dopadecarboxylasehemmer

Pharmakodynamik
Die Dopadecarboxylasehemmer Benserazid und Carbidopa werden in Kombination mit Levodopa zur Therapie des Morbus Parkinson und bei symptomatischen Parkinson-Syndromen eingesetzt, um den peripheren Abbau von Levodopa zu Dopamin und die damit verbundenen Nebenwirkungen zu verhindern. Die Dopadecarboxylasehemmer können nicht die Blut-Hirn-Schranke überwinden.

Pharmakokinetik

	ED [mg]	TD [mg]	PB [%]	BV [%]	HWZ [h]	t_{max} [h]	E
Benserazid	12,5–50	100		*	~ 6	1	B + R
Carbidopa	25	40–100	36	*	2–4	0,5–5	B + R

* Resorption erfolgt unvollständig

Interaktion mit Nahrungsmitteln
Interaktionen mit der Nahrung sind nicht beschrieben.

Einnahmeempfehlungen
Einnahme nur in Kombinationspräparaten mit Levodopa.

Ergot-Dopaminagonisten

Pharmakodynamik
Die Mutterkornalkaloid-Derivate Bromocriptin, Carbergolin und Pergolid werden zur Therapie des Morbus Parkinson eingesetzt. Sie wirken als Agonisten an D_1-, D_2- und D_3-Rezeptoren. Bromocriptin und Carbergolin werden zusätzlich zum Abstillen und bei bestimmten Hypophysentumoren eingesetzt.

Pharmakokinetik

	ED [mg]	TD [mg]	PB [%]	BV [%]	HWZ [h]	t_{max} [h]	WE [h]	WD [h]	E [%]
Bromocriptin	2,5–10	30	95	3	6–48	1–1,5			82 B 6 R
Carbergolin	0,5–2	3	41–42		63–68	0,5–4			72 B 18 R
Pergolid	1	3	90		12–27		2	24	55 R 40 B

Interaktion mit Nahrungsmitteln
Wechselwirkungen mit der Nahrung sind nicht beschrieben.

Einnahmeempfehlungen
Bromocriptin sollte während oder nach den Mahlzeiten, nicht auf nüchternen Magen eingenommen werden.
Cabergolin wird bei Parkinson 1×tgl. eingenommen. Zur Senkung des Prolaktinspiegels: 1× wöchentlich 0,5–3 mg, bei schlechter Verträglichkeit kann die Wochendosis auf mehrere Tage verteilt werden.
Pergolid: 3×tgl. Zu Behandlungsbeginn kann Domperidon zur Linderung von GIT-Störungen gegeben werden.

Levodopa (L-Dopa)

Pharmakodynamik

Die Aminosäure Levodopa wird in Kombination mit den Dopadecarboxylasehemmern Benserazid oder Carbidopa zur Substitution von Dopamin bei Morbus Parkinson eingesetzt.

Pharmakokinetik

	ED [mg]	TD [mg]	PB [%]	BV [%]	HWZ [h]	t_{max} [h]	E
Levodopa	50–200	800	<10	98*	1,5–3	0,5–2	R

* in Kombination mit Benserazid, sonst 25 %

Interaktion mit Nahrungsmitteln

Die Bioverfügbarkeit von Levodopa ist bei Einnahme mit der Nahrung vermindert, da Levodopa durch einen aktiven Transport resorbiert wird und bei gleichzeitiger Nahrungszufuhr dieser Carrier auch von anderen Aminosäuren genutzt wird.

Ferner ist eine Interaktion mit Vitamin B_6 (Pyridoxin) beschrieben, das schon bei einer Tagesdosis von 2 mg/Tag zu einem Wirkungsverlust führt, da es Coenzym von Transaminasen und Aminosäuredecarboxylasen ist. 50 mg Pyridoxin senken den L-Dopa-Spiegel um 70 %.

Einnahmeempfehlungen

Einnahme am besten 30 min vor oder 90 min nach einer Mahlzeit mit etwas Flüssigkeit und Gebäck. Vor der Einnahme sind große eiweißreiche Nahrungsmengen zu vermeiden. Die Einnahme auf nüchternen Magen kann zu GIT-Störungen führen.

Nach Absetzen dauert die Wirkung noch 3–5 Tage an.

Memantin

Pharmakodynamik

Memantin wird zur Behandlung von leichten und mittelschweren Hirnleistungsstörungen eingesetzt, insbesondere zur Behandlung des Morbus Alzheimer. Strukturell ist es eng mit Amantadin verwandt. Memantin ist ein spannungsabhängiger, nichtkompetitiver NMDA-Rezeptorantagonist mittlerer Affinität bzw. NMDA-Rezeptor-Modulator (N-Methyl-D-Aspartat-Rezeptor = Glutamat-Rezeptor).

Pharmakokinetik

	ED [mg]	TD [mg]	PB [%]	BV [%]	HWZ [h]	t_{max} [h]	E
Memantin	5-20	20	42-45	100	60-100	6-8	R

Interaktion mit Nahrungsmitteln

Interaktionen mit Alkohol im Sinne einer Verminderung der Alkoholtoleranz sind möglich.

Einnahmeempfehlungen

1 × tgl. 20 mg, immer zur gleichen Zeit! Die Einnahme kann mit oder ohne Nahrung erfolgen.

Einnahme von Memantin zum Frühstück oder zum Mittagessen bis spätestens 14 Uhr. Die Therapie sollte einschleichend mit 1 × tgl. 5 mg beginnen, pro Woche um 5 mg steigern!

Monoaminoxidase-B (MAO-B)-Hemmstoffe

Pharmakodynamik
MAO–B-Hemmstoffe inhibieren die Monoaminoxidase B und verhindern dadurch den Abbau von Dopamin im Gehirn. MAO-B–Hemmstoffe kommen bei Morbus Parkinson (Selegilin, Rasagilin) zum Einsatz und können in der Monotherapie oder auch in Kombination mit Levodopa/Decarboxylasehemmern eingesetzt werden.

Pharmakokinetik

	ED [mg]	TD [mg]	PB [%]	BV [%]	HWZ [h]	t_{max} [h]	WE [h]	WD	E
Rasagilin	1	1	60–70	36	0,6–2	0,5		24	B + R
Selegilin	5–10	10	94	9,4	2	0,5–2	1	1–3 d	R

Interaktion mit Nahrungsmitteln
Alle MAO-Hemmer können in Kombination mit alkoholischen Getränken zu verstärkter Blutdrucksenkung führen und Blutdruckkrisen verursachen. Fetthaltige Nahrung verzögert die Aufnahme von Rasagilin. Rasagilin wird über CYP1A2 metabolisiert. Selektive MAO-B-Hemmer führen nicht mit tyraminreichen Nahrungsmitteln zu Blutdruckkrisen (kein „Cheese-Effekt").

Besondere Arzneiformen
Selegilin ist auch als Schmelztablette im Handel. Die Einnahme sollte mindestens 5 min vor dem Frühstück erfolgen. Die Schmelztablette wird auf die Zunge gelegt (Auflösung in ca. 10 Sekunden) und anschließend sollte 5 min nichts gegessen und getrunken werden.

Einnahmeempfehlungen

Rasagilin: 1 × tgl. unabhängig von der Nahrung.
Selegilin: im Regelfall als Einmaldosis nach dem Frühstück einnehmen. Möglich ist auch eine aufgeteilte Einnahme nach dem Frühstück und nach dem Mittagessen. Eine Einnahme sollte nicht mehr ab dem späten Nachmittag erfolgen, da es zu Schlafstörungen führen kann.

Non-Ergot-Dopaminagonisten

Pharmakodynamik
Pramipexol und Ropinirol wirken als Agonisten an Dopamin-D_3-Rezeptoren und kommen bei Morbus Parkinson und beim Restless-Legs-Syndrom zum Einsatz. Piribedil wird nur bei Morbus Parkinson eingesetzt, auch in Kombination mit Levodopa.
Die Substanzen gehören zur Gruppe der Non-Ergot-Dopaminagonisten.

Pharmakokinetik

	ED [mg]	TD [mg]	PB [%]	BV [%]	HWZ [h]	t_{max} [h]	WD [h]	E [%]
Pramipexol	0,088–0,7	3,3	20	90	8–12	1–3		90 R
Piribedil	50	250	mäßig		12	3–6		75 R
Ropinirol	0,25–8	8	<40	50	6	2,6		R

Interaktion mit Nahrungsmitteln
Interaktionen mit der Nahrung sind nicht beschrieben. Ropinirol wird überwiegend über CYP1A2 metabolisiert.

Einnahmeempfehlungen
Pramipexol: Tagesdosis auf drei Einzelgaben aufteilen, während oder außerhalb der Mahlzeiten einnehmen. Retardformulierungen werden 1 × tgl. eingenommen. Beim Restless-Legs-Syndrom erfolgt die Gabe 1 × tgl. abends.
Piribedil: 3 × tgl. mit etwa einem halben Glas Wasser unzerkaut nach den Mahlzeiten.
Ropinirol: Filmtabletten 3 × tgl. (Einnahme mit einer Mahlzeit erhöht die Verträglichkeit), Retardtabletten 1 × tgl.

Polyneuropathietherapeutika

α-Liponsäure (Thioctsäure)

Pharmakodynamik
α-Liponsäure kommt bei Missempfindungen (Dysästhesien und Parästhesien) bei diabetischer Polyneuropathie zum Einsatz. Die Substanz wird zu den vitaminähnlichen Substanzen gerechnet. Sie ist Cofaktor von Enzymen (oxidative Decarboxylierung), kann aber auch im Menschen gebildet werden.

Pharmakokinetik

	ED [mg]	TD [mg]	PB [%]	BV [%]	HWZ [min]	t_{max} [h]	E
α-Liponsäure	200–600	600		20–30*	10–60	0,5	R

* hoher First-pass-Effekt

Interaktion mit Nahrungsmitteln
Nahrung vermindert die Bioverfügbarkeit von α-Liponsäure.

Einnahmeempfehlungen
Einnahme vor einer Mahlzeit, möglichst auf nüchternen Magen (Tagesdosis 30 min vor dem Frühstück). Die Substanz kann zur Dauertherapie eingesetzt werden.

Schilddrüsen- und Nebenschilddrüsentherapeutika

Cinacalcet

Pharmakodynamik

Das Calcimimetikum Cinacalcet wird zur Behandlung des sekundären Hyperparathyreoidismus infolge einer chronischen Niereninsuffizienz eingesetzt. Außerdem ist die Substanz zur Behandlung der Hyperkalzämie bei Patienten mit Nebenschilddrüsenkarzinom zugelassen. Cinacalcet erhöht die Empfindlichkeit eines Calciumrezeptors auf der Oberfläche der Nebenschilddrüse, wodurch extrazelluläres Calcium eine stärkere Senkung des Parathormonspiegels bewirkt.

Pharmakokinetik

	ED [mg]	TD [mg]	PB [%]	BV [%]	HWZ [h]	t_{max} [h]	WE [h]	WD [h]	E
Cinacalcet	30–90*	360*	97	20–25	30–40	2–6		12–24	R, B

* Dosierung individuell, je nach Parathormonspiegel

Interaktion mit Nahrungsmitteln

Die Bioverfügbarkeit von Cinacalcet wird durch gleichzeitige Nahrungsaufnahme um 50–80 % erhöht. Cinacalcet wird teilweise über CYP3A4 und CYP1A2 metabolisiert. Wechselwirkungen mit Grapefruitsaft und Zigarettenrauch sowie anderen Hemmstoffen oder Aktivatoren dieser Enzyme sind möglich. Cinacalcet ist selbst ein starker Hemmstoff von CYP2D6.

Einnahmeempfehlungen

Sekundärer Hyperparathyreoidismus: 1 × tgl. mit oder kurz nach einer Mahlzeit, beginnend mit 30 mg; die Dosis kann alle 2–4 Wochen erhöht werden.

Nebenschilddrüsenkarzinom: 2 × tgl., beginnend mit jeweils 30 mg.

Unter der Therapie müssen die Serumcalciumspiegel regelmäßig kontrolliert werden.

Kaliumiodid [Iod]

Pharmakodynamik

Kaliumiodid wird zur Vorbeugung und Behandlung einer durch Iodmangel bedingten Hypothyreose eingesetzt, früher auch als Expektorans. In höheren Dosen kann es auch nach Reaktorunfällen und mit gegenteiligem Effekt zur Operationsvorbereitung bei Hyperthyreose eingesetzt werden. Iodpräparate sind teilweise auch mit L-Thyroxin kombiniert.

Pharmakokinetik

	ED [mg]	TD [mg]	PB [%]	BV [%]	HWZ	t_{max}	E
Kaliumiodid	0,1–2	0,5		100	7 Wo		R

Interaktion mit Nahrungsmitteln

Interaktionen mit der Nahrung sind nicht beschrieben.

Einnahmeempfehlungen

Die Einnahme kann mit oder zwischen den Mahlzeiten erfolgen. Depotarzneiformen werden im Regelfall 1 × wöchentlich eingenommen. Einige Hersteller empfehlen die Einnahme nach einer Mahlzeit.

Empfohlene Zufuhr Iod: Kinder: 100–200 µg/d, Jugendliche/Erwachsene: 200 µg/d, Schwangere: 230 µg/d, Stillende: 260 µg/d.

Einen Sonderfall stellt die Iodblockade bei radiaktiven Unfällen dar. Hier werden Tagesdosen von 130 mg/d empfohlen. Entsprechende Präparate sind über Apotheken nicht erhältlich.

Levothyroxin (L-Thyroxin) und Liothyronin

Pharmakodynamik
Levothyroxin wird zur Substitution der körpereigenen Schilddrüsenhormonproduktion jeglicher Genese z. B. nach (Teil-) Resektion oder strahlenbedingtem Ausfall der eigenen Hormonproduktion eingesetzt (Hypothyreose). Liothyronin wird zur Überbrückung hypothyreotischer Phasen und zur Substitutionstherapie einer Hypothyreose bei gleichzeitig nachgewiesener oder vermuteter T_4/T_3-Konversionsschwäche (im Allgemeinen in Kombination mit Levothyroxin) eingesetzt.

Pharmakokinetik

	ED [µg]	TD [µg]	PB [%]	BV [%]	HWZ	t_{max} [h]	WE [h]	E
Levothyroxin	25–300	300	99,95	75–85	1 Wo	6	innerhalb 24 h	Abbau im Körper
Liothyronin	15–100	50–100	99,7	78–95	24–48 h	k. A.		Abbau im Körper

Interaktion mit Nahrungsmitteln
Durch Nahrung wird die Resorption von L-Thyroxin auf 40–60 % reduziert. Beide Substanzen können durch Metallsalze, Calciumionen etc. in ihrer Aufnahme reduziert werden. Sojaprodukte können die Resorption von Liothyronin verringern. Bei einer Nahrungsumstellung kann eine Dosisanpassung erforderlich sein.

Einnahmeempfehlungen

L-Thyroxin: Gesamte Tagesdosis nüchtern ca. 30 min vor dem Frühstück mit reichlich Flüssigkeit unzerkaut einnehmen. Für Säuglinge und Kleinkinder kann man die Tablette auch in Wasser zerfallen lassen.

Liothyronin: Die Tagesdosis sollte auf mehrere Einzeldosen verteilt werden (bessere Verträglichkeit). Kombinationspräparate werden wie L-Thyroxin eingenommen.

Thyreostatika

Pharmakodynamik
Thyreostatika hemmen in der Schilddrüse die Synthese von Schilddrüsenhormonen und werden bei Hyperthyreose eingesetzt. Sie hemmen in der Schilddrüse die Peroxidasen, die Iodid in Iod umwandeln. Sie werden zur konservativen Behandlung der Hyperthyreose, zur Operationvorbereitung bei Hyperthyreose, zur Vorbereitung der Radioiodtherapie etc. eingesetzt. Thiamazol ist der aktive Metabolit von Carbimazol.

Pharmakokinetik

	ED [mg]	TD [mg]	PB [%]	BV [%]	HWZ [h]	t_{max} [h]	WD [h]	E
Carbimazol	5–10	60	0–40	80	3	0,4–1,2	8	R + B
Propylthiouracil	50	600	75–80	80	2	1–2	6–8	R
Thiamazol	2,5–20	2,5–40	0	100	3	0,4–1,2		R + B

Interaktion mit Nahrungsmitteln
Die Resorption von Propylthiouracil ist individuell sehr unterschiedlich.

Einnahmeempfehlungen
Einnahme möglichst immer unter gleichen Bedingungen. Die Einnahme sollte unzerkaut mit etwas Flüssigkeit erfolgen. Initial werden höhere Dosen gegeben, nach euthyreoter Stoffwechsellage reichen niedrigere Erhaltungsdosen. Nach 1–1,5 Jahren kann bei einem Teil der Patienten eine bleibende Remission eintreten.

Körpergewichtsbezogene Dosierung

	Erwachsene		Kinder	
	ED [mg/kg KG]	TD [mg/kg KG]	ED [mg/kg KG]	TD [mg/kg KG]
Carbimazol				0,75–1*
Thiamazol				0,5*

* Initialdosis

Sexualhormone und deren Hemmstoffe

5α-Reduktase-Inhibitoren

Pharmakodynamik
Dutasterid und Finasterid sind indiziert zur Behandlung der benignen Prostatahyperplasie (BPH), Finasterid zusätzlich zur Behandlung der androgenetischen Alopezie bei Männern (Haarausfall). Finasterid und Dutasterid sind 5α-Reduktase-Hemmer und hemmen somit die Aktivierung von Testosteron zum 5α-Dihydrotestosteron (DHT). Finasterid ist ein selektiver Hemmstoff von einem Isoenzym, während Dutasterid alle Isoenzyme hemmt.

Pharmakokinetik

	ED [mg]	TD [mg]	PB [%]	BV [%]	HWZ [h]	t_{max} [h]	WE [w]	WD [h]	E
Dutasterid	0,5	0,5	99,5	60	3–5	1–3	1–2	24	B
Finasterid	1–5	5	93	80	6	2	1–2	24	R + B

Interaktion mit Nahrungsmitteln
Es sind keine Interaktionen mit der Nahrung beschrieben. Die Bioverfügbarkeit von Finasterid und Dutasterid wird durch Nahrung nicht beeinträchtigt.

Einnahmeempfehlungen
Finasterid und Dutasterid 1 × tgl. auf nüchternen Magen oder mit einer Mahlzeit einnehmen. Der vollständige Therapieerfolg kann sich erst nach einigen Monaten zeigen. Eine Kombination mit einem Alphablocker ist möglich. Schwangere und Frauen im gebärfähigen Alter sollten nicht mit Tabletten und Tablettenbruchstücken in Berührung kommen.
Zur Behandlung der Alopezie muss Finasterid über 3–6 Monate eingenommen werden, bevor Anzeichen einer Stabilisierung des Haarausfalls erwartet werden können. Nach Behandlungsabbruch läßt die Wirkung innerhalb von 6 Monaten wieder nach.
Durch die Behandlung wird der PSA-Wert reduziert (Cave: PCA-Diagnostik).

Abirateronacetat

Pharmakodynamik
Abirateronacetat wird zur Behandlung des metastasierten kastrationsresistenten Prostatakarzinoms bei erwachsenen Männern eingesetzt. Die Substanz inhibiert das Enzym CYP17A1 (selektiver CYP17A1-Inhibitor) und verhindert damit die Androgenbiosynthese in Hoden, Nebenniere und Prostata-Tumorgewebe.

Pharmakokinetik

	ED [mg]	TD [mg]	PB [%]	BV [%]	HWZ [h]	t_{max} [h]	WE [min]	WD [h]	E [%]
Abirateronacetat	250	1000	99,8		15	2		24	B 88

Interaktion mit Nahrungsmitteln
AUC und C_{max} schwanken stark in abhängig des Fettgehaltes der Nahrung.

Einnahmeempfehlungen
Einnahme 1×tgl. 1000 mg (4 Tabletten) mindestens 2 h nach der letzten Nahrungsaufnahme. Nach der Einnahme mindestens 1 h keine Nahrung aufzunehmen.
Gleichzeitig muss ein Glukokortikoid (10 mg Prednison oder Prednisolon) gegeben werden und die Hormondeprivation muss fortgesetzt werden (parenterale Gabe eines Superagonisten) (LHRH-Analoga).

Androgene

Pharmakodynamik

Als Androgene bezeichnet man die männlichen Sexualhormone bzw. Steroidhormone, die in den Hoden (Testes) gebildet werden. Sie sind unter anderem verantwortlich für die Ausbildung der männlichen Geschlechtsmerkmale, die Spermienproduktion, Libido und Eiweißaufbau. Bei Frauen führt eine verstärkte Androgenproduktion zu Virilisierungserscheinungen.

Das wichtigste Androgen ist das Testosteron, das jedoch aufgrund eines hohen First-pass-Effektes bei oraler Applikation weitgehend unwirksam ist. Die oral wirksamen Testosteronderivate werden eingesetzt zur Behandlung aller Formen des Testosteronmangels, z. B. männliches Klimakterium (verminderte Libido etc.), Störungen der Spermatogenese, androgenmangelbedingte Osteoporose. Mesterolon ist auch zur Behandlung der renalen Anämie bei Männern indiziert.

Pharmakokinetik

	ED [mg]	TD [mg]	PB [%]	BV [%]	HWZ [h]	t_{max} [h]	E
Mesterolon	25	150	ja				R
Testosteronundecanoat	40	160	40*		20–48	4–5	R + B

* Testosteron

Interaktion mit Nahrungsmitteln

Die Resorption der kristallinen Form von Testosteron und verwandten Verbindungen erfolgt nahezu unabhängig von der Nahrung.
Testosteronundecanoat (Esterform) wird nur dann ausreichend resorbiert, wenn es zusammen mit Fett oder zum Essen eingenommen wird.

Einnahmeempfehlungen

Testosteronundecanoat morgens und abends nach einer Mahlzeit einnehmen. Die Behandlung erfolgt mit einer Aufsättigung über 2–3 Wochen mit 120–160 mg. Die anschließende Behandlung erfolgt mit 40–120 mg, je nach Behandlungserfolg. (Meist werden parenterale oder kutane Arzneiformen verwendet.)

Antiestrogene zur Ovulationsauslösung

Pharmakodynamik
Antiöstrogene, wie das Stilbenderivat Clomifen, heben die Östrogenwirkung ganz oder teilweise auf. Sie werden bei Frauen mit unerfülltem Kinderwunsch infolge anovulatorischer Zyklen eingesetzt und können eine Ovulation auslösen.

Pharmakokinetik

	ED [mg]	TD [mg]	PB [%]	BV [%]	HWZ [d]	t_{max} [h]	E
Clomifen	50	150			5–7	6,5	B

Interaktion mit Nahrungsmitteln
Es sind keine Interaktionen mit der Nahrung bekannt.

Einnahmeempfehlungen
1 × tgl. 50 mg über 5 Tage (bei ausbleibender Wirkung 100–150 mg/Tag, max. 750 mg pro Zyklus), beginnend mit dem 5. Zyklustag.
Clomifen sollte nach einer Mahlzeit mit reichlich Flüssigkeit eingenommen werden.

Antigestagene

Pharmakodynamik
Mifepriston (RU 486) ist ein Antigestagen zur medikamentösen Beendigung der Schwangerschaft bis zum 49. Tag nach Beginn der letzten Regelblutung.

Pharmakokinetik

	ED [mg]	TD [mg]	PB [%]	BV [%]	HWZ [h]	t_{max} [h]	E
Mifepriston	600	600	98	69	12–72	1,3	B

Interaktion mit Nahrungsmitteln
Untersuchungen zu Wechselwirkungen wurden nicht durchgeführt.

Einnahmeempfehlungen
Die Einnahme darf nur unter ärztlicher Aufsicht erfolgen. Nach 36–48 h muss ein Prostaglandinanalogon (Misoprostol) verabreicht werden.

Enzalutamid

Pharmakodynamik
Enzalutamid ist ein oraler Androgenrezeptor-Blocker zur Behandlung des fortgeschrittenen metastasierten, kastrationsresistenten Prostatakarzinoms, wenn die Erkrankung während oder nach einer Chemotherapie mit Docetaxel fortschreitet. Die Substanz bindet stärker an die Androgenrezeptoren als die Antiandrogene und greift ferner an anderen Stellen in diesen Signalweg ein.

Pharmakokinetik

	ED [mg]	TD [mg]	PB [%]	BV [%]	HWZ [h]	t_{max} [h]	WE [min]	WD [h]	E [%]
Enazulatamid	40–160	80–160	97–98	84*	5,8	1–2		24	71R 14B

* Resorptionsrate

Interaktion mit Nahrungsmitteln
Enzalutamid wird vor allem über CYP2C8 und in geringerem Maß über CYP3A4/5 metabolisiert, zusätzlich induziert es CYP3A4 und geringer 2C9 und 2C19.

Einnahmeempfehlungen
1 × tgl. 160 mg zu oder unabhängig von den Mahlzeiten.

Gestagene

Pharmakodynamik

Progesteron, das physiologische gestagene Hormon, ist bei oraler Gabe wenig wirksam. Durch chemische Veränderungen erhält man oral wirksame Gestagene mit teilweise auch androgenen Eigenschaften (Chlormadinon, Cyproteronacetat, Dienogest, Drospirenon) und aldosteronantagonistischen Eigenschaften (Drospirenon). Gestagenwirkungen im Organismus sind z. B. verminderte Bildung und erhöhte Viskosität des Zervixschleims, Ovulationshemmung, Erhöhung der Ruhetemperatur der Frau. Progesteron ist als sogenanntes Schwangerschaftshormon unentbehrlich für die Erhaltung einer Schwangerschaft. Gestagene sind indiziert (zum Teil in Kombination mit Estrogenen) bei Uterushypoplasie, Zyklusstörungen, drohendem Abort, Endometriose, klimakterischen Beschwerden, zur Empfängnisverhütung und Notfallkontrazeption (Levonorgestrel).

Pharmakokinetik

	ED [mg]	TD [mg]	PB [%]	BV [%]	HWZ [h]	t_{max} [h]	E [%]
Chlormadinon	1–2	10	100	100	80	2,4	60 B
Desogestrel	0,025–0,15	0,15	98	76	30	1–2	50 R
Dienogest	2	2	90	ca. 96*	8,5–10	1,5–2	R
Drospirenon	3	3	95–97	76–85	1,6–27	1–2	R + B
Gestoden	0,075	0,075	98	99	12–15	1	R
Levonorgestrel	0,03–1,5	1,5	~ 98	~ 100	9–15	2	60–80 R
Lynestrenol	0,5–5	50			17–21	2–6	R
Nomegestrolacetat	2,5	2,5	97–98	63	46	2	B + R
Norethisteron	0,125–8,765	17,53	~ 85	40–50	8,4	1,5–3	60 R

* in Kombination mit Ethinylestradiol

Interaktion mit Nahrungsmitteln

Es sind keine Interaktionen mit der Nahrung bekannt.

Einnahmeempfehlungen

Tabletten immer zur gleichen Zeit einnehmen.

Zur Empfängnisverhütung am 1. Tag der Regelblutung (1. Tag des Zyklus) mit der Einnahme beginnen. Bei Unverträglichkeit Einnahme abends und nach dem Essen.

Wird bei einem reinen Gestagenpräparat der Einnahmezeitpunkt um mehr als 3 h verzögert, so ist kein sicherer Empfängnisschutz mehr gegeben.

Der Empfängnisschutz stellt sich bei Ersteinnahme nach 14 Tagen ein.

Levonorgestrel: 1 × 1,5 mg zur Notfallkontrazeption innerhalb von 72 h nach ungeschütztem Geschlechtverkehr bzw. Versagen der Kontrazeptionsmethode einnehmen. Bei Erbrechen innerhalb von 3 h nach der Einnahme ist diese zu wiederholen.

Östrogene (= Estrogene)

Pharmakodynamik
Estrogene, die weiblichen Sexualhormone, werden in den Ovarien aus Androgenen gebildet. Sie fördern das Wachstum der weiblichen Geschlechtsorgane und -merkmale und besitzen eine schwach anabole Wirkung (Vergrößerung der subkutanen Fettdepots). Estrogene steigern außerdem die Calciumresorption und die Einlagerung von Calcium in die Knochen. Das wichtigste Estrogen ist das Estradiol, das nach oraler Gabe nur gering wirksam ist. Deshalb wurden Estradiolderivate entwickelt, die länger und besser oral wirksam sind. Estradiolderivate sind indiziert bei Dysmenorrhö, Estrogenmangel infolge Ovarialinsuffizienz, Estrogenmangel im Klimakterium, Amenorrhö, hormonbedingten dermatologischen Erkrankungen und zum primären und sekundären Abstillen. Ethinylestradiol wird in Kombination mit Gestagenen zur Empfängnisverhütung eingesetzt.

Pharmakokinetik

	ED [mg]	TD [mg]	PB [%]	BV [%]	HWZ [h]	t_{max} [h]	WE [w]	E [%]
17 β-Estradiol	1–2	2	> 90	1	14–16	4–6		90–95 R
Estradiolvalerat	1–2	4	50–60	< 10	ca. 24	1–4		90 R
Estriol	1–4	1–4	90		0,5–1	1		R
Ethinylestradiol	0,02–0,05	0,05	96–98	40–45	10–27	1–2		R + B
Mestranol*	0,05–0,08	0,08	98,5	40–50	50	1,2	1	R

* Mestranol ist ein Prodrug, das zu Ethinylestradiol transformiert wird.

Interaktion mit Nahrungsmitteln
Ascorbinsäure in hohen Dosen hemmt die Metabolisierung bzw. Ausscheidung der Estrogene, wodurch es zu einer Wirkungsverstärkung kommen kann.

Einnahmeempfehlungen
Einnahme 1 × tgl. zur gleichen Zeit, Estriol vorzugsweise am Abend.

Tibolon

Pharmakodynamik

Tibolon ist ein dem Norethisteron verwandtes, synthetisches Sexualhormon, das bei durch Estrogenmangel ausgelösten postmenopausalen Beschwerden eingesetzt wird, insbesondere bei Hitzewallungen, Schweißausbrüchen und Urogenitalatrophien. Tibolon besitzt durch seine Metaboliten estrogene, gestagene und mild androgene Eigenschaften. Tibolon ersetzt den Ausfall der Estrogenproduktion bei postmenopausalen Frauen und lindert menopausale Beschwerden. Die Menopause sollte mehr als ein Jahr zurückliegen. Neben den estrogenen Eigenschaften zeigt es auch gestagene und androgene Aktivität.

Pharmakokinetik

	ED [mg]	TD [mg]	PB [%]	BV [%]	HWZ [h]	t_{max} [h]	WE [w]	E
Tibolon	2,5	2,5	ca. 96		45	1–4	2–4	B

Interaktion mit Nahrungsmitteln

Es sind keine Interaktionen mit der Nahrung bekannt.

Einnahmeempfehlungen

Tibolon 1 × tgl. mit etwas Flüssigkeit möglichst immer zur gleichen Zeit einnehmen, am besten abends nach dem Essen. Eine zusätzliche Gestagengabe ist nicht erforderlich.

Die Behandlung mit Tibolon sollte vorzugsweise nicht früher als 12 Monate nach der letzten natürlichen Menstruationsblutung beginnen. Bei einer früheren Einnahme kann die Häufigkeit des Auftretens unregelmäßiger Blutungen erhöht sein. Vor Wechsel von einem anderen Präparat zur Hormonsubstitution auf Tibolon ist zu empfehlen, mit einem Gestagen eine Abbruchblutung herbeizuführen.

Insbesondere bei Frauen über 60 Jahren sollte das Schlaganfallrisiko berücksichtigt werden.

Ulipristalacetat

Pharmakodynamik
Ulipristalacetat ist ein partieller Progesteronantagonist (Progesteronrezeptor-Modulator) und wird als Notfallkontrazeptivum verwendet. Der schwangerschaftsverhütende Effekt soll hauptsächlich auf einer Hemmung oder Verzögerung des Eisprungs beruhen, daneben wird ein Einfluss auf das Endometrium diskutiert. In niedrigerer Dosierung wird die Substanz auch zur Behandlung mittlerer bis starker Symptome durch Gebärmutter-Myome bei erwachsenen Frauen im fortpflanzungsfähigen Alter verordnet, für die eine OP vorgesehen ist.

Pharmakokinetik

	ED [mg]	TD [mg]	PB [%]	BV [%]	HWZ [h]	t_{max} [h]	WE [min]	WD [h]	E [%]
Ulipristalacetat	5–30	30	98	100	32	1			B 10 R

Interaktion mit Nahrungsmitteln
Ulapristalacetat wird über CYP3A4 metabolisiert.

Einnahmeempfehlungen
1 × 1 Tablette möglichst schnell innerhalb von 120 h (5 Tage) nach ungeschütztem Geschlechtsverkehr bzw. Versagen des Kontrazeptivums einnehmen. Tritt innerhalb von 3 h nach der Einnahme Erbrechen auf, muss diese wiederholt werden.
Myome: 1 × tgl. 5 mg für 28 Tage, maximal 3 Monate. Die Behandlung sollte während der 1. Woche des Menstruationszyklus begonnen werden.

Spasmolytika

Atropin

Pharmakodynamik

Das Parasympatholytikum Atropin wird als perorale Arzneiform bei Dysurie, Inkontinenz, Reizblase, Dysmenorrhö eingesetzt*, ferner bei Krämpfen im Bereich des Magen-Darm-Traktes sowie der Gallen- und Harnwege und zur Hemmung der Sekretion des Magens und der Bauchspeicheldrüse. Durch Blockade von Muskarinrezeptoren wird die Innervation der Blase verringert und damit der Harndrang bzw. die Motiliät des Magen-Darm-Traktes verringert und die Sekretion von Magensäure verringert.
*Zurzeit kein Präparat mit dieser Zulassung in Deutschland im Handel.

Pharmakokinetik

	ED [mg]	TD [mg]	PB [%]	BV [%]	HWZ [h]	t_{max} [h]	WE [min]	WD [h]	E [%]
Atropin	0,25–1,0	3,0	2–50*	100	2,5–4 12–38⁺	1	15–50	3–4	50–65 R

* stark abhängig vom Lebensalter
⁺ biphasisch

Interaktion mit Nahrungsmitteln

WW mit Nahrungsmitteln sind nicht beschrieben. Atropin kann die Resorption anderer Arzneistoffe und Nahrungsbestandteile durch Änderung der Darmmotilität beeinflussen.

Einnahmeempfehlungen

Einnahme in der Regel 3 × tgl. nach dem Essen.

Indirekte Parasympathomimetika

Pharmakodynamik

Distigminbromid wird zur Therapie und Prophylaxe der postoperativen Darm-, Ureter- und Blasenatonie sowie bei Harnsphinkterinkontinenz, hypotoner chronischer Obstipation und Megakolon und Myastenia gravis eingesetzt. Neostigminbromid und Pyridostigminbromid werden bei Myastenia gravis eingesetzt, Neostigminbromid zusätzlich bei atonischer Obstipation, Lähmungen verschiedener Genese und Meteorismus. Die drei Substanzen sind reversible Hemmstoffe der Acetylcholinesterase.

Pharmakokinetik

	ED [mg]	TD [mg]	PB [%]	BV [%]	HWZ [h]	t_{max} [h]	WE [min]	WD [h]	E [%]
Distigminbromid	5	10		4,7	65–69	$3/4$–3		24	R
Neostigminbromid	4–30	120*	15–25	1–2	1,3				R 80
Pyridostigminbromid	10–180	720		8–20	2	1,5–3	30	2–4 / 6–8+	R

* Dosierung individuell, zurzeit in der Roten Liste nur parenterale Zubereitungen
+ Retardformulierung

Interaktion mit Nahrungsmitteln

Interaktionen mit der Nahrung sind nicht beschrieben.

Einnahmeempfehlungen

Distigminbromid: morgens nüchtern 30 min vor dem Frühstück einnehmen. Es ist zur Langzeitbehandlung geeignet. Die Substanz zeigt einen langsamen Wirkeintritt und eine lange Wirkdauer.
Neostigminbromid: 3–4 × tgl. 15–30 mg (in Einzelfällen auch höher)
Pyridostigminbromid: Einnahme mit etwas Flüssigkeit, die Dosierung und Einnahmehäufigkeit richtet sich nach der Art der Erkrankung (2–4 × tgl., Retardformulierungen 2 × tgl.). Das Wirkmaximum wird bei Tabletten nach 120–150 Minuten erreicht.

Parasympatholytika und Spasmolytika

Pharmakodynamik

N-Butylscopolamin und Trospiumchlorid sind Parasympatholytika, die bei Krämpfen und krampfartigen Schmerzen im Gastrointestinal- und Urogenitaltrakt zum Einsatz kommen, auch in Kombination mit Paracetamol. N-Butylscopolamin wird auch beim Reizdarmsyndrom eingesetzt. Flavoxat, Trospiumchlorid, Oxybutynin und Propiverin werden peroral bei Inkontinenz und Reizblase angewandt.

Pharmakokinetik

	ED [mg]	TD [mg]	PB [%]	BV [%]	HWZ [h]	t_{max} [h]	WE [h]	WD [h]	E [%]
Flavoxat	200	800			3	0,5–1	1–2	6–8	R + B
N-Butylscopolamin	10	60	3–11	1–10	5	1–2			50 R
Oxybutynin-HCl	5	20		2–11	2–3	0,5–1,5	1	6–10–24*	R
Propiverin	5–15	45	90	4	4,1	2,3			53 R
Trospiumchlorid	5–60	135	50–80	3–10	5–20⁺	4–6		1,5	55 R

* OROS-Formulierung
⁺ sehr variabel

Interaktion mit Nahrungsmitteln

Die BV von Oxybutynin wird durch fettreiche Nahrung um 25 % erhöht, die Resorption verzögert.

Die gleichzeitige Einnahme von Propiverin mit einer fettreichen Mahlzeit erhöht die BV. Die Einnahme sollte deshalb vor den Mahlzeiten erfolgen.

Einnahmeempfehlungen

Flavoxat: 3–4 × tgl. 200 mg nach den Mahlzeiten. Zur Vorbeugung von Beschwerden bei Harnkatheteruntersuchungen oder Blasenspiegelungen 1 × 200 mg 1–2 h vor der Untersuchung.

Oxybutynin: 2–4 × tgl., Einnahme mit etwas Flüssigkeit. Ältere Patienten zeigen bei Oxybutynin eine höhere Bioverfügbarkeit und eine verlängerte Halbwertszeit. Oxybutynin kann nüchtern eingenommen werden, die

Einnahme mit Milch oder Nahrung erhöht die Verträglichkeit. Die Retardformulierungen (OROS) müssen nur 1×tgl. eingenommen werden.
Propiverin: 1–3×tgl. (max. TD: 45 mg) vor einer Mahlzeit, Retardkps. 1×tgl. unabhängig von der Nahrungszufuhr
Trospiumchlorid: 2–3×tgl., Retard-Formulierungen 1×tgl. mit Wasser auf nüchternen Magen mindestens 1 h vor einer Mahlzeit einnehmen.
Alle Parasympatholytika können zu Mundtrockenheit führen. Oxybutynin und andere parasympatholytisch wirkende Spasmolytika sollten bei Senioren nur bei Ausschluss einer beginnenden Demenz angewendet werden.

Körpergewichtsbezogene Dosierung

	Kinder TD [mg/kg KG]
Oxybutynin	0,3–0,4 (ab 5 Jahren)
Propiverin	0,8 (ab 1 Jahr)

Ulkustherapeutika

H$_2$-Antihistaminika

Pharmakodynamik
H$_2$-Antihistaminika blockieren die H$_2$-Rezeptoren des Magens und senken dadurch die histaminvermittelte Produktion von Magensäure. Sie werden bei Ulcera des Magen und Duodenums, bei Gastritis, Sodbrennen und Refluxösophagitis eingesetzt.

Pharmakokinetik

	ED [mg]	TD [mg]	PB [%]	BV [%]	HWZ [h]	t_{max} [h]	WE [h]	WD [h]	E [%]
Cimetidin	400–800	800–2000	20	50–70	2	1–2	1	4–8	70 R
Famotidin	10–40	800	15–20	40–45	3	1–3	0,25–1,5	9–12	70 R
Nizatidin	150–300	300	30	70–80	1,5	2		12	R
Ranitidin	75–300	6000	10–19	50	3	2–3	0,2–1	4–12	R
Roxatidinacetat*	75–150	150	6–7	90	6–6,5	2–3	2–3	12	R

* a. H.

Interaktion mit Nahrungsmitteln
Durch Cimetidin und Ranitidin wird die Alkoholtoleranz verringert. Bei der Einnahme von Roxatidinacetat mit der Nahrung ist mit keinen Interaktionen zu rechnen.

Einnahmeempfehlungen
Cimetidin: 1–3 × tgl. 200 (–800) mg zu den Mahlzeiten und/oder vor dem Schlafengehen.
Famotidin: 1 × tgl. 10–40 mg, meist abends; im Akutfall, z.B. Zollinger-Ellison-Syndrom, alle 6 h 20–40 mg (max. TD: 800 mg)
Nizatidin: 1–2 × tgl. (morgens + vor dem Schlafengehen), 30–60 min vor einer problematisch eingeschätzten Mahlzeit, meist über max. 4–8 Wochen
Ranitidin: im Einzelfall bis zu 4 × tgl. 150–300 mg (und mehr) Zollinger-Ellison-Syndrom

Körpergewichtsbezogene Dosierung

	Erwachsene		Kinder u. Jugendliche	
	ED [mg/kg KG]	TD [mg/kg KG]	ED [mg/kg KG]	TD [mg/kg KG]
Ranitidin			2–4	3–8 (ab 2 Jahren)
Cimetidin		12–15 (–24)	3,75–7,5	15–30

Olsalazin, Mesalazin, Sulfasalazin

Pharmakodynamik

Mesalazin, Olsalazin und Sulfasalazin werden zur Akutbehandlung und zur Rezidivprophylaxe bei Colitis ulcerosa und Morbus Crohn eingesetzt (bei Morbus Crohn variieren die Zulassungen der drei Wirkstoffe). Sie wirken lokal antiphlogistisch an der Darmschleimhaut. Die antientzündliche Wirkung erfolgt vermutlich über einen Eingriff in den Arachidonsäurestoffwechsel (Leukotriene). Sulfasalazin wird zusätzlich zur Behandlung der chronischen Polyarthritis eingesetzt.

Pharmakokinetik

	ED [mg]	TD [mg]	PB [%]	BV [%]	HWZ [h]	t_{max} [h]	WE	E [%]
Mesalazin	250–500	500	40–50	35	0,6–1,4	6	3–21 d	70 F
Olsalazin	250–500	1500–3000	99	*	1[+]			F
Sulfasalazin	500	3000–4000	90	71	6–10	1,5–6	3–9 Wo	B

* Die Resorption ist kleiner 1%.
[+] Metabolit 6–10 Tage

Interaktion mit Nahrungsmitteln

Interaktionen mit der Nahrung sind nicht beschrieben. Sulfasalazin bildet mit Metallkationen (Eisen-Ionen) Chelate. Calcium-Ionen verzögern die Resorption von Sulfasalazin.

Einnahmeempfehlungen

Mesalazin: morgens, mittags und abends jeweils 1 h vor den Mahlzeiten unzerkaut mit reichlich Flüssigkeit

Olsalazin: akute Colitis ulcerosa: 3 × tgl. mit einer Mahlzeit (1500–3000 mg). Rezidivprophylaxe: 2 × tgl., Einnahme morgens und abends unmittelbar mit einer Mahlzeit, Therapie sollte einschleichend mit 1 × tgl. begonnen werden.

Sulfasalazin: 2–3 × tgl. zu den Mahlzeiten mit ausreichend Flüssigkeit (je nach Dosis und Erkrankung).

Die klinische Wirkung setzt im Regelfall nach 1–2 Monaten ein.

Körpergewichtsbezogene Dosierung

	Erwachsene		Kinder	
	ED [mg/kg KG]	TD [mg/kg KG]	ED [mg/kg KG]	TD [mg/kg KG]
Mesalazin		23		15–75 (ab 6 Jahre)
Sulfasalazin		50–80		40–60

Pirenzepin

Pharmakodynamik
Pirenzepin wird als Anticholinergikum (Muscarinrezeptorantagonist) zur Senkung der Magensäureproduktion in der Ulkustherapie verordnet. Es ist heute nur noch ein "Reserve-Arzneistoff".

Pharmakokinetik

	ED [mg]	TD [mg]	PB [%]	BV [%]	HWZ [h]	t_{max} [h]	E
Pirenzepin	25–50	150	10	20–30	10–12	2,5–3	R + B

Interaktion mit Nahrungsmitteln
Nahrung vermindert die Bioverfügbarkeit von Pirenzepin.

Einnahmeempfehlungen
2–3 × tgl. 50 mg
Einnahme im Regelfall morgens und abends 30 min vor den Mahlzeiten mit ausreichend Flüssigkeit, am besten nüchtern, über 4–8 Wochen.

Protonenpumpenblocker (PPI)

Pharmakodynamik
Durch Hemmung der H^+/K^+-Protonenpumpe senken die Arzneistoffe Esomeprazol, Omeprazol, Pantoprazol, Lansoprazol und Rabeprazol die Magensäurekonzentration und erhöhen den pH-Wert im Magen.

Pharmakokinetik

Arzneistoff	ED [mg]	TD [mg]	PB [%]	BV [%]	HWZ [h]	t_{max} [h]	WE [h]	WD [h]	E [%]
Esomeprazol	10–40	40	97	64–89	1,3	1–2	1–2	17	80 R
Lansoprazol	15–30	60	97	81–91	1,6	1,7	1–4	24–40	60 B, 30 R
Omeprazol	10–40	200	90	90	0,4	1–3	0,2–2	1–5	80 R, 20 B
Pantoprazol	20–40	80	98	77	1	2,5	24	168	80 R
Rabeprazol	10–20	40	97	52	0,7–1,5	3,5			R

Interaktion mit Nahrungsmitteln
Nahrung vermindert die Bioverfügbarkeit von Lansoprazol und Omeprazol. Bei längerer Einnahme scheint dies aber keine Rolle mehr zu spielen. Die Bioverfügbarkeit von Lansoprazol scheint abends geringer zu sein.

Einnahmeempfehlungen
Protonenpumpenhemmer vor einer Mahlzeit einnehmen, bei 2 × täglicher Dosierung morgens und abends. Pantoprazol und Lansoprazol sollten 1 h vor dem Frühstück eingenommen werden. Die Langzeitanwendung kann die Aufnahme von Vitamin B_{12}, Calcium und Magnesium aus der Nahrung verringern.
Der Wirkeintritt schwankt je nach Erkrankung stark zwischen 0,5–24 h, die Wirkdauer ebenso 5–168 h.

Urologika

Bethanecholchlorid

Pharmakodynamik
Das direkte Parasympathomimetikum Bethanecholchlorid wird bei postoperativer Blasenatonie zur Stimulation des Blasenmuskels eingesetzt. Es zeigt eine relativ selektive Wirkung auf die glatte Muskulatur der Harnblase und des Gastrointestinaltraktes.

Pharmakokinetik

	ED [mg]	TD [mg]	PB [%]	BV [%]	HWZ [h]	t_{max} [h]	WE [min]	WD [h]	E [%]
Bethanecholchlorid	10–25	200					30–90	1(–6)	

Interaktion mit Nahrungsmitteln
Direkte Interaktionen mit der Nahrung sind nicht beschrieben.

Einnahmeempfehlungen
4 × tgl. nüchtern etwa 1 h vor oder 2 h nach einer Mahlzeit mit etwas Flüssigkeit einzunehmen.

Ionenaustauscher als Phosphatbinder

Pharmakodynamik
Colestilan und Sevelamer sind polymere Anionenaustauscher, die Nahrungsphosphate binden und so zu hohe Phosphatspiegel bei Niereninsuffizienten Patienten verhindert (Hyperphosphatämie bei erwachsenen Hämodialyse- und Peritonealdialysepatienten).

Pharmakokinetik

	ED [mg]	TD [g]	PB [%]	BV [%]	HWZ [h]	t_{max} [h]	WE [min]	WD [h]	E [%]
Colestilan	1000–3000	15		0					F
Sevelamer	800–1600	2,4–4,8		0					F

Interaktion mit Nahrungsmitteln
Colestilan und Sevelamer können eventuell fettlösliche Vitamine, die in der aufgenommenen Nahrung enthalten sind, binden. Colestilan kann ferner die Folsäure-Resorption beeinflussen. Daher sollten bei Patienten die Vitamin-A-, -D-, und -E-Werte gemessen, und der Vitamin-K-Status durch Messung der Thrombokinasezeit festgestellt werden (ggf. Substitution der Vitamine). Sevelamer bindet ebenfalls Gallensäuren und senkt den Cholesterinspiegel.

Einnahmeempfehlungen
Die Anwendung sollte mit einer phosphatarmen Ernährung kombiniert werden.
Colestilan: zu Beginn 3×tgl. 2–3 g mit oder unmittelbar nach den Mahlzeiten. In Intervallen von 2–3 Wochen kann die Dosis auf maximal 3×5 g gesteigert werden.
Sevelamer: 3×tgl. mit den Mahlzeiten; die Substanz kann die Resorption anderer Arzneimittel verringern (z.B. Ciprofloxacin um 50%). Andere Arzneimittel sollten daher möglichst 1 h vor oder 3 h nach Sevelamer eingenommen werden.

Muscarin-M_3-Rezeptorantagonisten

Pharmakodynamik

Die M_3-Rezeptorenblocker Darifenacin, Fesoterodin, Solifenacin und Tolterodin werden zur symptomatischen Behandlung von Dranginkontinenz und/oder häufigem Wasserlassen und verstärktem Harndrang bei überaktiver Harnblase (Reizblase) eigesetzt. Die M_3-Rezeptorenblocker sind kompetitive Muscarinrezeptorantagonisten mit hoher Selektivität zum M_3-Rezeptor. Sie zeigen damit eine höhere Affinität zur Blase als z. B. zur Speicheldrüse.

Pharmakokinetik

	ED [mg]	TD [mg]	PB [%]	BV [%]	HWZ [h]	t_{max} [h]	WE [w]	WD [h]	E [%]
Fesoterodin	4	8	50	52	5	5	4	24	70 R
Darifenacin	7,5–15	15	98	15–19	13–19	7	4	24	R, F
Solifenacin	5–10	10	98	90	45–68	3–8	4	24	R, B
Tolterodin	1–2	4	96,3	17*–65+	6*–10+	1–3	4	12–24**	77 R

* bei schnellen Metabolisierern
+ bei langsamen Metabolisierern
** Retardformulierungen

Interaktion mit Nahrungsmitteln

Die Tolterodinspiegel steigen bei Einnahme zum Essen an, dieser Effekt ist jedoch klinisch nicht relevant. Enzyminduktoren steigern die pharmakologische Wirkung.

Direkte Interaktionen mit der Nahrung sind bei allen Wirkstoffen nicht bekannt.

Einnahmeempfehlungen

Darifenacin und Solifenacin werden 1 × tgl. mit ausreichend Flüssigkeit zu einer Mahlzeit oder unabhängig davon eingenommen.
Fesoterodin 1 × tgl. 4–8 mg unabhängig von der Nahrung.
Tolterodin: Retardtabletten 1 × tgl., Filmtabletten 2 × tgl.

Die Wirkung ist innerhalb von etwa 4 Wochen zu erwarten. Tolterodin steht im Verdacht, teratogen zu sein.

Patienten mit einer Einschränkung der kognitiven Fähigkeiten (Demenz) sollten zurückhaltend mit Anticholinergika behandelt werden.

Phosphatbinder: Aluminium-, Calcium-, Lanthan-Salze

Pharmakodynamik
Als Phosphatbinder werden heute in erster Linie Calciumsalze eingesetzt; die früher üblichen Aluminiumsalze werden nur noch selten verabreicht. Bei Hypercalcämie kann auch Lanthancarbonat verordnet werden.
Phosphatbinder werden bei Hyperphosphatämie bei dialysepflichtiger chronischer Niereninsuffizienz gegeben. Sie führen zu einer Fällung der Phosphate im Darm und damit zu einer Resorptionshemmung.

Pharmakokinetik

	ED [mg]	TD [mg]	PB [%]	BV [%]	HWZ [h]	t_{max}	E
Aluminiumoxid (Algeldrat)	209–600	7300					F + R
Aluminiumchloridhydroxid	300	1800					F + R
Calciumacetat	500–700	6300		30–40			F + R
Calciumcarbonat	500	10000		30–40			F + R
Lanthancarbonat	250–1000	3750			36		F + B

Interaktion mit Nahrungsmitteln
Die Interaktion mit Nahrungsphosphat und die Fällung von Calciumphosphat, Lanthanphosphat oder Aluminiumphosphat ist bei dieser Indikation erwünscht. Die Substanz machen vor allem Nebenwirkungen mit anderen Arzneistoffen (Komplexe, schwer lösliche Salze).

Einnahmeempfehlungen
Aluminiumsalze: 3–4 × tgl. 10–20 min vor den Mahlzeiten. Die Aluminiumplasmakonzentrationen sollten überwacht werden: max. 40 µg/l.
Calciumsalze: 3–4 × tgl. vor oder zum Essen einnehmen.

Lanthancarbonat: zum Essen oder unmittelbar danach. Die Tabletten müssen zerkaut werden und dürfen nicht unzerkaut geschluckt werden. Die Tabletten können zerkleinert werden, um das Kauen zu erleichtern. Andere Arzneimittel sollten in einem Abstand von 2 h zu Phosphatbindern eingenommen werden. Der Patient sollte Lebensmittel mit phosphathaltigen Zusätzen (E 339–343, E 450 a, b, c) wie z. B. Schmelzkäse, Colagetränke meiden.

Phosphodiesterase-5-Hemmstoffe (PDE-5-Hemmer)

Pharmakodynamik
Sildenalfil, Tadalafil und Vardenafil sind selektive Hemmstoff der Phosphodiesterase Typ 5 (PDE 5) der glatten Muskelzellen der Blutgefäße und des Corpus cavernosum. Sie werden zur Behandlung der erektilen Dysfunktion eingesetzt, insbesondere als Folge von Diabetes mellitus, Gefäßschäden, Rückenmarksverletzungen oder Prostataoperationen. Sildenafil und Tadalafil haben auch die Zulassung zur Behandlung der pulmonalen Hypertonie.

Pharmakokinetik

	ED [mg]	TD [mg]	PB [%]	BV [%]	HWZ [h]	t_{max} [h]	WE [min]	WD [h]	E [%]
Sildenafil	12–100	100	96	40	4	0,5–1	14–60	4–5	80 B
Tadalafil	10–20	20	94		17,5	2	16–45	24–36	61 B
Vardenafil	5–20	20	95	15	4–5	0,5–2	25	4–5	B

Interaktion mit Nahrungsmitteln
Durch Nahrung wird die Resorption von Sildenafil verzögert. Rate und Ausmaß der Tadalafil-Resorption werden durch Nahrung nicht beeinflusst. Durch fettreiche Nahrung (Fettgehalt: 57 %) wird die Resorptionsgeschwindigkeit von Vardenafil reduziert, t_{max} wird um ca. 1 h verlängert und C_{max} um 20 % verringert, die AUC bleibt gleich, bei 30 % Fettgehalt zeigte sich kein Einfluss.
Bei gleichzeitiger Einnahme von Grapefruitsaft wird die C_{max} bei allen Vertretern erhöht.

Einnahmeempfehlungen
Bei erektiler Dysfunktion: Sildenafil 1 h, Vardenafil 25 bis 60 min, Tadalafil 30 min bis 12 h vor der sexuellen Aktivität einnehmen. Die drei Substanzen dürfen nur 1×tgl. eingenommen werden, auf Grapefruitprodukte sollte verzichtet werden. Keine Einnahme durch Patienten mit schwerer Herz- oder Kreislaufschwäche. Durch die Einnahme kann es zu einer reversiblen Störung des Farbempfindens kommen (Sildenafil). Tadalafil

ist bei erektiler Dysfunktion mit 1 × tgl. 5 mg auch zur niedrig dosierten Dauertherapie zugelassen.

Bei pulmonaler Hypertonie: Sildenafil 3 × tgl. 20 mg (Erwachsene, Kinder KG > 20 kg) bzw. 10 mg (Kinder 1–17 Jahre KG < 20 kg). Tadalafil: 1 × tgl. 40 mg (Erwachsene).

Selektive Serotonin-Wiederaufnahmehemmer (SSRI) zur Behandlung der Ejaculatio präcox

Pharmakodynamik
Dapoxetin ist ein Serotonin-Wiederaufnahmehemmer mit kurzer Halbwertszeit. Die Substanz führt zu einer signifikanten Verlängerung der Zeit zur Auslösung der Ejakulation (IELT-Wert: intravagial ejaculatory latency time).

Pharmakokinetik

	ED [mg]	TD [mg]	PB [%]	BV [%]	HWZ [h]	t_{max} [h]	WE [h]	WD [h]	E [%]
Dapoxetin	30–60	30–60	99	42	1,5–19	1–2	1–3		R

Interaktion mit Nahrungsmitteln
Alkohol: Steigerung der alkoholbedingten neurokognitiven Effekte und Verstärkung der neurokardiogenen Nebenwirkungen wie Synkopen. Dapoxetin wird über CYP2D6 und CYP3A4 sowie FMO1 metabolisiert. Eine fettreiche Mahlzeit reduziert C_{max} (10 %) und erhöht die AUC (12 %).

Einnahmeempfehlungen
Die Einnahme kann mit und ohne Nahrung etwa 1–3 h vor geplanter sexueller Aktivität erfolgen. Innerhalb von 24 h sollte nur eine Dosis eingenommen werden. Die Verordnung sollte erst erfolgen, wenn der IELT-Wert unter 2 min ist und die Beschwerden länger als 6 Monate bestehen. Unter der Therapie sollte auf Alkohol verzichtet werden.

Serotonin-Noradrenalin-Wiederaufnahmehemmer

Pharmakodynamik
Duloxetin wird zur Behandlung der mittelschweren bis schweren Belastungsinkontinenz von Frauen eingesetzt. Die Substanz hemmt im ZNS und sakralen Rückenmark die Wiederaufnahme von Serotonin und Noradrenalin, wodurch der Tonus der quergestreiften Muskulatur des Harnröhrenschließmuskels erhöht wird. Sie wirkt auch antidepressiv und hat die Zulassung zur Therapie von Depressionen (Major Depressionen), generalisierten Angststörungen und bei neuropathischen Schmerzen.
Venlafaxin wird bei Episoden einer Major-Depression, zur Rezidivprophylaxe von Episoden einer Major-Depression sowie bei generalisierten Angststörungen, sozialen Angststörungen, Panikstörungen mit oder ohne Agoraphobie eingesetzt.

Pharmakokinetik

	ED [mg]	TD [mg]	PB [%]	BV [%]	HWZ [h]	t_{max} [h]	WE [w]	WD [h]	E
Duloxetin	20–40	80	96	32–80	8–17	6	2–4	12–24	R
Venlafaxin	37,5–75	75–375	27–30	45	5–11	2,4–4,6	1	8–24*	87 R, 13 B

* Retardformulierungen

Interaktion mit Nahrungsmitteln
Durch Nahrung wird die Zeit von Duloxetin zum Erreichen von t_{max} auf 10 h verzögert. Nahrung hat keinen Einfluss auf die Resorption von Duloxetin. Duloxetin wird über CYP1A2 und CYP2D6 metabolisiert. Rauchen beeinflusst die Biotransformation.
Der Plasmaspiegel von Venlafaxin steigt bei gleichzeitigem Verzehr von Grapefruitsaft oder Grapefruit durch eine Hemmung der CYP450.

Einnahmeempfehlungen
Duloxetin
Stressinkontinenz (= Belastungsinkontinenz): 2 × tgl. 40 mg, eventuell zu Beginn 2 × 20 mg, unabhängig von den Mahlzeiten. Nach 2–4 Wochen

sollte die Therapie auf Nutzen und Verträglichkeit überprüft werden. Eine Beckenbodengymnastik sollte unter der Therapie fortgesetzt werden.
Depressionen und neuropathische Schmerzen: 1 × tgl. 30–60 mg. Tagesdosen von 120 mg sollten auf 2 Gaben verteilt werden. Ein therapeutisches Ansprechen wird normalerweise nach einer Behandlungsdauer von 2–4 Wochen beobachtet. Die Therapie muss ggf. ausschleichend über einen Zeitraum von 2 Wochen beendet werden.
Venlafaxin zu den Mahlzeiten. meist 1 × tgl. als Retardformulierung beginnend mit 75 mg/Tag.
Bei 2–3 Einzeldosen (Tbl.) 1 × morgens zum Frühstück (1 × mittags zum Mittagessen) und 1 × abends zum Abendessen. Die Dosis kann alle 2 Wochen erhöht werden. Die Behandlung sollte nach Remission über mindestens 6 Monate weiter erfolgen.

Yohimbin

Pharmakodynamik
Yohimbin wird zur Behandlung der leichten bis mittelschweren erektilen Dysfunktion eingesetzt. Der genaue Wirkmechanismus ist nicht bekannt, u. a. kommt es zur Blockade von α_2-Rezeptoren.

Pharmakokinetik

	ED [mg]	TD [mg]	PB [%]	BV [%]	HWZ [h]	t_{max} [min]	WE [w]	WD [h]	E [%]
Yohimbin	5–10	30	82	7–87	2,5–6*	45–75	2–3		

* aktiver Metabolit

Interaktion mit Nahrungsmitteln
Direkte Interaktionen mit der Nahrung sind nicht beschrieben.

Einnahmeempfehlungen
2–3 × tgl. 5–10 mg nach dem Essen. Die Anwendung muss über längere Zeit erfolgen (10 Wochen).

Virustatika

Aciclovir, Famciclovir und Valaciclovir

Pharmakodynamik

Aciclovir, Valaciclovir (Prodrug von Aciclovir) und Famciclovir (Prodrug von Penciclovir) sind als Antimetaboliten potente Wirkstoffe gegen humanpathogene Herpesviren, wie z. B. Herpes simplex 1 und 2, Varizella zoster und Epstein-Barr. Die Substanzen werden bei Gürtelrose, Herpes genitalis oder Herpesinfektionen der Augen eingesetzt. Auch eine prophylaktische Gabe kann bei rezidivierendem Herpes genitalis erfolgen.

Pharmakokinetik

	ED [mg]	TD [mg]	PB [%]	BV [%]	HWZ [h]	t_{max} [h]	WE [d]	WD [h]	E
Aciclovir	200–800	4000	9–33	20	2–3,5	1–2		4–5	R
Famciclovir	125–250	1500	< 20	77*	2	ca. 0,75	5–7		R
Valaciclovir	500–1000	3000	9–33	54	3	1,67	4,8		R

*BV von Penciclovir (=aktiver Metabolit von Famciclovir) proportional zur Dosis

Interaktion mit Nahrungsmitteln

Es sind keine Interaktionen mit der Nahrung bekannt.

Einnahmeempfehlungen

Aciclovir: möglichst nach dem Essen einnehmen. Die Einnahme muss, gemäß der ärztlichen Dosierung, auch nachts erfolgen (z. B. 5 × 800 mg), bei Aciclovir in der Regel alle 4 h. Zur Erleichterung der Einnahme können einzelne Aciclovirzubereitungen auch in 50 ml Wasser aufgelöst werden.

Famciclovir: 2-3 × tgl. 250–500 mg über 5–10 Tage, unabhängig von den Mahlzeiten mit reichlich Flüssigkeit einnehmen. Von der gemeinsamen Einnahme mit Alkohol ist Abstand zu nehmen.

Valaciclovir: 2–3 × tgl. 250–1000 mg über 3–10 Tage.
(Herpes labialis: 1 Tag: 2 × 200 mg; höhere Dosen bei CMV)

Amantadin

Pharmakodynamik
Amantadin ist prophylaktisch wirksam gegen eine Infektion mit Grippeviren (Influenza Typ A). Kurativ wirkt es nur, wenn es innerhalb der ersten 48 h nach Auftreten der ersten Grippesymptome eingesetzt wird. Amantadin verhindert das Eindringen der Viren in die Zelle (Uncoating-Hemmstoff), sowie die Reifung von Grippeviren in der Zelle.
Amantadin wird heute in erster Linie als Antiparkinsonmittel (Morbus Parkinson und durch Neuroleptika und ähnlich wirkende Arzneimittel bedingte extrapyramidale Symptome wie Frühdyskinesie, Akathisie, Parkinsonoid) eingesetzt. Dort wirkt es als NMDA-Antagonist.

Pharmakokinetik

	ED [mg]	TD [mg]	PB [%]	BV [%]	HWZ [h]	t_{max} [h]	E [%]
Amantadin	50–200	400–600	67	100	10–30	2–8	90 R

Interaktion mit Nahrungsmitteln
Es sind keine Interaktionen mit der Nahrung bekannt. Die Alkoholtoleranz ist allerdings vermindert.

Einnahmeempfehlungen
Amantadin sollte vorzugsweise morgens und nachmittags, die letzte Dosis jedoch nicht nach 16 Uhr, mit reichlich Flüssigkeit, vorzugsweise zum Essen eingenommen werden.
Influenza: 1 × tgl. 200 mg oder 2 × tgl. 100 mg
Parkinson: initial 100 mg, Steigerung um 100 mg pro Woche möglich
Extrapyramidale Störungen: 2 × tgl. 100 mg

Brivudin

Pharmakodynamik
Brivudin ist ein Virustatikum aus der Gruppe der Nukleosidanaloga zur Behandlung des Herpes zoster (Gürtelrose) und von Herpes-simplex-Infektionen.

Pharmakokinetik

	ED [mg]	TD [mg]	PB [%]	BV [%]	HWZ [h]	t_{max} [h]	WE [h]	E
Brivudin	125	125	>95	30	16	1	1–4	R

Interaktion mit Nahrungsmitteln
Mahlzeiten verzögern die Aufnahme von Brivudin leicht, die resorbierte Gesamtmenge bleibt jedoch gleich.

Einnahmeempfehlungen
1 × tgl. über einen Zeitraum von 7 Tagen.
Tabletten jeden Tag möglichst zur gleichen Zeit einnehmen. Die Therapie sollte so früh wie möglich (innerhalb von 48–72 h nach Auftreten der ersten Symptome) begonnen werden.
Brivudin darf nicht mit 5-FU oder 5-FU-Prodrugs (z. B. Tegafur) kombiniert werden (auch topische). Mindestens 4 Wochen Auswaschphase sind abzuwarten.

CCR5-Inhibitoren

Pharmakodynamik
Maraviroc blockiert den körpereigenen CCR5-Rezeptor und verhindert damit das Eindringen von CCR5-tropen HI-Viren in die Wirtszelle. Der CCR5-Rezeptor ist ein Corezeptor, den ein Teil von HI-Viren zur Aufnahme in die Wirtszelle benötigen. Die Substanz kann nur in Kombination mit anderen Virustatika und vorheriger Prüfung des HI-Viren-Status eingesetzt werden.

Pharmakokinetik

	ED [mg]	TD [mg]	PB [%]	BV [%]	HWZ [h]	t_{max} [h]	WE	WD [h]	E [%]
Maraviroc	150–600	1200	76	23–33	13,2	0,5–4		12	B 76 R 20

Interaktion mit Nahrungsmitteln
Metabolisierung über CYP3A4. Bei Einnahme von 300 mg Maraviroc zusammen mit einem fettreichen Frühstück werden C_{max} und AUC bei gesunden Probanden um 33 % verringert.

Einnahmeempfehlungen
2 × tgl. 150–600 mg unabhängig von den Mahlzeiten.

Ganciclovir und Valganciclovir

Pharmakodynamik
Ganciclovir und Valganciclovir werden zur Initial- und Erhaltungstherapie einer Cytomegalievirus (CMV)-Retinitis bei Patienten mit erworbenem Immundefektsyndrom (AIDS) eingesetzt, ferner zur Prophylaxe einer CMV-Erkrankung bei CMV-negativen Patienten, die ein Organtransplantat von einem CMV-positiven Spender erhalten haben. Valganciclovir ist ein Prodrug von Ganciclovir. Ganciclovir wird intrazellulär zu Ganciclovirtriphosphat phosphoryliert und hemmt dann als Antimetabolit die virale DNS–Replikation.

Pharmakokinetik

	ED [mg]	TD [mg]	PB [%]	BV [%]	HWZ [h]	t_{max} [h]	E
Ganciclovir	500–1000	3000	1–2	5–9	3,9–5,7	1–3,6	R
Valganciclovir	450–900	1800	1–2	60	3,5–4,5*		R

* bezogen auf Ganciclovir

Interaktion mit Nahrungsmitteln
Bei einer Einnahme von Valganciclovir zu einem relativ fettreichen Essen erhöht sich die AUC, die t_{max} und die C_{max}. Die Bioverfügbarkeit von Ganciclovir erhöht sich bei einer Einnahme mit Nahrung von nüchtern 5 % auf 6–9 %.

Einnahmeempfehlungen
Ganciclovir und Valganciclovir zusammen mit einer Mahlzeit einnehmen.
Ganciclovir: 3 × tgl. (in Deutschland nur noch parenteral verfügbar)
Valganciclovir: 1–2 × tgl. 900 mg

Integraseinhibitoren

Pharmakodynamik

Elvitegravir und Raltegravir hemmen die Integrase und verhindert dadurch den Einbau des HI-Virus-Genoms in die Wirtszelle. Raltegravir und Elvitegravir werden im Rahmen einer Kombinationstherapie bei HIV-Patienten ab zwei Jahren eingesetzt. Elvitegravir ist nur in einem Kombinationsarzneimittel mit dem CYP3A4-Inhibitor Cobicistat und den beiden reverse Transkriptase-Inhibitoren Emtricitabin und Tenofovir-Disoproxilfumarat im Handel.

Pharmakokinetik

	ED [mg]	TD [mg]	PB [%]	BV [%]	HWZ [h]	t_{max} [h]	WE [w]	WD [h]	E [%]
Raltegravir	25–400	800	83		9	3	24	12	32 R 51 B
Elvitegravir	150	150	98–99		12,9	4		24	86 B 14 R

CYP3A4-Hemmstoff

	ED [mg]	TD [mg]	PB [%]	BV [%]	HWZ [h]	t_{max} [h]	WE	WD [h]	E
Cobicistat	150	150			3,5	3			86 B 8,2 R

Interaktion mit Nahrungsmitteln

Die Einnahme von mehreren Dosen Raltegravir nach einer mäßig fettreichen Mahlzeit beeinflusste die AUC von Raltegravir mit einem klinisch nicht bedeutsamen Anstieg um 13 % im Vergleich zur Nüchterneinnahme. Die Raltegravir $C_{12\,Std}$ war nach einer mäßig fettreichen Mahlzeit um 66 %, die C_{max} um 5 % höher verglichen mit der Einnahme im Nüchternzustand.

Die Verabreichung von Raltegravir nach einer sehr fettreichen Mahlzeit erhöhte AUC und C_{max} um das ca. 2fache und erhöhte die $C_{12\,Std}$ um das 4,1-Fache.

Die Verabreichung von Raltegravir nach einer fettarmen Mahlzeit erniedrigte die AUC und die C_{max} um 46 % bzw. um 52 %, die $C_{12\,Std}$ blieb im Wesentlichen unverändert. Nahrungsaufnahme scheint die pharmakokinetische Variabilität im Vergleich zum Nüchternzustand zu erhöhen.

Verglichen mit dem Nüchternzustand bewirkte die Einnahme von Elvitegravir zu einer leichten Mahlzeit (~373 kcal; 20 % Fett) oder zu einer fettreichen Mahlzeit (~800 kcal, 50 % Fett) eine höhere systemische Verfügbarkeit von Elvitegravir. Die C_{max} und AUC von Elvitegravir stiegen bei einer leichten Mahlzeit um 22 % bzw. 36 %, bei einer fettreichen Mahlzeit um 56 % bzw. 91 %.

Besondere Arzneiformen
Raltegravir ist auch als Kautablette verfügbar. Die Dosierung der Kautabletten muss niedriger erfolgen: 2 × tgl. 300 mg (Erwachsene).

Einnahmeempfehlungen
Elvitegravir: 1 × tgl. zum Essen, eine maximale Verschiebung der Einnahme um 18h ist möglich. Bei Erbrechen innerhalb von einer Stunde nach der Einnahme ist eine erneute Dosis erforderlich.

Raltegravir: 2 × tgl. 400 mg unabhängig von der Nahrung in Kombination mit anderen Virustatika

Nukleosidanaloga zur Behandlung der Hepatitis B

Pharmakodynamik
Adefovirdipivoxil und Entecavir sind Nukleosidanaloga zur Behandlung von Patienten mit chronischer Hepatitis-B-Infektion. Adefovirdipivoxil ist ein Prodrug und hemmt die Polymerasen des Hepatitisvirus. Entecavir hemmt die Reverse-Transkriptase.

Pharmakokinetik

	ED [mg]	TD [mg]	PB [%]	BV [%]	HWZ [h]	t_{max} [h]	WE [d]	WD [h]	E
Adefovirdipivoxil	10	10	<4	59	7,22	0,5–4		24	R
Entecavir	0,5	0,5–1	13	70	128–149	0,5–1,5		24	R

Interaktion mit Nahrungsmitteln
Es sind keine Interaktionen mit der Nahrung für Adefovir bekannt, durch eine fettreiche Mahlzeit wird lediglich t_{max} um 2 h verzögert. Entecavir: zusammen mit einer fettreichen Mahlzeit (945 kcal, 54,6 g Fett) oder einer leichten Mahlzeit (379 kcal, 8,2 g Fett) resultierte eine minimale Verzögerung in der Resorption (1–1,5 h bei eingenommener Mahlzeit gegenüber 0,75 h auf nüchternen Magen), bei einer Verringerung der C_{max} um 44–46 % und einer Verringerung der AUC um 18–20 %. Dies spielt nur bei Lamivudin-refraktären Patienten eine Rolle. Entecavir ist kein Substrat für CYP.

Einnahmeempfehlungen
Adefovirdipixoxil wird 1 × tgl. zu oder unabhängig von einer Mahlzeit eingenommen. Die Patienten sollten alle 6 Monate auf biochemische, virologische und serologische Hepatitis-B-Marker untersucht werden.
Entecavir: 1 × tgl. 0,5 mg unabhängig von den Mahlzeiten (bei Lamivudin-refraktären Patienten 1 × tgl. 1 mg auf nüchternen Magen).

Nukleosidische Reverse-Transkriptase-Inhibitoren (NRTI, Nukleosidanaloga)

Pharmakodynamik

Zu den Nukleosidanaloga zählen Abacavir, Didanosin, Emtricitabin, Lamivudin, Stavudin, Tenofovir, Zalcitabin und Zidovudin (Azidothymidin, AZT). Alle diese Wirkstoffe werden in der HIV-Therapie eingesetzt, meist in Kombination mit anderen Reverse-Transkriptase-Hemmern und Proteasehemmern (HAART). Sie verhindern eine Virusreplikation durch Blockade des viralen Enzyms Reverse Transkriptase.

Pharmakokinetik

	ED [mg]	TD [mg]	PB [%]	BV [%]	HWZ [h]	t_{max} [h]	E
Abacavir	300	600	ca. 49	83	ca. 1,5	1–1,5	R
Didanosin	25–400	400	< 5		1,4		R
Emtricitabin	200	200		75–93	10	1–2	R, B
Lamivudin	150–300	300	16–36	80–85	5–7	1	R
Stavudin	15–40*			ca. 86	ca. 1,5		R
Tenofovir	245	245	7,2	25	12–18	1–2	R
Zalcitabin+	0,375–0,75*		4	> 80	2	ca. 1	R
Zidovudin	100–300*	500–600	34–38	60–70	1,1		R

* Dosierung erfolgt bei vielen Patienten nach Gewicht
+ seit 2006 in Deutschland nicht mehr im Handel

Interaktion mit Nahrungsmitteln

Für Abacavir, Emtricitabin und Zidovudin sind keine Interaktionen mit der Nahrung bekannt. Bei einer Einnahme zum Essen wird die Resorption von Didanosin um 50 % vermindert. Werden Lamivudin und Stavudin zum Essen eingenommen, verringert sich zwar C_{max} und die t_{max} wird verzögert, das Ausmaß der Bioverfügbarkeit bleibt jedoch gleich. Die Einnahme von Tenofovir mit einer fettreichen Mahlzeit erhöht die orale Bioverfügbarkeit: AUC steigt um ca. 40 %, C_{max} um etwa 14 %.

Zalcitabin zeigt bei gleichzeitiger Nahrungsaufnahme eine deutlich langsamere Resorptionsgeschwindigkeit, die Menge des resorbierten Wirkstoffes nimmt um 14 % ab. Die klinische Relevanz dieser Abnahme ist allerdings unklar.

Einnahmeempfehlungen

Abacavir: 1 × tgl. 600 mg oder 2 × tgl. 300 mg mit oder ohne eine Mahlzeit.
Didanosin: 1 × tgl. 400 mg oder 2 × tgl. 200 mg mindestens 30 min vor den Mahlzeiten, Kinder werden nach KOF dosiert: 240 mg/m^2 KOF/Tag (180 mg/m^2 KOF/Tag in Kombination mit Zidovudin).
Emtricitabin als Kapsel oder Lösung wird 1 × tgl. zu einer Mahlzeit oder unabhängig davon eingenommen. Emtricitabin ist auch für Kleinkinder ab dem vollendeten 4. Lebensmonat zugelassen.
Lamivudin: 1 × tgl. 300 mg oder 2 × tgl. 150 mg mit den Mahlzeiten oder auch unabhängig davon.
Stavudin: 2 × tgl. 30 mg/kg KG (Patienten < 60 kg) bzw. 40 mg/kg KG (Patienten > 60 kg), möglichst 1 h vor einer Mahlzeit. Um die Verträglichkeit zu verbessern, kann es auch zu einer Mahlzeit eingenommen werden, trotz der beschriebenen Beeinflussung durch die Nahrung.
Tenofovir: 1 × tgl. zu einer Mahlzeit
Zidovudin: 2 × tgl. 250–300 mg, für Zidovudin liegen keine konkreten Einnahmehinweise vor.

Körpergewichtsbezogene Dosierung

	Kinder (ab 3 Monate bis 12 Jahre)	
	ED [mg/kg KG]	TD [mg/kg KG]
Abacavir	8	16
Emtricitabin	6	6
Lamivudin	4	8
Stavudin	0,5–1	1–2
Zidovudin	9	18

für Neugeborene gelten teilweise andere Dosierungen

Oseltamivir

Pharmakodynamik
Oseltamivir ist ein peroraler Neuramidasehemmstoff, der zur Therapie und Postexpositionsprophylaxe der Virusgrippe Influenza Typ A und B eingesetzt wird. Oseltamivir ist zugelassen für Kinder ab 1 Jahr.

Pharmakokinetik

	ED [mg]	TD [mg]	PB [%]	BV [%]	HWZ [h]	t_{max} [h]	E
Oseltamivir	30–75	150	3–42*	75	6–10*		R

* Metabolit

Interaktion mit Nahrungsmitteln
Die Plasmakonzentration von Oseltamivir wird durch gleichzeitige Nahrungsaufnahme nicht beeinflusst.

Einnahmeempfehlungen
Erwachsene nehmen 2×tgl. 75 mg möglichst innerhalb von 1–2 Tagen nach Auftreten der Symptome oder 1×tgl. 75 mg zur Prophylaxe ein.
Für Kinder im Alter von 1–12 Jahren ist Oseltamivir als Suspension verfügbar.

Proteaseinhibitoren zur Hepatitis-C-Therapie

Pharmakodynamik

Die beiden Proteaseinhibitoren sind zur Therapie der chronischen Hepatitis C in Kombination mit Ribavirin und Peginterferon-alfa (2a oder 2b) bei erwachsenen Patienten mit kompensierter Lebererkrankung (einschließlich Zirrhose) zugelassen. Sie hemmen die virale NS3/4A-Protease durch reversible Bindung an eine Seringruppe im aktiven Zentrum.

Pharmakokinetik

	ED [mg]	TD [mg]	PB [%]	BV [%]	HWZ [h]	t_{max} [h]	WE [min]	WD [h]	E [%]
Boceprevir	800	2400	75		3,4	2		8	79 B 9 R
Telaprevir	375–750	2250	59–76		9–11	4–5		8	82 B 1 R

Interaktion mit Nahrungsmitteln

Boceprevir zeigt zusammen mit einer Mahlzeit eingenommen im Vergleich zur Nüchterneinnahme eine Steigerung der Resorption um bis zu 60 %.

Telaprevir zeigt nach Einnahme mit einer fettreichen, hochkalorischen Mahlzeit (56 g Fett, 928 kcal) im Vergleich zu einer normokalorischen Mahlzeit mit standardisiertem Fettanteil (21 g Fett, 533 kcal) eine um 20 % erhöhte Resorption. Nüchterneinnahme reduziert die AUC um 73 %, ferner führt eine Einnahme nach einer kalorienreduzierten, proteinreichen Mahlzeit (9 g Fett, 260 kcal) zur Reduzierung der Resorption um 26 %, bei Einnahme nach einer kalorien- und fettreduzierten Mahlzeit (3,6 g Fett, 249 kcal) zur Reduzierung um 39 %. Telaprevir wird über CYP3A4 metabolisiert.

Einnahmeempfehlungen

Boceprevir: 3 × tgl. 800 mg mit der Nahrung (alle 8 h)

Telaprevir: 3 × 750 mg mit einer Mahlzeit (alle 8 h) im Regelfall über 12 Wochen.

Zusätzlich erhalten die Patienten 2 × tgl. Ribavirin und 1 × wöchentlich s.c. das Interferon (Tripeltherapie).

Die Substanzen sind teratogen und embryozid.

Proteaseinhibitoren zur HIV-Therapie

Pharmakodynamik

Amprenavir, Atazanavir, Darunavir, Fosamprenavir, Indinavir, Lopinavir, Nelfinavir, Ritonavir, Saquinavir und Tipranavir werden in Kombination mit Reverse-Transkriptase-Hemmern zur Behandlung einer HIV-Infektion eingesetzt (HAART-Schema). Sie hemmen die HIV-Protease, wodurch sogenannte unreife Viren entstehen, mit denen keine Neuinfektion mehr möglich ist. Die Virusvermehrung kann somit unterdrückt werden.

Fosamprenavir ist das Prodrug von Amprenavir und wird im Körper rasch zu diesem hydrolysiert.

Die Proteasehemmer werden heute alle mit niedrig dosiertem Ritonavir zur Hemmung von CYP3A4 kombiniert („Boostering").

Pharmakokinetik

	ED [mg]	TD [mg]	PB [%]	BV [%]	HWZ [h]	t_{max} [h]	WE [w]	WD [h]	E
Amprenavir	50–150*		ca. 90	ca. 90	7,1–10,6	0,5–2	2–4⁺		B
Atazanavir	100–200	300	86		8,6	3			79 B 13 R
Darunavir	600–800	1200	95	37–82**	15				80 B
Fosamprenavir	700	1400	90	90	7,7	1–2	2*		B
Indinavir	100–400*		61	30	1,8	0,5–1,1	2⁺		B
Lopinavir	400	800	98–99		5–6**	4			R + B
Nelfinavir	250*	2250	> 98		3,5–5	2–4		8	B
Ritonavir	100–600*	1200	> 98	~ 80	3–6	ca. 4	1–2⁺		B
Saquinavir	200*		ca. 97	~ 4	7–13	0,9–3	2–6⁺		B
Tipranavir	250–500	1000	> 99,9		4,8–6**	3		12	82 B 11 R

* Dosierung erfolgt je nach Gewicht und Kombination mit anderen Medikamenten
⁺ Anschlagen der Therapie
** in Kombination mit Ritonavir

Interaktion mit Nahrungsmitteln

Alle Proteasehemmer werden über CYP3A4 metabolisiert.
Die Resorption von Indinavir wird bei Einnahme zu einer sehr fett- und kalorienreichen Mahlzeit erheblich verzögert und stark abgeschwächt. Die AUC sinkt um bis zu 80 %, die C_{max} um 86 %. Ein Therapieerfolg kann dadurch in Frage gestellt werden. Bei Ritonavir und Saquinavir führt eine Einnahme zum Essen zu einer verbesserten Resorption und damit zu höheren Wirkstoffkonzentrationen. Beide Wirkstoffe daher zum Essen einnehmen. Bei Saquinavir zusätzlich darauf achten, dass eine Einnahme mit Grapefruitsaft eine Steigerung der Bioverfügbarkeit um bis zu 54 % zur Folge hat. Auch Nelfinavir wird deutlich besser resorbiert, wenn es zum Essen eingenommen wird. Die Erhöhung der Plasmakonzentration ist dabei vom Fettgehalt der Nahrung abhängig.
Amprenavir zeigt keine Wechselwirkungen mit der Nahrung. Die Einnahme von Atazanavir zu einer leichten Mahlzeit oder zu einer fettreichen Mahlzeit senkte den Variationskoeffizient von AUC und C_{max} um rund die Hälfte im Vergleich zu nüchternem Magen.
Nahrung erhöht die Verträglichkeit von Tipranavir mit Ritonavir. In Gegenwart von Antazida ist die Resorption von Tipranavir in Kombination mit niedrig dosiertem Ritonavir vermindert.

Einnahmeempfehlungen

Amprenavir/Fosamprenavir kann unabhängig von den Mahlzeiten verabreicht werden.
Atazanavir wird 1×tgl. (gleichzeitig mit Ritonavir) zu einer Mahlzeit eingenommen. Bei einer zusätzlichen Gabe von Didanosin wird empfohlen, dieses mit einem zeitlichen Abstand von 2 h einzunehmen.
Darunavir wird 2×tgl. mit jeweils 100 mg Ritonavir zu einer Mahlzeit eingenommen.
Indinavir 1 h vor oder 2 h nach einer Mahlzeit einnehmen. Gegebenenfalls ist auch eine Einnahme zu einem leichten, fettarmen Essen, z.B. Cornflakes mit Magermilch, möglich. Es sollte außerdem darauf geachtet werden, dass der Patient mindestens 1,5 l Flüssigkeit pro Tag zu sich nimmt. Das Trinken von Grapefruitsaft sollte auch in den Stunden vor der Einnahme möglichst vermieden werden.

Lopinavir 2 × tgl. unabhängig von den Mahlzeit mit jeweils 100 mg Ritonavir.

Ritonavir, Saquinavir und Nelfinavir am besten zu einer Mahlzeit einnehmen. Ritonavir wird meistens nur noch zur Boosterung anderer Proteasehemmer eingesetzt (1 × 100 mg oder 2 × 100 mg oder 2 × 200 mg, je nach Kombination).

Tipranavir 2 × tgl. mit jeweils 200 mg Ritonavir zum Essen (bessere Verträglichkeit).

Reverse-Transkriptase-Inhibitoren (nicht nukleosidische)

Pharmakodynamik
Efavirenz, Etravirin, Nevirapin und Rilpivirin werden im Rahmen einer Kombinationstherapie zur Behandlung einer HIV-Infektion (HIV-1) eingesetzt. Die Substanzen hemmen direkt das virale Enzym Reverse Transkriptase und unterbrechen damit den Vermehrungszyklus von HI-Viren.

Pharmakokinetik

	ED [mg]	TD [mg]	PB [%]	BV [%]	HWZ [h]	t_{max} [h]	WE	E [%]
Efavirenz	50–200	600	99,5		40–55*	3–5	2 Wo	R + B
Etravirin	100–200	200	99,9		30–40	4		94 B
Nevirapin	200	400	ca. 60	> 90	22–84	4	7 d	R
Rilpivirin	25	25	99,7		45	4–5		85 B 6 R

* nach Mehrfachdosen

Interaktion mit Nahrungsmitteln
Eine ausgewogene Mahlzeit hat keinen nennenswerten Einfluss auf die Bioverfügbarkeit von Efavirenz. Bei einer Einnahme zu einem sehr fettreichen Essen kann allerdings die relative Bioverfügbarkeit um bis zu 50 % erhöht sein, und damit auch das Risiko für zentralnervöse Nebenwirkungen. Nevirapin zeigt keine relevanten Wechselwirkungen mit der Nahrung, allerdings sollte unter der Therapie auf Alkohol verzichtet werden.

Rilpivirin zeigt bei Nüchtern-Einnahme eine Reduktion der Bioverfügbarkeit um 40 %, Etravirin bei Nahrungskarenz eine um 50 % verminderte AUC.

Einnahmeempfehlungen
Efavirenz und Nevirapin können mit oder ohne Nahrung eingenommen werden.

Nevirapin wird in den ersten 14 Tagen 1 × tgl., dann 2 × tgl. eingenommen, die Retardformulierungen nur 1 × tgl. nach einer Therapieeinleitung von 14 Tagen mit den Tbl.
Etravirin: 2 × tgl. 100–200 mg nach einer Mahlzeit. Tbl. können in Wasser zerfallen eingenommen werden.
Rilpivirin: 1 × tgl. 25 mg mit einer Mahlzeit, Filmtbl. nicht zerkauen!
Von den meisten Vertretern stehen auch Kombinationspräparate mit nukleosidischen Reverse-Transkriptase-Inhibitoren und Proteaseinhibitoren zur Verfügung.

Ribavirin

Pharmakodynamik
Das Nukleosidanalogon Ribavirin wird oral in Kombination mit Interferon alfa-2a (bzw. Peginterferon alfa-2a) zur Therapie der chronischen Hepatitis C eingesetzt (duale Therapie). Der Zusatz von Ribavirin zu Interferon alfa-2a erhöht die Wirksamkeit der alleinigen Anwendung von Interferon alfa-2a um das 3–10fache. Der Mechanismus der Wirksamkeitssteigerung ist nicht bekannt. Die Kombination mit einem Proteaseinhibitor steigert die Wirksamkeit zusätzlich (Tripeltherapie).

Pharmakokinetik

	ED [mg]	TD [mg]	PB [%]	BV [%]	HWZ [h]	t_{max} [h]	E [%]
Ribavirin	200–400*	1200	0	20–64	9–10	1,5	33 R + 66 B

* Dosierung erfolgt nach Körpergewicht

Interaktion mit Nahrungsmitteln
Die Bioverfügbarkeit von Ribavirin wird durch eine gleichzeitige fettreiche Mahlzeit erhöht (AUC und C_{max} nahmen beide um 70 % zu). Die klinische Relevanz dieser Ergebnisse ist nicht bekannt. Es wird jedoch empfohlen, Ribavirin mit der Nahrung einzunehmen, um optimale Plasmaspiegel zu erhalten.

Einnahmeempfehlungen
Tagesdosis Ribavirin, aufgeteilt auf eine morgendliche und eine abendliche Dosis, jeweils mit dem Essen einnehmen.

Vitamine und Derivate

Acitretin

Pharmakodynamik
Acitretin wird bei schwersten, der Therapie nicht zugänglichen Verhornungsstörungen der Haut eingesetzt. Außerdem wird Acitretin bei Psoriasis (Schuppenflechte) und anderen Hautkrankheiten angewandt. Acitretin ist ein Retinoid, das die Bildung der Hornzellen beeinflusst und deren Ablösung begünstigt.

Pharmakokinetik

	ED [mg]	TD [mg]	PB [%]	BV [%]	HWZ [d]	t_{max} [h]	WE [w]	WD [h]	E
Acitretin	10–25	75	100	60	50	1–4	2	24	R + B

Interaktion mit Nahrungsmitteln
Während und bis 2 Monate nach der Therapie mit Acitretin darf kein Alkohol getrunken werden, da dadurch schädliche Metaboliten entstehen.

Einnahmeempfehlungen
Acitretin 1 × tgl. mit ausreichend Flüssigkeit, vorzugsweise Milch, unzerkaut zu fettreicher Nahrung einnehmen. Unter der Therapie ist auf einen absoluten Empfängnisschutz zu achten. Die Dosierung ist individuell festzulegen. Ferner darf unter der Therapie und eine Zeit danach kein Blut gespendet werden.

Alfacalcidol

Pharmakodynamik

Das Vitamin-D_3-Derivat Alfacalcidol wird bei dialysepflichtigen Patienten mit Osteodystrophie, bei Unterfunktion der Nebenschilddrüse, bei postmenopausaler Osteomalazie bzw. Osteoporose und bei Osteoporose bei Glucocorticoidbehandlung eingesetzt. Es wird schnell in der Leber in Calcitriol umgewandelt.

Pharmakokinetik

	ED [µg]	TD [µg]	PB [%]	BV [%]	HWZ [h]	t_{max} [h]	WE [h]	E
Alfacalcidol	0,25–1,0	3,0			3 35*	8	6	B, z.T. R

* Metabolit

Interaktion mit Nahrungsmitteln

Alfacalcidol fördert die Aufnahme von Calciumionen, deshalb ist es sinnvoll, Alfacalcidol gemeinsam mit Milch, Milchprodukten und anderen calciumhaltigen Nahrungsmitteln einzunehmen. Allerdings muss eine Überdosierung von Vitamin-D-Präparaten vermieden werden, da eine Hypervitaminose zu Kalkablagerungen in der Media der Blutgefäße und in den Nieren führen kann. Nierenversagen oder Gefäßschäden sind die Folge. Deshalb sollten die Blutwerte für Calcium regelmäßig überprüft werden.

Einnahmeempfehlungen

Einnahme der Tagesdosis auf 2 Dosen (morgens + abends) verteilen. Bei Dosierungen von 1 Kps./Tag diese am Abend einnehmen. Unter der Therapie sollten Dialysepatienten keine Magnesiumpräparate einnehmen. Anfangsdosis für Kinder >20 kg und Erwachsene: 2×tgl. 0,5 µg/Tag. Die Dosis ist dem Calcium- und Phosphatspiegel anzupassen.
Die Kapseln werden unzerkaut mit viel Flüssigkeit eingenommen.

Körpergewichtsbezogene Dosierung

	Erwachsene		Kinder < 20 Kg	
	ED [µg/kg KG]	TD [µg/kg KG]	ED [µg/kg KG]	TD [µg/kg KG]
Alfacalcidol				0,05

Ascorbinsäure (Vitamin C)

Pharmakodynamik

Das wasserlösliche Vitamin C wird bei Vitamin-C-Mangel, der zu Skorbut und hämorrhagischer Diathese führt, eingesetzt. Der Tagesbedarf eines erwachsenen Menschen beträgt ca. 100 mg. Daneben wird es zur Anwendung als Antidot bei idiopathischer Methämoglobinämie in Dosen von einigen Gramm eingesetzt.

Die Einnahme zur Prophylaxe von Erkältungskrankheiten sowie zur Förderung der Infektabwehr ist umstritten. Trotzdem sind Infektabwehr, Alter, körperliche Anstrengung, Zeiten der Rekonvaleszenz, Schwangerschaft und Stillzeit sowie Zeiten erhöhten Vitaminbedarfs laut Fachinformation anerkannte Indikationen. Zur Vorbeugung werden 50–200 mg, therapeutisch 400–1000 mg Ascorbinsäure verabreicht.

Pharmakokinetik

	ED [mg]	TD [mg]	PB [%]	BV [%]	HWZ [h]	t_{max} [h]	E
Ascorbinsäure	50–1000	2000	25	97	19	3	R

Mit steigender Dosis wird die Bioverfügbarkeit verringert, da Vitamin C aktiv resorbiert wird und bei hohen Konzentrationen die Enzymsysteme gesättigt sind.

Interaktion mit Nahrungsmitteln

Interaktionen mit Nahrungsmitteln sind nicht bekannt. Allerdings führen zu hohe Dosen, über einen langen Zeitraum eingenommen, zu Nierenschäden. Vitamin C ist in großen Mengen in Zitrusfrüchten, Tomaten, Kartoffeln und in geringen Mengen auch in Milch enthalten. Vitamin C steigert die Eisenresorption.

Einnahmeempfehlungen

Vitamin-C-Tabletten unabhängig von den Mahlzeiten mit ausreichend Flüssigkeit einnehmen. Brausetabletten sollten wegen ihrer Oxidationsempfindlichkeit sofort nach dem Auflösen getrunken werden; die Retardformulierungen werden unzerkaut mit reichlich Flüssigkeit eingenommen. Vitamin C kann zur Beeinflussung von Teststreifen der Harnanalytik führen.

Benfotiamin und Thiamin (Vitamin B_1)

Pharmakodynamik
Vitamin B_1 und sein Derivat Benfotiamin werden zur Prävention und zur Behandlung von Vitamin-B_1-Mangelzuständen verwendet. Benfotiamin ist ein Prodrug von Thiamin mit deutlich besserer Resorptionsrate (5–7× höher). Vitamin B_1 wird daneben bei Neuropathien empfohlen.
Vitamin-B_1-Mangelzustände treten bei Mangelernährung, Alkoholmissbrauch, diabetischer Azidose, akuten Leberfunktionsstörungen, Thyreotoxikose, gesteigertem Bedarf (Schwangerschaft, Laktation etc.) usw. auf. Der Tagesbedarf beträgt etwa 1,0–1,3 mg (Schwangere: 1,2 mg ab dem 4. Monat; Stillende: 1,4 mg).

Pharmakokinetik

	ED [mg]	TD [mg]	PB [%]	BV [%]	HWZ [h]	t_{max} [h]	E
Benfotiamin	50–300	300					R
Thiamin	10–100	300	90–94	5,3	1		R

Interaktion mit Nahrungsmitteln
Interaktionen mit der Nahrung sind nicht beschrieben.

Einnahmeempfehlungen
Benfotiamin: 1–3 × tgl. (TD: 150 mg), mindestens 3 Wochen, Prophylaxe: 1–2 × wöchentlich
Thiamin-Tabletten: 1–3 × tgl. (TD: max. 300 mg) unzerkaut mit etwas Flüssigkeit einnehmen.

Biotin (Vitamin H, Vitamin B$_7$)

Pharmakodynamik
Biotin (Vitamin H, Vitamin B$_7$) ist prosthetische Gruppe zahlreicher Carboxylasen. Ein Biotin Mangel führt zu verschiedenen Symptomen, die von Hautstörungen, Haarausfall, Farbveränderungen der Haare, Brüchigkeit der Nägel bis zu Depressionen, Schläfrigkeit, Muskelschmerzen, lokalen Fehlempfindungen, Halluzinationen, Appetitlosigkeit, Übelkeit, u. a. reichen können. Der empfohlene Tagesbedarf beträgt 30–60 µg.

Pharmakokinetik

	ED [mg]	TD [mg]	PB [%]	BV [%]	HWZ [h]	t$_{max}$ [h]	WE [min]	WD [h]	E [%]
Biotin	2,5–5	10	80	100	26				R + B

Interaktion mit Nahrungsmitteln
Der Biotinspiegel wird durch Antikonvulsiva gesenkt. Der Verzehr großer Mengen roher Eier kann zu einem Biotinmangel führen.

Einnahmeempfehlungen
Zur Prophylaxe von Biotinmangel: 1 × tgl. 0,2 mg
Zur Therapie von Biotinmangelzuständen (selten multipler Carboxylasemangel): 1 × tgl. 5–10 mg
Einnahme nach einer Mahlzeit mit ausreichend Flüssigkeit. Eine Überdosierung mit Biotin ist nicht bekannt.

Calcifediol (= Calcidiol)

Pharmakodynamik
Calcifediol (25-Hydroxy-Vitamin-D) ist eine Vorstufe von Calcitriol. Es wird in der Niere in dieses umgewandelt. Physiologisch entsteht es aus Cholecalciferol in der Leber. Calcifediol wird bei Osteomalazie infolge von Hypoparathyreoidismus, renaler Osteomalazie, Osteomalazie durch Leberzirrhose oder bei gastrointestinalen Beschwerden, die zu einer Malabsorption von Ca^{2+}-Ionen führen, eingesetzt.

Pharmakokinetik

	ED [mg]	TD [mg]	PB [%]	BV [%]	HWZ [h]	t_{max} [h]	E
Calcifediol	0,005	0,1		~ 100	6–14	4–8	B

Interaktion mit Nahrungsmitteln
Calcifediol fördert die Aufnahme von Calciumionen, deshalb ist es sinnvoll, Vitamin D gemeinsam mit Milch, Milchprodukten und anderen calciumhaltigen Nahrungsmitteln einzunehmen. Allerdings muss eine Überdosierung von Vitamin-D-Präparaten vermieden werden, da eine Hypervitaminose zu Kalkablagerungen in der Media der Blutgefäße und in den Nieren führen kann. Nierenversagen oder Gefäßschäden sind die Folge.

Einnahmeempfehlungen
Tropfen mit Flüssigkeit (Fruchtsaft, Milch, Wasser etc.) einnehmen. Dabei ist darauf zu achten, dass die Tropfflasche senkrecht gehalten wird, um eine exakte Dosierung zu ermöglichen.

Calcitriol

Pharmakodynamik
Calcitriol ist die aktive Wirkform des Cholecalciferol (Vitamin D_3). Eine Biotransformation in Leber und Niere ist somit nicht mehr erforderlich. Calcitriol wirkt wie Steroidhormone durch Eingriff in die Proteinbiosynthese und ist u. a. an der Steuerung des Calcium-Stoffwechsel beteiligt (Förderung der Calcium-Resorption, Knochenmineralisation). Es wird bei dialysepflichtigen Patienten mit Osteodystrophie eingesetzt sowie bei Unterfunktion der Nebenschilddrüse und Patienten mit Englischer Rachitis, einer Vitamin-D-resistenten Form. Calcitriol wird bei Hypocalcämie eingesetzt.

Pharmakokinetik

	ED [mg]	TD [mg]	PB [%]	BV [%]	HWZ [h]	t_{max} [h]	WE [w]	WD [d]	E
Calcitriol	0,025–0,050	0,050	99,9	100	51–108	3–6	1	3–5	B, z. T. R

Zunächst wird die Therapie generell mit 0,025 mg Calcitriol begonnen, um dann die optimale Erhaltungsdosis herauszufinden.

Interaktion mit Nahrungsmitteln
Calcitriol fördert die Aufnahme von Calciumionen, deshalb ist es sinnvoll, Vitamin D gemeinsam mit Milch, Milchprodukten und anderen calciumhaltigen Nahrungsmitteln einzunehmen. Allerdings muss eine Überdosierung von Vitamin-D-Präparaten vermieden werden, da eine Hypervitaminose zu Kalkablagerungen in der Media der Blutgefäße und in den Nieren führen kann. Nierenversagen oder Gefäßschäden sind die Folge. Deshalb sollten die Blutwerte für Calcium regelmäßig überprüft werden.

Einnahmeempfehlungen

Die Kapseln werden bei 1 × täglicher Gabe zum Frühstück mit etwas Flüssigkeit eingenommen. Muss Calcitriol höher dosiert werden, werden die Einzeldosen über den Tag verteilt zu den Mahlzeiten mit etwas Flüssigkeit eingenommen. Zudem ist es besonders wichtig während der Therapie mit Calcitriol ausreichend zu trinken, um zu hohe Calcium- und Magnesiumspiegel im Blut zu vermeiden. Beim Auftreten einer Hypercalcämie verschwindet diese nach 2–7 Tagen wieder.

Cyanocobalamin (Vitamin B_{12})

Pharmakodynamik
Vitamin B_{12} wird bei perniziöser Anämie durch Malabsorption bei fehlendem Intrinsic-Faktor oder angeborenen Transportstörungen sowie bei Mangelanämien durch streng vegetarische Ernährung und daraus resultierenden Epithelschädigungen des Verdauungstraktes und neurologische Störungen eingesetzt.
In niedrigen Dosen (10 µg) wird Cyanocobalamin zur Prävention einer Hypovitaminose eingesetzt. Erreicht die Dosis einen gewissen Schwellenwert, werden bis zu 90 % des verabreichten Cyanocobalamins über die Nieren ausgeschieden. Die menschlichen Depots an Vitamin B_{12} reichen bei einem gesunden für 3–5 Jahre.
Der Tagesbedarf beträgt 3,0 µg (Schwangere: 3,5 µg; Stillende: 4,0 µg).

Pharmakokinetik

	ED [mg]	TD [mg]	PB [%]	BV [%]	HWZ [h]	t_{max} [h]	E
Cyanocobalamin	0,005–1	4	hoch	1–3	1,5 h/3a		B, bei überdos. R

Interaktion mit Nahrungsmitteln
Prinzipiell kann der Tagesbedarf durch den Genuss von ausreichend Fleisch, Leber, Niere, Austern und Milch gedeckt werden.

Einnahmeempfehlungen
Cyanocobalamintabletten unzerkaut mit etwas Flüssigkeit unabhängig von den Mahlzeiten einnehmen (am besten morgens nüchtern).
Nahrungsergänzung: 1 × tgl. 10 µg, die Dauer der Anwendung ist nicht begrenzt.
Bei Vitamin-B_{12}-Mangel (lange Fehlernährung, perniziöse Anämie): Initialtherapie (ca. 4 Wochen) 2 × tgl. 2 mg, dann 1 × tgl. 1–2 mg.

Dihydrotachysterol

Pharmakodynamik
Dihydrotachysterol ist ein lipophiles Analogon von Vitamin D und wird bei Hypoparathyreoidismus und Pseudohypoparathyreoidismus angewendet. Die Substanz ist direkt wirksam und muss nicht in der Niere aktiviert werden. Dihydrotachysterol erhöht die Calciumkonzentration im Blut und gleicht die Unterfunktion der Nebenschilddrüse aus.

Pharmakokinetik

	ED [mg]	TD [mg]	PB [%]	BV [%]	HWZ [h]	t_{max} [h]	WE [d]	E
Dihydrotachysterol	0,5	1,5	> 99		17	6–8	2–3	B, z. T. R

Interaktion mit Nahrungsmitteln
Interaktionen mit Nahrungsmitteln sind nicht bekannt, allerdings ist es von Vorteil, vermehrt calciumhaltige Nahrungsmittel zu sich zu nehmen. Zudem ist es besonders wichtig, viel zu trinken.

Einnahmeempfehlungen
1 × tgl. 0,5–1,5 mg je nach Höhe des Serumcalciumspiegels.
Einnahme von Dihydrotachysterol vor oder nach den Mahlzeiten mit viel Flüssigkeit.

Folsäure

Pharmakodynamik
Folsäure wird eingesetzt bei megaloplastärer Anämie, Folsäuremangel, der bedingt ist durch Malabsorption oder Fehlernährung, Sprue, Alkoholismus, gesteigertem Folsäurebedarf der Schwangeren und bei Megaloplastenanämien, die durch die Therapie mit Antiepileptika und Kontrazeptiva verursacht sind. Generell verursacht ein Folsäuremangel eine Hemmung der Zellteilung im erythropoetischen System. Der normale Tagesbedarf beträgt etwa 400 µg (Schwangere/Stillende 600 µg). Eine zusätzliche Folsäuresubstition von 400 µg bei Kinderwunsch beugt Neuralrohrdefekten vor.

Pharmakokinetik

	ED [mg]	TD [mg]	PB [%]	BV [%]	HWZ [h]	t_{max} [h]	E
Folsäure	0,4–5	15	hoch	80–87	1,5–2	1,6	R

Interaktion mit Nahrungsmitteln
Da Folsäure in den grünen Blättern von Gemüse ausreichend vorhanden ist, kommen Mangelzustände äußerst selten vor; signifikante Interaktionen mit Nahrungsmitteln sind nicht beschrieben.

Einnahmeempfehlungen
1 × tgl. unzerkaut mit etwas Flüssigkeit zu den Mahlzeiten einnehmen.
Hämolytische Anämie: 1–2 mg tgl.
Folsäuremangelanämie: 10–20 mg tgl.

Glucosamin

Pharmakodynamik
Glucosaminhemisulfat wird zur Linderung von Symptomen leichter bis mittelschwerer Arthrose des Kniegelenks eingesetzt. Glucosamin ist eine endogene Substanz und ein normaler Bestandteil der Polysaccharidketten der Knorpelmatrix und Glycosaminoglykane in der Gelenkflüssigkeit.

Pharmakokinetik

	ED [mg]	TD [mg]	HWZ [h]	E [%]
Glucosamin	250–1500	1500	2*	38 R+

* bei parenteraler Gabe; + unverändert

Interaktion mit Nahrungsmitteln
Interaktionen mit der Nahrung sind nicht beschrieben.

Einnahmeempfehlungen
3 × tgl. 250–500 mg oder 2 × tgl. 750 mg oder 1 × tgl. 1500 mg zu den Mahlzeiten.
Bei Schalentierallergie sollte keine Einnahme erfolgen!

Isotretinoin

Pharmakodynamik
Das Vitamin-A-Säure-Derivat wird zur Behandlung schwerer Formen von Akne vulgaris, Akne conglobata oder Akne fulminans eingesetzt. Es kommt zu einer Verringerung der Talgproduktion und damit zu einem Rückgang der bakteriellen Besiedlung und der Komedonenbildung. Die Substanz wirkt ferner stark keratolytisch.

Pharmakokinetik

	ED [mg]	TD [mg/kg KG]	PB [%]	BV [%]	HWZ [h]	t_{max} [h]	E
Isotretinoin	10–20	0,5–2	99	60	10–30	3–4	R + B

Interaktion mit Nahrungsmitteln
Die Resorption erfolgt bei Anwesenheit von Gallensäuren. Durch Nahrung erhöht sich die Bioverfügbarkeit um das 1,5–2fache.

Einnahmeempfehlungen
Einnahme von Isotretinoin zu den Mahlzeiten mit ausreichend Flüssigkeit. Kleine Dosen 1×tgl., höhere Dosen können auf mehrere Einnahmen aufgeteilt werden.
Während der Therapie mit Isotretinoin ist auf den Verzehr von Leber und Lebertran und anderen Vitamin-A–haltigen Substanzen zu verzichten. Isotretinoin ist hochgradig teratogen! Unter der Therapie ist auf einen absoluten Empfängnisschutz zu achten (besondere Vorsichtsmaßnahmen bei der Verordnung für Frauen im gebärfähigen Alter). Unter der Therapie kommt es zu einer Austrocknung aller Haut- und Schleimhäute. Kontaktlinsen dürfen nicht getragen werden. Die volle Wirkung zeigt sich erst nach einigen Wochen, zu Beginn der Therapie kann es zu einer Verschlimmerung kommen. Ein Therapiezyklus sollte nicht mehr als 120 mg/kg KG umfassen. Unter der Therapie darf kein Blut gespendet werden. Die

normale Therapiedauer beträgt 16–24 Wochen. Ein Therapiezyklus führt normalerweise zu einer Komplettheilung (>60% der Patienten). Vor einem erneuten Zyklus sollte eine mindestens 8-wöchige Einnahmepause liegen.

Die Substanz kann zu Nachtblindheit führen.

Nicotinamid (Nicotinsäureamid, Niacin, Vitamin B$_3$)

Pharmakodynamik
Nicotinamid wird zur Behandlung von Nicotinamidmangelzuständen eingesetzt, die schwerste Form ist die Pellagra („raue Haut"); Symptome sind Dermatitis (Haut und Schleimhaut), Diarrhö und Demenz.

Der Mangel kann durch unzureichende Zufuhr von Nicotinamid oder den Vorstufen sowie durch Malabsorption entstehen. Der tägliche Bedarf an Nicotinamid beträgt 13–17 mg (Schwangere: 15 mg ab 4. Monat; Stillende: 17 mg).

Pharmakokinetik

	ED [mg]	TD [mg]	PB [%]	BV [%]	HWZ [h]	t_{max} [m]	WE [h]	E
Nicotinamid	200	200		100	0,6–1	5–10	24	R

Interaktion mit Nahrungsmitteln
Interaktionen sind nicht bekannt.

Einnahmeempfehlungen
1 × tgl.
Tabletten werden während oder nach der Mahlzeit mit etwas Flüssigkeit eingenommen.

Phytomenadion (Vitamin K)

Pharmakodynamik
Vitamin K wird benötigt, damit in der Leber die Blutgerinnungsfaktoren II (Prothrombin), VII, IX und X gebildet werden können. Außerdem werden Vitamin-K-Präparate eingesetzt bei Leber- und Gallenerkrankungen, die zu einer Malabsorption von Vitamin K führen, außerdem prophylaktisch zur Vorbeugung von Hypoprothrombinämie der Neugeborenen. Des Weiteren wird Vitamin K bei Funktionsstörungen des Darmes eingesetzt, bei denen die Resorption von Fett behindert ist (Sprue u. a.). Ein zusätzliches Indikationsgebiet sind Vitamin-K-Mangelblutungen bei Überdosierungen von Cumarinen wie Phenprocoumon oder Warfarin (INR > 5).

Pharmakokinetik

	ED [mg]	TD [mg]	PB [%]	BV [%]	HWZ [h]	t_{max} [h]	WE [h]	E
Phytomenadion	2–10	20	100	50	2–26–193	4	24–48	B

Interaktion mit Nahrungsmitteln
Da Fett benötigt wird, um die fettlöslichen Vitamine im Darm aufzunehmen, sollten diese Vitamine nach dem Essen eingenommen werden. Gallensalze sind für die Resorption wichtig.

Einnahmeempfehlungen
Prinzipiell muss in Bezug auf Nahrung nichts bei der Einnahme von Vitamin-K-Präparaten beachtet werden. Wie oben erwähnt, wird in der Regel allerdings der tägliche Bedarf ausreichend durch Nahrungsmittel gedeckt.

Pyridoxin (Vitamin B_6)

Pharmakodynamik

Pyridoxin wird zur Behandlung und Vorbeugung von Vitamin-B_6-Mangelzuständen, wie zum Beispiel Haut- und Schleimhautläsionen und prämenstruellem Syndrom (PMS), eingesetzt, besonders auch bei Mangel-/Fehlernährung, Urikämie, diabetischer Neuropathie, Dauerhämodialyse, bei erhöhtem Bedarf in Schwangerschaft und Laktation sowie bei schweren fieberhaften Erkrankungen. Der Tagesbedarf beträgt 1,2–1,5 mg (Schwangere: 1,9 mg ab dem 4. Monat; Stillende: 1,9 mg).

Vitamin B_6 wird ferner gegen Übelkeit und Erbrechen in der Schwangerschaft eingesetzt und zur Therapie von peripherer Neuropathie infolge medikamenteninduzierten Vitamin-B_6-Mangels, zur Therapie von pyridoxinabhängigen Störungen (primäre Hyperoxalurie Typ I, Homocystinurie, Cystathioninurie, Xanthurensäureurie, Sideroblastische Anämie, Vit.-B_6-Mangel-bedingte hypochrome mikrozytäre Anämie) und in der Behandlung mit dem Tuberkulostatikum Isoniazid.

Pharmakokinetik

	ED [mg]	TD [mg]	PB [%]	BV [%]	HWZ [h]	t_{max} [h]	E [%]
Pyridoxin	40–300	600	80	100	15–200		63 R

Interaktion mit Nahrungsmitteln

Interaktionen mit der Nahrung sind nicht bekannt. Die Zufuhr kann durch die Wahl der Nahrung noch gesteigert werden. Vitamin B_6 kommt in Leber, Nieren, Sojabohnen, Getreide, Milch, Milchprodukten, Muskelfleisch, grünem Gemüse, Kartoffeln und Karotten vor.

Einnahmeempfehlungen

Bei ausreichendem Genuss oben genannter Nahrungsmittel kommt es kaum zu Vitamin-B_6-Mangelerscheinungen.
Einnahme 1–2 × tgl. mit oder nach den Mahlzeiten.

Retinol (Vitamin A) und Retinolpalmitat

Pharmakodynamik
Vitamin A und seine Ester werden bei Vitamin-A-Mangelzuständen, die durch die Ernährung nicht ausgeglichen werden können, bedingt durch eine verminderte Aufnahmefähigkeit, angewendet. Dies kann bei Alkoholismus, gastrointestinalen Erkrankungen (Morbus Crohn, Sprue etc.), Pankreaserkrankungen und längerer parenteraler Ernährung der Fall sein. Vitamin A ist wichtig für die Zellentwicklung und Zellregeneration. Traditionell wird Vitamin A bei Nachtblindheit angewendet. Der Tagesbedarf wird bei Frauen mit 0,8 mg, bei Männern mit 1 mg angegeben.

Pharmakokinetik

	ED [mg]	TD [mg]	PB [%]	BV [%]	HWZ [d]	t_{max} [h]	WE [d]	E [%]
Retinolpalmitat	0,825–16,5	49,5		100	50–100		42–145	63 R + B
Retinol	1.500–150.000 I.E.	150.000 I.E.	5–65			9 h		B + R

5,5 mg Retinol palmitat = 10.000 I.E. Vitamin A

Interaktion mit Nahrungsmitteln
Die Resorption erfolgt bei Anwesenheit von Gallensäuren. Hauptlieferanten von Vitamin A sind Leber, Milch und Butter, daneben Fisch, Eigelb, Sahne und Käse. Starker Alkoholkonsum verringert die Halbwertszeit von Retinylestern.

Einnahmeempfehlungen
Vitamin-A-Kapseln mit ausreichend Flüssigkeit unzerkaut zu fettreicher Nahrung einnehmen. Überdosierungen sind zu vermeiden, da es zu Vergiftungserscheinungen kommen kann. Diese äußern sich in Anorexie, trockener Haut, Rhagaden und Mundtrockenheit.
Zur Nahrungsergänzung werden meist 1 × tgl. 1.500–5.000 I.E. für Erwachsene empfohlen.

Therapie manifester Vitamin-A-Mangelzustände (siehe Tabelle): Einnahme 1–3 × tgl.,
maximale Dosis in der Schwangerschaft bei manifestem Vitamin-A-Mangel: ED: 3.000 I.E.; TD: 8.000 I.E.

Körpergewichtsbezogene Dosierung

Alter	Retinolpalmitat [mg]	Vitamin A [I.E.]
Kinder unter 1 Jahr	1,65– 3,3	3.000–6.000
Kinder 1–3 Jahre	3,3– 6,6	6.000–12.000
Kinder 3–6 Jahre	5,0–13,75	10.000–25.000
Kinder 7–10 Jahre	8,25–27,5	15.000–50.000
Jugendliche 11–17 Jahre	11,0–55,0	20.000–100.000
Erwachsene	13,75–82,5	25.000–150.000

für Schwangere und Frauen im gebärfähigen Alter gelten andere Dosierungen

Riboflavin (Vitamin B$_2$)

Pharmakodynamik
Das wasserlösliche Vitamin B$_2$ wird zur Prävention und Behandlung von Vitamin-B$_2$-Mangelzuständen, die durch Ernährung nicht behoben werden können, angewendet. Diese können durch Schwangerschaft, Laktation, Fehlernährung, chronische Darmerkrankungen etc. entstehen. Der Tagesbedarf beträgt 1,2–1,8 mg (Schwangere: 1,5 mg ab dem 4. Monat; Stillende: 1,6 mg).

Pharmakokinetik

	ED [mg]	TD [mg]	PB [%]	BV [%]	HWZ [h]	t$_{max}$ [h]	E
Riboflavin	10	20	50–80		1,2		R

Interaktion mit Nahrungsmitteln
Nicht bekannt.

Einnahmeempfehlungen
1–2 × tgl. mit etwas Flüssigkeit unabhängig von den Mahlzeiten einnehmen.

Tocopherolacetat (Vitamin E)

Pharmakodynamik
Bei Vitamin E sind keine Mangelzustände bekannt. Es wird häufig als Antioxidans eingesetzt (Die Anwendung ist allerdings umstritten). Laut Rote Liste wird Vitamin E bei Durchblutungsstörungen des Gehirns und des Herzens, bei Vitalitätsverlust, klimakterischen Beschwerden, Hexenschuss, Bandscheibenschaden, Wadenkrämpfen, Claudicatio intermittens sowie als Antioxidans eingesetzt. Der Tagesbedarf wird mit 11–12 mg für Frauen, 12–15 mg für Männer, 13 mg für Schwangere und 17 mg für Stillende angegeben.

Pharmakokinetik

	ED [I.E.]	TD [I.E.]	PB [%]	BV [%]	HWZ [h]	t_{max} [h]	E [%]
Tocopherolacetat	200–1000	1600		50–80*			70 B

1 I.E. Vitamin E = 910 µg DL-α-Tocopherol = 670 µg D-α-Tocopherol
* Resorptionsrate

Interaktion mit Nahrungsmitteln
Vitamin E gehört zu den fettlöslichen Vitaminen. Die Resorption wird folglich durch fettreiche Nahrung günstig beeinflusst.

Einnahmeempfehlungen
Vitamin E 1×tgl. (200–400 I.E.) am besten zu den Mahlzeiten mit Flüssigkeit einnehmen. Die Anwendung von Dosen > 400 I.E. sollte zurückhaltend erfolgen.
Bei sehr hohen Dosen ist an die gerinnungshemmende Wirkung von Vitamin E zu denken.

Tretinoin (Vitamin-A-Säure)

Pharmakodynamik
Das Retinoid Tretinoin (Vitamin-A-Säure) wird zur Induktion der Remission bei akuter Promyelozytenleukämie (APL; FAB-Klassifikation AML-M3) angewendet. Die Anwendung erfolgt im Regelfall in Kombination mit einer anthracyclinhaltigen Chemotherapie bzw. diese wird im Anschluss gegeben.

Pharmakokinetik

	ED [mg]	TD [mg]	PB [%]	BV [%]	HWZ [h]	t_{max} [h]	E [%]
Tretinoin	10	80	> 95		0,7	3	60 R, 30 B

Interaktion mit Nahrungsmitteln
Die Resorption erfolgt bei Anwesenheit von Gallensäuren. Tretinoin wird über das Enzymsystem der CYP450 metabolisiert. Bei gleichzeitiger Einnahme von Grapefruit und anderen Lebensmitteln, die die CYP hemmen, wird die Metabolisierung vermindert. Trotzdem wurde bisher keine Überdosierung festgestellt.

Einnahmeempfehlungen
Einnahme 2× tgl. mit oder kurz nach den Mahlzeiten. Unter der Therapie ist auf einen absoluten Empfängnisschutz zu achten. Die Dosierung erfolgt nach Körperoberfläche TD: 45 mg/m² Körperoberfläche über maximal 90 Tage.

Zytostatika

Alkylantien und Stickstofflost-Analoga

Pharmakodynamik

Busulfan, Chlorambucil (CBL), Cyclophosphamid (CTX), Melphalan, Temozolomid und Trofosfamid sind Zytostatika aus der Gruppe der Alkylantien, deren Wirkmechanismus auf einer Interaktion mit der DNS beruht.

CBL und CTX werden vor allem bei der chronisch lymphatischen Leukämie, bestimmten Non-Hodgkin-Lymphomen, Morbus Hodgkin, Waldenström Makroglobulinämie, Ovarialkarzinom und bei bestimmten Patientinnen mit Mammakarzinom eingesetzt.

Cyclophosphamid wird außerdem zur Immunsuppression bei Autoimmunerkrankungen sowie bei der Organ- und Knochenmarkstransplantation angewendet.

Trofosfamid wird zur Erhaltungstherapie bei malignen Hämoblastosen und soliden Tumoren eingesetzt.

Busulfan wird bei Polycythaemia vera und zur palliativen Behandlung in der chronischen Phase der chronisch myeloischen Leukämie angewendet.

Melphalan ist indiziert beim multiplen Myelom-, Ovarial- und Mammakarzinom.

Temozolomid wird zur Therapie von Glioblastomen (Hirntumor) eingesetzt.

Pharmakokinetik

	ED [mg]	TD [mg]	PB [%]	BV [%]	HWZ [h]	t_{max} [h]	WE [w]	WD [d]	E [%]
Busulfan	2	+	2,7–14	variabel	2,2–3,2	0,5–2	12–20		R
Chlorambucil	2–5	+		70–80	0,8–1,8	0,25–2			R
Cyclophosphamid	50	+	24–60	ca. 90	4–7		1–3	7–14	R
Melphalan	2–5	+	60–90	20–90*	0,5–1,5	wenige min– 6h	4–12		11 R 20–50 B

	ED [mg]	TD [mg]	PB [%]	BV [%]	HWZ [h]	t_{max} [h]	WE [w]	WD [d]	E [%]
Temozolomid	5–250	+	15	96–100	2	ca. 0,34	8–53		R
Trofosfamid	50	+			1,5	2	8–12		R

* Resorption und Bioverfügbarkeit, HWZ und C_{max} sind individuell sehr unterschiedlich.
⁺ individuelle Dosierung nach Körpergewicht/Körperoberfläche und Therapie

Interaktion mit Nahrungsmitteln

Für Cyclophosphamid, Busulfan und Trofosfamid sind keine Interaktionen mit der Nahrung beschrieben.
Die Resorption von Melphalan, Chlorambucil und Temozolomid wird bei einer Einnahme unmittelbar vor einer Mahlzeit verzögert und auch verringert. Eine Nüchterneinnahme ist deshalb zu empfehlen.

Einnahmeempfehlungen

Einnahme von Cyclophosphamid, Busulfan und Trofosfamid morgens; vor, während und unmittelbar nach der Gabe sollte eine ausreichende Menge Flüssigkeit aufgenommen werden. Auf eine regelmäßige Blasenentleerung ist zu achten. Melphalan, Chlorambucil und Temozolomid sollten mindestens 30 min vor einer Mahlzeit eingenommen werden.

Antiandrogene

Pharmakodynamik

Bicalutamid und Flutamid werden zur Behandlung des fortgeschrittenen, hormonabhängigen Prostatakarzinoms eingesetzt. Cyproteronacetat ist bei Männern zur palliativen Therapie des inoperablen Prostatakarzinoms und zur Triebdämpfung bei Sexualdeviationen indiziert. Bei Frauen kann Cyproteronacetat in Kombination mit einem Estrogen unter anderem bei schwerer Androgenisierung und schweren Formen der Akne angewendet werden (gleichzeitig Kontrazeptivum).

Alle drei Arzneistoffe wirken stark antiandrogen, Cyproteronacetat zusätzlich noch gestagen und antigonadotrop, sodass die Wirkung von Androgenen am Erfolgsorgan verhindert wird.

Bicalutamid liegt als Enantiomer vor. Die antiandrogene Wirkung geht ausschließlich vom R-Enantiomer aus.

Pharmakokinetik

	ED [mg]	TD [mg]	PB [%]	BV [%]	HWZ [h]	t_{max} [h]	WE [w]	E
Nicht steroidale Antiandrogene								
Bicalutamid	50	50	99,6**		140	31	8–12	R + B
Flutamid	250	750	94–96		4,4–7*	1,1–3,3*	2–4	R*
Steroidale Antiandrogene								
Cyproteronacetat	10–50	300	ca. 96	88	43	3	2–24	B

* Werte des Hauptmetaboliten Hydroxyflutamid
** R-Enantiomer

Interaktion mit Nahrungsmitteln

Es sind keine Interaktionen mit der Nahrung beschrieben.

Bei der Einnahme von Cyproteronacetat zur Triebdämpfung sollte darauf geachtet werden, dass gleichzeitiger Genuss von Alkohol, wegen seiner enthemmenden Wirkung, eine Verminderung des triebdämpfenden Effekts zur Folge haben kann.

Einnahmeempfehlungen
Flutamid und Cyproteronacetat sollten vorzugsweise nach einer Mahlzeit eingenommen werden. Bicalutamid kann unabhängig von den Mahlzeiten verabreicht werden, möglichst immer zur gleichen Tageszeit.

Antiestrogene zur Behandlung des Mammakarzinoms

Pharmakodynamik
Tamoxifen und Toremifen sind die Mittel der Wahl zur Behandlung des hormonabhängigen Mammakarzinoms bei postmenopausalen Frauen. Tamoxifen und Toremifen sind Estrogenrezeptorantagonisten, was zu einer Abnahme der Zellvermehrung in estrogenabhängigen Geweben führt.

Pharmakokinetik

	ED [mg]	TD [mg]	PB [%]	BV [%]	HWZ [d]	t_{max} [h]	E
Tamoxifen	10–40	20–40*	99		7	4–7	B
Toremifen	60	60	99,5	~100	5	2–5	B

* Standarddosierung bei Dauertherapie 30 mg

Interaktion mit Nahrungsmitteln
Es sind keine klinisch relevanten Wechselwirkungen mit der Nahrung bekannt. Tamoxifen wird über CYP2D6 in seine Wirkform Endoxifen überführt. Hemmstoffe dieses Enzyms können die Wirkung abschwächen.

Einnahmeempfehlungen
Tamoxifen 1 × tgl. meistens 20 mg zu einer Mahlzeit. Eine Therapieunterbrechung sollte nicht länger als 2–3 Wochen dauern. Tamoxifen soll nicht mit CYP2D6-Inhibitoren kombiniert werden (z. B. Paroxetin). „Poor Metabolizer" von CYP2D6 können ein verringertes Ansprechen zeigen.
Toremifen: 1 × tgl. 60 mg unabhängig von der Nahrung.

Aromatasehemmer

Pharmakodynamik
Die Aromatasehemmer Exemestan, Letrozol, Anastrozol und Aminoglutethimid sind Wirkstoffe zur Therapie des metastasierenden hormonabhängigen Mammakarzinoms bei postmenopausalen Frauen. Aminoglutethimid wird außerdem zur Behandlung des Cushing-Syndroms bei Tumoren der Nebenniere eingesetzt.

Letrozol, Anastrozol und Aminoglutethimid sind nichtsteroidale Aromatasehemmer mit reversibler Enzymhemmung,

Exemestan ist ein steroidaler Aromatasehemmer mit irreversibler Enzymhemmung.

Pharmakokinetik

	ED [mg]	TD [mg]	PB [%]	BV [%]	HWZ [h]	t_{max} [h]	WE [d]	WD [d]	E [%]
Aminoglutethimid	250	1000	21–25	92–98	9–15	1–4			> 90 R
Anastrozol	1	1	40	80	40–50	2	1	7	R
Exemestan	25	25	90	42	24	ca. 2	0,3–1	5–7	B + R
Letrozol	2,5	2,5	60	99,9	48		3–5		R

Interaktion mit Nahrungsmitteln
Eine gleichzeitige Nahrungsaufnahme erhöht die Bioverfügbarkeit von Exemestan um 40 %.

Bei Letrozol und Anastrozol bewirkt eine gleichzeitige Nahrungsaufnahme lediglich eine geringfügige Verzögerung der Resorptionsgeschwindigkeit, das Ausmaß der Resorption bleibt jedoch unverändert. Letrozol wird über CYP3A4 und 2A6 metabolisiert.

Einnahmeempfehlungen

Aminoglutethimid: zum Essen einnehmen
Anastrozol: 1 × tgl. möglichst immer zur gleichen Zeit
Letrozol: 1 × tgl. über 5 Jahre
Letrozol und Anastrozol werden unabhängig von den Mahlzeiten eingenommen.
Exemestan: 1 × tgl. nach dem Essen

Capecitabin

Pharmakodynamik
Capecitabin ist ein orales Chemotherapeutikum zur First-line-Therapie von metastasierendem Dickdarmkrebs. Als Prodrug wird es in der Leber und im Tumorgewebe enzymatisch zu 5-Fluoruracil (5-FU), einem Pyrimidinanalogon, aktiviert. 5-FU hemmt die DNS-Synthese und wird zudem als falscher Baustein in die RNS eingebaut. Capecitabin wird teilweise in Kombination mit anderen Chemotherapeutika bei Magenkrebs und fortgeschrittenem Brustkrebs eingesetzt.

Pharmakokinetik

	ED [mg]	TD [mg]*	PB [%]	BV [%]	HWZ [h]	t_{max} [h]	WE [w]	WD [h]	E
Capecitabin	150–500	500–2500 mg/m²	54		0,6–3,2	1,5–3,4	6	12	R

* Dosierung erfolgt nach Körperoberfläche

Interaktion mit Nahrungsmitteln
Eine Einnahme mit der Nahrung verringert zwar die Geschwindigkeit der Resorption von Capecitabin, hat jedoch nur einen geringen Einfluss auf die AUC. Da die momentanen Sicherheits- und Wirksamkeitsdaten auf der Einnahme zum Essen basieren, wird vom Hersteller die Einnahme mit Nahrung empfohlen.

Einnahmeempfehlungen
Capecitabin innerhalb von 30 min nach einer Mahlzeit oder direkt zu einer Mahlzeit mit Wasser einnehmen, im Regelfall 2 × tgl. über 14 Tage, gefolgt von einer 7-tägigen Therapiepause.

Enzyminhibitoren

Pharmakodynamik
Oteracil wird gemeinsam mit Tegafur (5-FU-Prodrug) und Gimeracil bei fortgeschrittenem Magenkrebs bei Erwachsenen in Kombination mit Cisplatin eingesetzt. Oteracil ist ein Orotatphosphoribosyltransferase-(OPRT)-Hemmer, der die Aktivität von 5-FU in der normalen Magen-Darm-Mukosa herabsetzt und damit die Toxizität verringert.

Pharmakokinetik

	ED [mg]	TD [mg]	PB [%]	BV [%]	HWZ [h]	t_{max} [h]	WE [min]	WD [h]	E [%]
Oteracil	11,8				1,8–9,5	2			

Interaktion mit Nahrungsmitteln
Interaktionen mit der Nahrung sind nicht beschrieben.

Einnahmeempfehlungen
2 × tgl. morgens und abends, Dosierung erfolgt über Tegafur-Dosis (nach Körperoberfläche)

Etoposid

Pharmakodynamik
Etoposid ist ein zytostatisch wirksames Podophyllotoxinderivat.
Es ist indiziert bei Bronchialkarzinomen, malignen Lymphomen, der akuten myeloischen Leukämie, Hoden- und Ovarialkarzinom, Chorionkarzinom sowie beim Karposi-Sarkom.
Etoposid wirkt durch Hemmung der DNS-Reparaturenzyme Topoisomerase II.

Pharmakokinetik

	ED [mg]	TD [mg]	PB [%]	BV [%]	HWZ [h]	t_{max} [h]	WE [w]	E
Etoposid	50–100	*	97	50	1–7,2	0,5–5	2–4	R

* Dosierung nach Körperoberfläche

Interaktion mit Nahrungsmitteln
Es sind keine Interaktionen mit der Nahrung bekannt.

Einnahmeempfehlungen
Etoposid kann vor, während oder nach den Mahlzeiten mit Flüssigkeit eingenommen werden.

Fosfestrol

Pharmakodynamik
Das Estrogen Fosfestrol ist ein Zytostatikum aus der Gruppe der phosphorylierten Stilbene und wird beim metastasierenden Prostatakarzinom eingesetzt.
Fosfestrol wird durch enzymatische Abspaltung in seine zytostatisch wirksame Form überführt.

Pharmakokinetik

	ED [mg]	TD [mg]	PB [%]	BV [%]	HWZ [h]	t_{max}	E
Fosfestrol	120	720			0,1–0,5		überw. B

Interaktion mit Nahrungsmitteln
Es sind keine Interaktionen mit der Nahrung bekannt.

Einnahmeempfehlungen
Tabletten zweckmäßig vor dem Essen mit etwas Flüssigkeit einnehmen.

Gestagene in der Krebstherapie

Pharmakodynamik

Megestrol und Medroxyprogesteron sind bei der palliativen Behandlung hormonabhängiger, fortgeschrittener Mamma- und Endometriumkarzinome angezeigt. Sie senken den Estrogenspiegel, indem sie die Bildung von Estrogenrezeptoren vermindern, die Estrogenproduktion hemmen und den Estrogenabbau fördern. Medroxyprogesteronacetat wird ferner in niedrigerer Dosierung bei postmenopausalen Beschwerden eingesetzt.

Pharmakokinetik

	ED [mg]	TD [mg]	PB [%]	BV [%]	HWZ [h]	t_{max} [h]	E [%]
Medroxyprogesteron	100–500	1000	93–95	0,6–10	30–60	2–4	R
Megestrolacetat	40–320	80–320			15–20	2–3	70 R 30 B

Interaktion mit Nahrungsmitteln

Wird Medroxyprogesteron gemeinsam mit Nahrung eingenommen, so verdoppelt sich die C_{max} und die AUC steigt um 20 %–30 % an.

Einnahmeempfehlungen

Megestrol und Medroxyprogesteron nach den Mahlzeiten mit etwas Flüssigkeit einnehmen. Die TD kann auf 1–3 Gaben verteilt werden.

Hedgehog-Inhibitoren

Pharmakodynamik
Vismodegib wird bei Patienten mit symptomatischem metastasiertem oder lokal fortgeschrittenem Basalzellkarzinom (weißer Hautkrebs) eingesetzt. Die Substanz ist ein Inhibitor des Hedgehog-Signaltransduktionsweges.

Pharmakokinetik

	ED [mg]	TD [mg]	PB [%]	BV [%]	HWZ [h]	t_{max} [h]	WE [min]	WD [h]	E [%]
Vismodegib	150	150	99	31,8	4(−12)*				82B 4R

* Einzelgabe

Interaktion mit Nahrungsmitteln
Vismodegib wird über CYP2C9 und CYP3A4/5 metabolisiert. Interaktionen mit der Nahrung sind nicht beschrieben.

Einnahmeempfehlungen
1 × tgl. 150 mg unabhängig von Nahrungszufuhr, unter der Therapie und bis zu 24 Monate danach dürfen Patienten kein Blutspenden (bei Männern ebenso Samenspenden). Eine Behandlungsunterbrechung von bis zu 4 Wochen ist möglich. Die Substanz ist stark teratogen. Männer und Frauen müssen unter der Therapie sehr sichere schwangerschaftsverhütende Maßnahmen ergreifen (Frauen bis 24 Monate nach Therapieende, Männer bis 2 Monate nach Therapieende).

Idarubicin

Pharmakodynamik

Idarubicin ist ein zytostatisch wirksames Antibiotikum aus der Gruppe der Anthracycline. Es wird zur Remissionsinduktion als Bestandteil in oralen, abgeschwächten Kombinationstherapien (z. B. mit Etoposid, Thioguanin) bei älteren, nicht vorbehandelten Patienten mit akuten myeloischen Leukämien (AML, ANLL) eingesetzt. Die intravenöse Chemotherapie stellt in der Behandlung der AML jedoch die Therapie der ersten Wahl zur Remissionsinduktion dar!
Idarubicin bindet durch Interkalation an die DNA und inhibiert so die Topoisomerase II.

Pharmakokinetik

	ED [mg]	TD [mg]	PB [%]	BV [%]	HWZ [h]	t_{max} [h]	E
Idarubicin	5–25	*	97	18–39⁺	10–35	2–4	B

* Dosierung nach Körperoberfäche (15 bis 30 mg Idarubicinhydrochlorid/m² Körperoberfläche), während 3 Tagen tgl.
⁺ große individuelle Schwankungen

Interaktion mit Nahrungsmitteln

Die Einnahme von Nahrung hat laut Hersteller keinen Einfluss auf die Resorption von Idarubicin.

Einnahmeempfehlungen

Idarubicin gleichzeitig mit einer leichten Mahlzeit einnehmen. Die Kapseln sollten unzerkaut mit Wasser eingenommen und dürfen weder gelutscht, gekaut noch zerbissen werden.
15 bis 30 mg Idarubicinhydrochlorid/m² Körperoberfläche während 3 Tagen täglich.
Der Kapselinhalt darf nicht mit Haut oder Schleimhaut in Berührung kommen; ggf. mit viel Wasser reinigen und einen Arzt konsultieren.

Janus-Kinase-Inhibitoren (JAK-Inhibitoren)

Pharmakodynamik
Ruxolitinib (Orphan-Drug) wird zur Behandlung krankheitsbedingter Splenomegalie oder Symptomen bei primärer Myelofibrose, Post-Polyzythämie-vera-Myelofibrose oder Post-essenzieller-Thrombozythämie-Myelofibrose eingesetzt. Bei dieser Leukämieform ist JAK1 und/oder JAK2 überaktiviert, was zu einer erhöhten Bildung proinflammatorischer Zytokine führt. Ruxolitinib hemmt diese beiden Januskinasen.

Pharmakokinetik

	ED [mg]	TD [mg]	PB [%]	BV [%]	HWZ [h]	t_{max} [h]	WE [min]	WD [h]	E [%]
Ruxolitinib	5–20	50	97	95	3	1		12	74 R 22 B

Interaktion mit Nahrungsmitteln
Ruxolitinib wird über CYP3A4 metabolisiert.

Einnahmeempfehlungen
2×tgl. 15–20 mg je nach Thrombozytenzahl. Nach 4 Wochen kann die Dosis alle 2 Wochen um 5 mg erhöht werden (max. 2×25 mg tgl.).

Kinase-Inhibitoren zur Behandlung des Melanoms

Pharmakodynamik

Dabrafenib und Vemurafenib sind BRAF-Serin-Threonin-Kinase-Inhibitoren zur Behandlung von erwachsenen Patienten mit einem nicht-resezierbaren oder metastasierten Melanom. Die Substanzen sind nur bei einer BRAF-Mutation wirksam (personalisierte Medizin). Durch Hemmung der Kinase werden Wachstum und Überleben der Melanomzellen beeinflusst.

Pharmakokinetik

	ED [mg]	TD [mg]	PB [%]	BV [%]	HWZ [h]	t_{max} [h]	WE [min]	WD [h]	E [%]
Dabrafenib	50–150	300	99,7	95	8 22*	2		12	71 B, 23 R
Vemurafenib	960	1920	>99		51,6	4		12	94 B

* Metaboliten

Interaktion mit Nahrungsmitteln

Vemurafenib wird überwiegend über CYP3A4 metabolisiert. Vemurafenib erhöht die Plasmaverfügbarkeit von Substanzen, die über CYP1A2 metabolisiert werden und verringert die von Substanzen, die über CYP3A4 metabolisiert werden.

Dabrafenib ist ein Induktor von CYP3A4, 2CS und 2B6.

Einnahmeempfehlungen

Dabrafenib: 2 × tgl. 150 mg 1 h vor oder 2 h nach dem Essen.
Ein sicherer Empfängnisschutz ist während und bis 4 Wochen nach Einnahme vorgeschrieben (Cave: Interaktion mit Kontrazeptiva).
Vemurafenib: 2 × tgl. morgens und abends im Abstand von etwa 12 h, entweder immer zu oder immer zwischen den Mahlzeiten. Die Therapie sollte so lange wie möglich fortgesetzt werden (Abbruch bei schweren Nebenwirkungen oder Fortschreiten der Erkrankung). Unter der Therapie sollte starke Sonneneinstrahlung vermieden (Kleidung, Sonnenschutz mit hohem Lichtschutzfaktor) und mindestens 6 Monate danach muss auf eine sichere Schwangerschaftsverhütung geachtet werden.

Lenalidomid, Pomalidomid und Thalidomid

Pharmakodynamik
Lenalidomid und Pomalidomid werden in Kombination mit Dexamethason zur Behandlung von Patienten mit multiplem Myelom, die mindestens eine vorausgegangene Therapie erhalten haben, eingesetzt. Thalidomid wird in Kombination mit Melphalan und Prednison für die Erstlinienbehandlung von Patienten mit unbehandelten multiplen Myelom ab einem Alter von ≥ 65 Jahren oder wenn eine Chemotherapie nicht in Frage kommt, eingesetzt. Die beiden Substanzen zeigen immunmodulatorische, antiinflammatorische und potenziell antineoplastische Wirkungen.

Pharmakokinetik

	ED [mg]	TD [mg]	PB [%]	BV [%]	HWZ [h]	t_{max} [h]	WE [min]	WD [h]	E [%]
Lenalidomid	5–25	25	20–30	44–56	3–9	0,6–1,5		24	65–85 R
Pomalidomid	1–4	4	12–44	73*	7,5–9,5	2–3			73 R / 15 B
Thalidomid	50	200	55–66		5,5–7,3	2,9–5,7		24	90 R

* Resorptionsrate

Interaktion mit Nahrungsmitteln
Thalidomid führt zu gegenseitiger Verstärkung der sedierenden Wirkung bei anderen Sedativa und Alkohol. Nahrung verzögert die Resorption von Thalidomid, die resorbierte Menge bleibt aber gleich.
Pomalidomid wird hauptsächlich über CYP1A2 und CYP3A4 metabolisiert. Durch Nahrung wird die Resorption verlangsamt, C_{max} und AUC geringfügig erniedrigt.
Lenalidomid zeigt bei Einnahme zur Nahrung eine Abnahme der AUC und der C_{max}.

Einnahmeempfehlungen

Lenalidomid: Initialdosis: 1 × tgl. 25 mg immer zur gleichen Zeit; Einnahme an 21 Tagen eines 28 Tage Zyklus in Kombination mit Dexamethason. Die Dosis richtet sich nach der Thrombozyten und Granulozytenzahl und muss ggf. reduziert werden.

Pomalidomid: 1 × tgl. (1–) 4 mg unabhängig von der Nahrung an den Tagen 1–21 der sich wiederholenden 28 Tageszyklen. Zusätzlich wird an den Tagen 1, 8, 15 und 22 jeweils 1 × tgl. 40 mg Dexamethason oral gegeben.

Thalidomid: 1 × tgl. 200 mg vor dem Schlafengehen, maximal 12 Zyklen von jeweils 6 Wochen.

Empfängnisverhütung 4 Wochen vor der Therapie beginnend!

Die Verordnung muss in allen Fällen auf dem Sonderrezept erfolgen.

Lomustin

Pharmakodynamik
Lomustin ist ein zytostatisch wirksames Nitrosoharnstoffderivat aus der Gruppe der Alkylantien.
Es wird eingesetzt bei Morbus Hodgkin, Hauttumoren, Bronchialkarzinom (kleinzelliges), zur palliativen Therapie von Hirntumoren und Hirnmetastasen und ist Bestandteil verschiedener Kombinations-Chemotherapieschemata.
Der Wirkmechanismus beruht auf einer Alkylierung von DNS, RNS und Proteinen sowie einer Hemmung der Repair-Mechanismen.

Pharmakokinetik

	ED [mg]	TD [mg]	PB [%]	BV [%]	HWZ [h]	t_{max} [h]	E
Lomustin	40	*	60⁺		72⁺ mehrphasisch	1–4	R

* Dosierung nach Körperoberfläche
⁺ Metabolit

Interaktion mit Nahrungsmitteln
Es sind keine Interaktionen mit der Nahrung beschrieben.

Einnahmeempfehlungen
Laut Hersteller sollte Lomustin möglichst abends vor dem Schlafengehen oder 3 h nach einer Mahlzeit mit viel Wasser eingenommen werden. Eine antiemetische Begleitmedikation ist ratsam.
Sofern nicht im Einzelfall oder in der Kombinationstherapie andere Dosierungen empfohlen sind, gilt: 70–100 mg/m² Körperoberfläche (= 1,6–2,3 mg/kg Körpergewicht) alle 6 Wochen.

Methotrexat (MTX)

Pharmakodynamik

Methotrexat ist ein Zytostatikum aus der Gruppe der Antimetabolite.
Es ist unter anderem indiziert bei der akuten lymphatischen Leukämie, Mammakarzinom, bei Tumoren im Kopf- und Halsbereich, ZNS-Tumoren und zur Immunsuppression bei Autoimmunerkrankungen (z. B. therapieresistente Psoriasis vulgaris und Basistherapie bei Rheuma).
Methotrexat ist ein Folsäureantagonist. Es hemmt kompetitiv das Enzym Dihydrofolat-Reduktase und inhibiert damit die DNS- und RNS-Synthese.

Pharmakokinetik

	ED [mg]	TD [mg]	PB [%]	BV [%]	HWZ [h]	t_{max} [h]	WE [d]	E
Methotrexat	2,5–10⁺	30 mg/Woche⁺	ca. 50	70–100	*	0,67–4	7–20	R

* triphasischer Verlauf 0,75 h, 2–3,5 h und 27 h
⁺ in der nicht onkologischen Anwendung

Interaktion mit Nahrungsmitteln

Für Methotrexat sind keine Interaktionen mit der Nahrung beschrieben. Wegen der potentiell lebertoxischen Wirkung von Methotrexat sollte allerdings während der Therapie auf regelmäßigen Alkoholkonsum verzichtet werden.

Methotrexat (MTX)

Einnahmeempfehlungen
Einnahme zwischen den Mahlzeiten. Je nach Indikation wird MTX sehr unterschiedlich dosiert.

Cave: in der nicht onkologischen Anwendung (z. B. rheumatoide Arthritis) 1× wöchentlich 7,5–30 mg immer am gleichen Tag! Innerhalb von 48 h nach der Einnahme auf Alkohol verzichten. Die Wirkung tritt nach 4–8 Wochen ein.

Ausreichenden Sonnenschutz bzw. Meidung von Solarien oder starker Sonneneinstrahlung!

Auf sicheren Kontrazeptionsschutz achten!

Multikinase-Inhibitoren

Pharmakodynamik
Die Multikinaseinhibitoren Pazopanib, Sorafenib und Sunitinib werden zur Behandlung von fortgeschrittenen metastasierten Nierenzellkarzinomen (mRCC) eingesetzt. Pazopanib ist zusätzlich zur Behandlung bestimmter Weichteilsarkome, Sorafenib zusätzlich zur Behandlung von Leberzellkarzinomen, Sunitinib zusätzlich zur Behandlung von nicht resezierbaren und/oder metastasierten malignen gastrointestinalen Strumatumoren (GIST) oder nicht resezierbaren oder metastasierten gut differenzierten pankreatischen neuroendokrinen Tumoren (pNET) zugelassen. Sie führen durch Hemmung verschiedener Kinasen zu Apoptose von Krebszellen, zur Hemmung der Angiogenese und beeinflussen auch das Immunsystem. Regorafenib wird zur Behandlung von metastasierten Kolorektalkarzinomen eingesetzt.

Pharmakokinetik

	ED [mg]	TD [mg]	PB [%]	BV [%]	HWZ [h]	t_{max} [h]	WE [min]	WD [h]	E [%]
Pazopanib	200–800	800	99		30,9	3,5		24	B
Regorafenib	40	160	99,5		20–30	3–4		24	B 71 R 19
Sorafenib	200	800	99,5	38–49	25–48	3		12	B 77 R 19
Sunitinib	12,5–50	50	90–95		40–60	6–12		24	B 61

Interaktion mit Nahrungsmitteln
Die Einnahme von Pazopanib mit einer Mahlzeit führt zu einer 2fachen Erhöhung der AUC- und C_{max}-Werte. Regorafenib wird über CYP3A4 metabolisiert.

Einnahmeempfehlungen
Sunitinib 1 × tgl. unabhängig von den Mahlzeiten über 4 Wochen einnehmen, gefolgt von einer 2-wöchigen Einnahmepause bei mRCC und GIST. Bei pNET 1 × tgl. 37,5 mg ohne Einnahmepause.

Sorafenib 2 × tgl. unabhängig von einer Mahlzeit oder zusammen mit einer leicht oder mäßig fettreichen Mahlzeit. Beabsichtigt der Patient eine fettreiche Mahlzeit zu sich zu nehmen, so sind die Sorafenibtabletten mindestens 1 h vor oder 2 h nach der Mahlzeit einzunehmen.

Pazopanib 1 × tgl. 800 mg auf nüchternen Magen, entweder mindestens 1 h vor oder mindestens 2 h nach einer Mahlzeit. Das Zerkleinern einer Tablette führt zu einer Erhöhung der Bioverfügbarkeit (Erhöhung von BV um 46 %, C_{max} um das 2fache). Bei schlechter Verträglichkeit kann die Dosis in 200-mg-Schritten reduziert werden.

Regorafenib: 1 × tgl. 160 mg nach einer fettarmen Mahlzeit über 3 Wochen, dann 1 Woche Einnahmepause.

Procarbazin

Pharmakodynamik
Procarbazin ist ein Zytostatikum aus der Gruppe der Alkylantien und wird im Körper zu Azoprocarbazin oxidiert. Procarbazin ist bei Morbus Hodgkin und Non-Hodgkin-Lymphomen indiziert.
Der Wirkmechanismus beruht auf einer kovalenten DNS-Bindung, DNS-Einzelstrangbrüchen und einer Hemmung der Translation und Transkription.

Pharmakokinetik

	ED [mg]	TD [mg]	PB [%]	BV [%]	HWZ [h]	t_{max} [h]	E
Procarbazin	*			100	0,2	1	R

* Dosierung erfolgt nach Körperoberfläche

Interaktion mit Nahrungsmitteln
Procarbazin kann bei gleichzeitigem Genuss von Alkohol zu einer disulfiramartigen Wirkung führen (Flush-Symptomatik mit Tachykardie, Schweißausbruch etc.).
Außerdem tyraminhaltige Nahrungsmittel und Medikamente, die durch die Monoaminoxidase verstoffwechselt werden, während der Zeit der Einnahme von Procarbazin meiden.

Einnahmeempfehlungen
Bei schweren Schluckbeschwerden kann der Inhalt der Kapsel mit Zuckersirup oder Haferschleim vermischt verabreicht werden.

Tegafur

Pharmakodynamik
Tegafur ist ein Prodrug des Antimetaboliten 5-Fluoruracil (5-FU) und wird peroral in Kombination mit Uracil und Calciumfolinat zur Therapie von metastasierten kolorektalen Karzinomen eingesetzt.
Ferner steht auch eine Kombination mit den Substanzen Gimeracil und Oteracil zur Therapie des fortgeschrittenen Magenkrebses bei Erwachsenen in Kombination mit Cisplatin zur Verfügung.

Pharmakokinetik

	ED [mg]	TD [mg]	PB [%]	BV [%]	HWZ [h]	t_{max} [h]	WE [min]	WD [h]	E [%]
Tegafur*	10–15		52,3⁺		6,7–11,3	0,8			R
Tegafur		100	52,3⁺						R

* in Kombination mit Oteracil/Gimeracil
⁺ 18,4 für 5-FU

Interaktion mit Nahrungsmitteln
Tegafur wird über CYP2A6 metabolisiert. Für 5-FU verringert sich die AUC bei gesättigten gegenüber nüchternen Bedingungen um 15 %, die Tegafurexposition wird durch Nahrungsmittel nicht verändert.

Einnahmeempfehlungen
Die Dosierung erfolgt nach Körperoberfläche.

Testolacton

Pharmakodynamik

Testolacton ist ein Progesteronderivat, das als Zytostatikum beim fortgeschrittenen Mammakarzinom eingesetzt wird. Seine Wirkung beruht auf einer Aktivitätshemmung der Steroidaromatase (Aromatasehemmer), die zu einer Hemmung der Estrogenbildung führt.

Pharmakokinetik

	ED [mg]	TD [mg]	PB [%]	BV [%]	HWZ [h]	t_{max}	E
Testolacton	50		85				R

Interaktion mit Nahrungsmitteln
Keine bekannt.

Einnahmeempfehlungen
Es sind keine speziellen Einnahmeempfehlungen vorhanden; die Therapie sollte mindestens 3 Monate lang durchgeführt werden.

Treosulfan

Pharmakodynamik
Treosulfan ist ein Zytostatikum aus der Gruppe der Alkylantien, das zur palliativen Therapie des fortgeschrittenen Ovarialkarzinoms nach Versagen platinhaltiger Standardtherapien verwendet wird.
Es wird unter physiologischen Bedingungen zu Diepoxibutan umgewandelt und reagiert so mit nukleophilen Zentren der DNS.

Pharmakokinetik

	ED [mg]	TD [mg]	PB [%]	BV [%]	HWZ [h]	t_{max}	E
Treosulfan	250	*			1,5–1,8		R

* Dosierung nach Körperoberfläche

Interaktion mit Nahrungsmitteln
Es sind keine Wechselwirkungen mit der Nahrung bekannt.

Einnahmeempfehlungen
4 × tgl. über 28 Tage unzerkaut mit ausreichend Flüssigkeit einnehmen. Wiederholung nach 28 Tagen Einnahmepause.
(Tagesdosis: 400–600 mg Treosulfan/m² Körperoberfläche bzw. 12–18 mg Treosulfan/kg Körpergewicht).

Tyrosinkinaseinhibitoren zur Behandlung des Bronchialkarzinoms

Pharmakodynamik

Erlotinib und Gefitinib sind bei Erwachsenen zur Erstlinientherapie des lokal fortgeschrittenen oder metastasierenden nichtkleinzelligen Bronchialkarzinoms (non small cell lung cancer, NSCLC) bei Nachweis einer Mutation der Tyrosinkinase zugelassen. Erlotinib wird ferner in Kombination mit Gemcitabin zur Behandlung von Patienten mit metastasiertem Pankreaskarzinom eingesetzt. Die Substanzen hemmen die Tyrosinkinase des epidermalen Wachstumsfaktorrezeptors vom Typ 1 (EGFR bzw. HER 1).

Crizotinib hat die Zulassung nur bei erwachsenen Patienten mit vorbehandelten Anaplastische-Lymphom-Kinase (ALK)-positiven, fortgeschrittenen nichtkleinzelligen Bronchialkarzinomen (non small cell lung cancer, NSCLC). Crizotinib ist ein selektiver niedermolekularer Inhibitor der ALK-Rezeptor-Tyrosinkinase (RTK) und ihrer onkogenen Varianten (z. B. ALK-Fusionsereignisse und bestimmte ALK-Mutationen) sowie ein Inhibitor des Hepatozyten-Wachstumsfaktorrezeptors (HGFR, c-Met-RTK).

Pharmakokinetik

	ED [mg]	TD [mg]	PB [%]	BV [%]	HWZ [h]	t_{max} [h]	WE [min]	WD [h]	E [%]
Crizotinib	200–250	500	91	43	42	4–6		12	63 B 22 R
Erlotinib	25–150	150	95	59	36,2	4		24	90 B
Gefitinib	250	250	90	59	41	3–7		24	B

Interaktion mit Nahrungsmitteln

Crizotinib: AUC und C_{max} werden durch eine fettreiche Mahlzeit um etwa 14 % verringert. Die Metabolisierung erfolgt über CYP3A4/5-Enzyme.
Erlotinib ist ein starker Inhibitor von CYP1A1, ein mäßiger von CYP3A4 und CYP2C8. Es wird überwiegend über CYP3A4 (wenig über CYP1A2) metabolisiert.

Einnahmeempfehlungen

Crizotinib: 2 × tgl. 250 mg unabhängig von den Mahlzeiten
Erlotinib: 1 × tgl. 150 mg (Bronchialkarzinom) bzw. 100 mg (Pankreaskarzinom), mindestens 1 h vor bzw. 2 h nach einer Mahlzeit
Gefitinib: 1 × tgl. 250 mg

Tyrosinkinaseinhibitoren zur Behandlung des Mammakarzinoms

Pharmakodynamik

Der Tyrosinkinase-Inhibitor Lapatinib wird zur Secondline Behandlung von fortgeschrittenem oder metastasierten Brustkrebs mit HER2 positiven Tumoren in Kombination mit Capecitabin oder in Kombination mit einem Aromatase-Inhibitor bei postmenopausalen Frauen mit Hormonrezeptor-positiver metastasierter Erkrankung, die derzeit nicht für eine Chemotherapie vorgesehen sind, eingesetzt. Lapatinib ist ein Inhibitor der intrazellulären Tyrosinkinase-Domänen sowohl des EGFR (ErbB1)- als auchdes HER2 (ErbB2)-Rezeptors und hemmt darüber das durch Wachstumsfaktoren geförderte Wachstum von Tumoren.

Pharmakokinetik

	ED [mg]	TD [mg]	PB [%]	BV [%]	HWZ [h]	t_{max} [h]	WE [min]	WD [h]	E [%]
Lapatinib	250–1250	1250	99		24	4		24	B

Interaktion mit Nahrungsmitteln

Gleichzeitige Nahrungsaufnahme erhöht die Bioverfügbarkeit von Lapatinib. Diese ist dabei stark abhängig von der Zusammensetzung der Nahrung. Lapatinib wird über CYP3A4 und CYP3A5 zu einem geringen Anteil auch über CYP2C19 und CYP2C8 metabolisiert. Um die Variabilität beim einzelnen Patienten zu minimieren, sollte die Gabe von Lapatinib in Bezug auf die Nahrungsaufnahme standardisiert werden, zum Beispiel durch Einnahme immer 1 h vor einer Mahlzeit.

Einnahmeempfehlungen

1 × tgl. 1250 mg (5 Tbl.) entweder mindestens 1 h vor oder mindestens 1 h nach dem Essen (unter standardisierten Bedingungen, z. B. immer 1 h vor dem Essen).

Tyrosinkinaseinhibitoren zur Behandlung des medullären Schilddrüsenkarzinoms

Pharmakodynamik
Vandetanib wird zur Therapie des aggressiven und symptomatischen medullären Schilddrüsenkarzinoms eingesetzt, das nicht chirurgisch entfernbar, lokal fortgeschritten oder metastasiert ist. Vandetanib hemmt mehrere Tyrosinkinasen, was u. a. zu einer Angiogenesehemmung führt.

Pharmakokinetik

	ED [mg]	TD [mg]	PB [%]	BV [%]	HWZ [d]	t_{max} [h]	WE [min]	WD [h]	E [%]
Vandetanib	100–300	300	93,7		19	4–10		24	44 B 25 R

Interaktion mit Nahrungsmitteln
Es sind keine Interaktionen mit der Nahrung beschrieben.
Vandetanib wird über CYP3A4, FM01 und FM02 metabolisiert.

Einnahmeempfehlungen
1 × tgl. 300 mg (200 mg bei mittelschwerer Niereninsuffizienz) immer zur etwa gleichen Tageszeit einnehmen. Die Tabletten können auch in einem halben Glas Wasser zerfallen eingenommen werden. Unter der Behandlung kommt es zu einer QTc-Intervall-Verlängerung (regelmäßige EKG Kontrolle).

Tyrosinkinaseinhibitoren zur Behandlung des Nierenzellkarzinoms

Pharmakodynamik

Axitinib ist ein Tyrosinkinaseinhibitor zur Behandlung des fortgeschrittenen Nierenzellkarzinoms bei Erwachsenen, wenn eine Vorbehandlung mit Sunitinib oder einem Zytokin versagt hat. Der selektive Tyrosinkinaseinhibitor hemmt die vaskulären endothelialen Wachstumsfaktorrezeptoren (VEGFR-1, VEGFR-2 und VEGFR-3), wodurch die pathologische Angiogenese, das Tumorwachstum und das metastatische Fortschreiten gehemmt werden.

Pharmakokinetik

	ED [mg]	TD [mg]	PB [%]	BV [%]	HWZ [h]	t_{max} [h]	WE [min]	WD [h]	E [%]
Axitinib	1–10	10–20	> 99	58	2,5–6,1	4		12	30–60 B 23 R

Interaktion mit Nahrungsmitteln

Aktivatoren und Inhibitoren von CYP3A4 können die Plasmaspiegel von Axitinib beeinflussen, da die Substanz überwiegend über CYP3A4/5 metabolisiert wird. Axitinib wird zusammen mit einer mäßig fetten Mahlzeit im Vergleich zur Gabe nach nächtlichem Fasten um 10 % niedriger aufgenommen; eine hochkalorische Mahlzeit mit hoher Fettaufnahme erhöht die Resorption um etwa 19 %.

Einnahmeempfehlungen

2 × tgl. 2–10 mg (je nach Verträglichkeit) im Abstand von etwa 12 h zu oder unabhängig von den Mahlzeiten. Die Axitinibtabletten mit einem Glas Wasser und im Ganzen schlucken!

Tyrosinkinaseinhibitoren zur Behandlung von Leukämien

Pharmakodynamik

Die Tyrosinkinaseinhibitoren Bosutinib, Dasatinib, Imatinib, Nilotinib und Ponatinib werden zur Behandlung von Philadelphia-Chromosom (BCR-ABL) positiver (Ph$^+$) chronisch myeloischer Leukämie (CML), für die eine Knochenmarktransplantation als Erstbehandlung nicht in Betracht gezogen ist, eingesetzt. Durch Chromosomenaustausch ist die Aktivität dieser Kinase bei den Patienten deutlich erhöht und führt zu einem vermehrten Auftreten von Leukozyten. Imatinib ist ferner zur Behandlung von gastrointestinalen Strumatumoren (GIST) zugelassen. Je nach Stadium der Erkrankung wird zwischen chronischer Phase, beschleunigter oder akzelerierter Phase und Blastenphase (Blastenkrise) unterschieden.

Pharmakokinetik

	ED [mg]	TD [mg]	PB [%]	BV [%]	HWZ [h]	t_{max} [h]	WE [min]	WD [h]	E [%]
Bosutinib	100–500	500–(600)	94		34	6		24	93 B
Dasatinib	20–140	100–140	96		5–6	0,5–3		24	85 B 4 R
Imatinib	400–600	400–600	95	98	18			24	81 B
Nilotinib	150–200	300–400	98	30*	17	3		12	94 B
Ponatinib	15–45	45	>99		24	6		24	B

* Resorptionsrate

Interaktion mit Nahrungsmitteln

Dasatinib, Imatinib und Nilotinib werden über CYP3A4 metabolisiert. Nahrungsaufnahme beeinflusst die BV von Nilotinib: 30 min vor bzw. 2 h nach dem Essen steigt die BV um 29 % bzw. 15 %. Nahrungszufuhr erhöht C_{max} und AUC von Bosutinib 1,8 bzw. 1,7fach im Vergleich zur Nüchterneinnahme.

Einnahmeempfehlungen

Bosutinib: 1 × tgl. 500 mg mit einer Mahlzeit.

Dasatinib: 1 × tgl. 100 mg in der chronischen Phase der CML.
1 × tgl. 140 mg in der akzelerierten Phase oder in der myeloischen oder lymphatischen Blastenkrise (fortgeschrittene Stadien) der CML oder bei Ph+ALL.
Imatinib: 1 × tgl. bei CML bei Erwachsenen: 400 mg/Tag (chronische Phase) bzw. 600 mg/Tag (akzel. Phase und Blastenkrise), zu einer Mahlzeit.
Nilotinib: 2 × tgl. 300 mg bei Patienten mit neu diagnostizierter CML in der chronischen Phase, 2 × tgl. 400 mg bei Patienten mit CML in der chronischen oder akzelerierten Phase mit Resistenz oder Unverträglichkeit gegenüber einer Vorbehandlung; keine Einnahme mit Nahrungsmitteln, 2 h vorher und 1 h nachher keine Nahrungszufuhr, Abstand von 12 h zwischen den Einnahmen!
Ponatinib: 1 × tgl. 45 mg, in den ersten 3 Monaten sollte alle 2 Wochen ein großes Blutbild erstellt werden (später 1 × im Monat).
Die Behandlung sollte mit den Substanzen so lange fortgesetzt werden, wie der Patient einen Nutzen hat. Alle Substanzen sollten nicht mit Lebensmitteln, die CYP3A4 beeinflussen, kombiniert werden.

Teil 2
Nahrungsmittelgruppen

Alkohol (Ethanol, Weingeist)

Alkoholhaltige Getränke unterscheiden sich meist stark in ihrem Gehalt an Ethanol und anderen Begleitstoffen. Folglich sind die Interaktionen sehr unterschiedlich ausgeprägt. Alkohol wird im Körper über die Alkoholdehydrogenase über Acetaldehyd zu Essigsäure abgebaut.

Art der Interaktionen

Ethanol beschleunigt die Resorption schwach hydrophiler Arzneimittel, da er die Magenentleerung verzögert und die Magensäuresekretion steigert. Darüber hinaus steigert er die Membranpermeabilität im GIT und die gastrointestinale Resorption. Bei einmaligem Alkoholkonsum wird der Arzneimittelmetabolismus in der Leber gehemmt, während chronischer Alkoholkonsum den Metabolismus durch Enzyminduktion steigern kann.

Langfristiger Alkoholkonsum führt allerdings über eine Schädigung des Leberparenchyms zu einem verzögerten Arzneimittelmetabolismus.

Verstärkung der Wirkung: Chloralhydrat, Benzodiazepine, Glyceroltrinitrat, ISDN, Clonidin, Methyldopa, Phenytoin, Sulfonylharnstoffe, Barbiturate, Antihypertonika, Antidepressiva, H_1-Blocker, Muskelrelaxanzien, Neuroleptika, Metoclopramid (MCP), Cumarine (Phenprocoumon, Warfarin)

Allgemein kommt es vor allem zu einer Verstärkung zentral dämpfender Wirkungen (Müdigkeit etc.).

Abschwächung der Wirkung: bei chronischem Alkoholkonsum orale Antikoagulantien, Desipramin, Imipramin, Isoniazid, Primidon, Barbiturate, Doxycyclin, Chinidin

Verstärkung der Nebenwirkung: Antitussiva, Bromocriptin, MAO-Hemmer, Neuroleptika, Methotrexat, trizyklische Antidepressiva, H_1-Antihistamika, Valproinsäure, Metformin, Morphin, Ibuprofen, Salicylsäurederivate, saure Analgetika, Paracetamol

Vermeidung der Interaktionen

Der Patient sollte bei der Einnahme von Medikamenten grundsätzlich am besten auf den Genuss größerer Mengen Ethanol verzichten.

Eine strikte Alkoholkarenz ist unter der Therapie mit Disulfiram und Clomethiazol einzuhalten. Ferner ist unter der Behandlung mit den Tuberkulostatika Isoniazid oder Prothionamid sowie Methotrexat (MTX) eine Alkoholkarenz empfehlenswert.

Verapamil und Gallopamil sowie die H_2-Blocker Ranitidin und Cimetidin können den Alkoholabbau hemmen und zu höheren Blutspiegeln führen.

Ballaststoffe

Ballaststoffe beinhalten alle nicht resorbierbaren Kohlenhydrate, in der Regel Polysaccharide wie Cellulosen, Hemicellulosen, Chitine.

Art der Interaktionen
Ballaststoffe können durch Ionenaustausch oder Adsorption die Bioverfügbarkeit von Arzneistoffen beeinflussen, im Regelfall vermindern.

Betroffene Arzneistoffe (Beispiele)
Mineralstoffe, Vitamine, Paracetamol, Amoxicillin, Penicillin, Trimethoprim, Doxepin, Desipramin, Levothyroxin, Lincomycin, Statine, Digoxin

Vermeidung der Interaktionen
Die Einnahme sollte möglichst durch einen zweistündigen Einnahmeabstand getrennt werden. Dabei gilt: Zuerst das stärker wirksame Arzneimittel einnehmen.

Chininhaltige Limonaden

Chinin wird als Bitterstoff verschiedenen Limonaden wie „Bitter Lemon" oder „Tonic Water" zugesetzt. Im Regelfall enthalten die Getränke nur sehr geringe Mengen des Chinins.

Art der Interaktionen
Der genaue Wirkmechanismus ist nicht bekannt.
Digoxin, Digitoxin, Muskelrelaxanzien, orale Gerinnungshemmer (z. B. Warfarin)

Verstärkung der Wirkung
Die gleichzeitige Einnahme mit Digitalis (Digoxin, Digitoxin), Muskelrelaxanzien sowie oralen Antikoagulantien kann zu einer Wirkungsverstärkung führen. Chinin hemmt die Synthese von Vitamin- K-abhängigen Gerinnungsfaktoren. Ferner kann Chinin zu erhöhten Plasmaspiegeln von oralen Antikoagulantien (z. B. Warfarin) führen.

Vermeidung der Interaktionen
Der Patient sollte auf den Genuss der Getränke unter der Therapie verzichten.

Eiweiß

Eiweiße sind Polypeptide, die im Darm durch Proteasen des Pankreas zu Aminosäuren gespalten werden.

Art der Interaktionen
Die Aminosäuren werden carriervermittelt resorbiert. Arzneistoffe, die ihnen verwandt sind, nutzen die gleichen Carrier. Bei gleichzeitiger Nahrungszufuhr verdrängen die Aminosäuren die Arzneistoffe von den Bindungsstellen. Eiweiße (Milchprodukte) führen zu einer Alkalisierung des Magensaftes. Dadurch kann es möglicherweise zu einer Auflösung von magensaftresistent überzogenen Arzneiformen kommen. Durch Eiweiße können ferner Arzneistoffe gebunden und dadurch ihre Bioverfügbarkeit verringert werden.

Betroffene Arzneistoffe (Beispiele)
L-Dopa, magensaftresistente Arzneiformen, Sulfonamide, Antikoagulantien, Digitoxin, Eisen, Methydopa

Vermeidung der Interaktionen
Betroffene Arzneimittel nicht mit der Nahrung einnehmen, zumindest nicht mit proteinreicher Nahrung.

Fett

Fette werden im Darm durch Lipasen des Pankreas zu Fettsäuren und Glycerin gespalten.

Art der Interaktionen
Fette sind lipophil und erhöhen damit die Löslichkeit und die Bioverfügbarkeit von lipophilen Substanzen. Fette regen daneben die Gallensäureproduktion an, wodurch lipophile Stoffe besser resorbiert werden. Andere Arzneistoffe können verstärkt Komplexe mit den Gallensäuren bilden, wodurch ihre Bioverfügbarkeit verringert wird.

Betroffene Arzneistoffe (Beispiele)
Tocopherolacetat (Vitamin E), Retinol (Vitamin A) und Vitamin-A-Säurederivate (Isotretinoin), Calciferol und Derivate (Vitamin D), Griseofulvin, Albendazol

Vermeidung der Interaktionen
Um eine ausreichende Resorption der Arzneistoffe sicherzustellen, sollten diese zusammen mit der Nahrung, am besten mit fettreicher Nahrung, eingenommen werden. Bei Arzneimitteln mit geringer therapeutischer Breite ist dabei aber auf immer gleiche Einnahmebedingungen Wert zu legen.

Fruchtsäfte

Fruchtsäfte enthalten in der Regel Fruchtsäuren wie Zitronensäure bzw. Zitronensaft.

Art der Interaktionen
Die in den Fruchtsäften enthaltenen Citrate können mit verschiedenen Metallkationen schwerlösliche Salze bilden oder aber durch Komplexbildung deren Resorption fördern. Ferner kann die enthaltene Fruchtsäure zu einer Resorptionsförderung oder -hemmung von einzelnen Arzneimitteln führen (vgl. Saure Getränke).

Verstärkung der Wirkung
Aluminiumionen aus Antazida oder Phosphatbindern werden durch Citrate in den Körper verstärkt aufgenommen, was bei dialysepflichtigen Nierenkranken zu einem gefährlichen Anstieg des Aluminiumspiegels führen kann (Intoxikation).

Vermeidung der Interaktionen
Keine Einnahme der Arzneimittel im betroffenen Personenkreis mit Fruchtsäften.

Gallensäuren

Die Gallenflüssigkeit enthält Gallensäuren wie Cholsäure, Taurocholsäure etc. (etwa 12 %). Diese werden in der Leber aus Cholesterol gebildet.

Art der Interaktionen
Gallensäuren bilden mit einigen Arzneistoffen schwer lösliche Komplexe. Bei anderen Arzneistoffen fördern sie die Resorption durch Emulgierung.

Betroffene Arzneistoffe (Beispiele)
Erhöhung der Bioverfügbarkeit: Griseofulvin, Acitretin, Isotretinoin, Albendazol

Vermeidung der Interaktionen
Eine vollständige Vermeidung der Komplexbildung ist nicht möglich. Die Einnahme sollte nach Möglichkeit nicht mit der Nahrung, insbesondere sehr fettreicher Nahrung, erfolgen, die die Gallensäureproduktion anregt. Arzneistoffe, deren Bioverfügbarkeit durch Gallensäuren erhöht wird, sollten gezielt zum Essen, vorzugsweise mit einer fettreichen Mahlzeit, eingenommen werden.

Grapefruit

Die Grapefruit ist reich an Flavonoiden, insbesondere an Naringenin bzw. Naringin.

Art der Interaktionen

Das im Grapefruitsaft enthaltene Flavonoid Naringenin hemmt in der Darmmucosa das Enzym Cytochrom P450 (CYP3A4, CYP1A2 und CYP2A6 sowie eine Dehydrogenase), sodass Arzneistoffe, die dort einer Metabolisierung unterliegen, verlangsamt abgebaut werden und deren Bioverfügbarkeit deutlich erhöht ist. Die Enzyme der P450-Familie der Leber sind geringer betroffen. Prodrug-Wirkstoffe, die durch CYP3A4 aktiviert werden, können durch Grapefruit eine geringere Wirksamkeit erfahren (Cyclophosphamid, Ifosfamid). Der Effekt hält länger als einen Tag an. Daneben können Grapefruit-Inhaltsstoffe die Aktivität von Transportproteinen hemmen und damit die Wirksamkeit von Arzneistoffen verringern (ATP-abhängiger Effluxtransporter P-Glykoprotein, organische Anionentransporter OAT1A2 und OAT2B1).

Betroffene Arzneistoffe (Beispiele)

Analgetika (Fentanyl)
Antiarrhythmika (Amiodaron, Dronedaron, Chinidin)
Antiepileptika (Carbamazepin)
Antihistaminika (Bilastin, Rupatadin, Terfenadin)
Benzodiazepine (Midazolam, Diazepam, Triazolam)
CSE-Hemmer (Atorvastatin, Cerivastatin, Lovastatin, Simvastatin)
Calciumantagonisten (Diltiazem, Gallopamil, Verapamil)
Calciumantagonisten/Dihydropyridine (Amlodipin, Felodipin, Isradipin, Lacidipin, Lercanidipin, Manidipin, Nifedipin, Nimodipin, Nisoldipin, Nivaldipin, Nitrendipin)
Immunsuppressiva (Tacrolimus, Sirolimus, Everolimus, Ciclosporin)
Herz/Kreislaufmedikamente (Aliskiren, Ivabradin, Ranolazin)
Hormone (Estradiol)
Kinase-Inhibitoren (Axitinib, Crizotinib, Lapatinib, Nilotinib, Pazopanib, Sunitinib)

Phosphodiesterase-5-Hemmer (Sildenafil, Tadalafil, Vardenafil)
Proteasehemmer (Saquinavir)
Sonstige (Buspiron, Cisaprid, Colchicin, Coffein, Cyclophosphamid, Darifenacin, Ifosfamid, Ivacaftor, Pimozid, Praziquantel, Quetiapin, Tolvaptan, Zolpidem)

Vermeidung der Interaktionen
Unter der Therapie mit den genannten Arzneimitteln sollte auf den Genuss von Grapefruit-Früchten und Grapefruitsaft ganz verzichtet werden. Von anderen Zitrusfrüchten ist diese Interaktion nicht bekannt.

Kaffee

Im Kaffee sind hauptsächlich zwei Bestandteile von Bedeutung: das Coffein und die Gerbstoffe.

Art der Interaktionen
Coffein hat zum einen eine pharmakologische Wirkung, zum anderen wird es im Körper wie andere Arzneistoffe verstoffwechselt.
Die Gerbstoffe neigen dazu mit einigen Arzneistoffen Komplexe und Einschlussverbindungen zu bilden, wodurch deren Löslichkeit und damit deren Bioverfügbarkeit vermindert wird.

Betroffene Arzneistoffe (Beispiele)
Coffein: Gyrasehemmer, Xanthine
Gerbstoffe: Antidepressiva, Mineralstoffe

Vermeidung der Interaktionen
Auf den Genuss von Kaffee sollte unter einer Therapie mit den betroffenen Arzneistoffen verzichtet bzw. die Kaffeemenge reduziert werden.

Milch und Milchprodukte

Milch ist eine O/W-Emulsion, die u. a. viel Calciumlactat enthält.

Art der Interaktionen
Durch ihren Gehalt an Calciumionen interagiert Milch mit Arzneistoffen, die mit diesem Kation Komplexe oder schwerlösliche Verbindungen bilden. Milch kann zu einer Alkalisierung des Magensaftes führen. Dadurch können magensaftresistent überzogene Arzneiformen beschleunigt aufgelöst werden. Milch kann sowohl die Resorption von Substanzen fördern als auch hemmen.

Betroffene Arzneistoffe (Beispiele)
Komplexbildung: Tetracycline, Gyrasehemmer, Bisphosphonate, Estramustin (Wirkungsabschwächung bzw. -verzögerung)
Schwerlösliche Verbindungen: Natriumfluorid
Vorzeitiger Zerfall: magensaftresistent überzogene Arzneiformen
Ferner nicht mit Milch einnehmen: Bisacodyl, Eisensalze, MTX, Sotalol, Bismutsalze

Vermeidung der Interaktionen
Die genannten Arzneistoffe sollten nicht direkt mit Milch eingenommen werden. Ein 2-stündiger Einnahmeabstand reicht, um die Interaktion zu vermeiden.

Ω-3-Fettsäuren

Ω-3-Fettsäuren sind natürliche Bestandteile von Fetten, die bei der Verdauung aus diesen freigesetzt werden. Weiterhin werden sie aber auch im Rahmen von Nahrungsergänzungsmitteln gezielt zugeführt.

Art der Interaktionen
Durch Kombination mit Ω-3-Fettsäuren werden manche Arzneistoffe bevorzugt resorbiert und die Bioverfügbarkeit wird erhöht.

Betroffene Arzneistoffe (Beispiele)
Ciclosporin A

Vermeidung der Interaktionen
Nur wenn eine gleichzeitige Einnahme mit Ω-3-Fettsäuren sichergestellt ist, sollte diese Interaktion gezielt ausgenutzt werden.

Resorbierbare Kohlenhydrate

Resorbierbare Kohlenhydrate sind Mono-, Di-, Oligo- und Polysaccharide, die vom Körper bzw. von körpereigenen Enzymen gespalten und resorbiert werden können. In erster Linie handelt es sich um Glucose, Fructose, Lactose, Maltose sowie Stärke.

Art der Interaktionen
Wechselwirkungen sind besonders bei Arzneistoffen, die in den Kohlenhydratstoffwechsel eingreifen, zu erwarten. Durch Hemmstoffe der kohlenhydratspaltenden Enzyme werden GIT-Nebenwirkungen infolge verstärkten bakteriellen Abbaus im Dickdarm erhöht.

Betroffene Arzneistoffe (Beispiele)
Acarbose, Miglitol

Vermeidung der Interaktionen
Kohlenhydratanteil in der Nahrung reduzieren.

Saure Getränke (Limonaden)

In erster Linie sind Limonaden (Cola-Getränke) und Fruchtsäfte mit einem hohen Anteil an Fruchtsäuren, Kohlensäure, Phosphorsäure etc. zu erwähnen.

Art der Interaktionen
Basische Pharmaka werden durch saure Getränke besser in Lösung gebracht (Protonierung), Säuren dagegen ausgefällt. Da die Pharmaka den viel saureren Magen-pH passieren müssen, ist der Einfluss nur von geringer Bedeutung.
Steigerung der Bioverfügbarkeit von Itraconazol und Ketoconazol durch Einnahme mit Cola oder anderen sauren Getränken.
Fällung von Arzneistoffen durch Phosphate, Citrate etc.
Fruchtsäfte wie Apfel- oder Orangensaft können den organischen Anionentransporter im Darm hemmen und dadurch die Resorption von Arzneistoffen wie Fexofenadin, Aliskiren, Etoposid etc.

Vermeidung der Interaktionen
Basische Pharmaka sollten mit sauren Getränken eingenommen werden, bei sauren Pharmaka sollte auf diese verzichtet werden.

Tabakprodukte

Nicotin, Teer, Kondensat, polycyclische aromatische Kohlenwasserstoffe (PAK) (z. B. Benzo[a]pyren)

Art der Interaktionen
Nicotin führt zu einem Anstieg der Aktivität des Cytochrom P450 1A2-Isoenzyms (und CYP1A1). Dadurch werden einige Arzneistoffe beschleunigt metabolisiert, insbesondere jene, die überwiegend über CYP1A2 metabolisiert werden.

Betroffene Arzneistoffe (Beispiele)
Theophyllin, Coffein, Tacrin, Clozapin, Olanzapin sind besonders betroffen. Imipramin, Clomipramin, Fluvoxamin, Fluvenazin, Haloperidol, Flecainid, Pentazocin, Chinin, Riluzol werden ebenfalls beeinflusst.

Vermeidung der Interaktionen
Kein Genuss von Zigaretten und anderen Tabakprodukten. Gegebenenfalls Dosis anpassen. Bei einer Beendigung des Rauchens unter der Therapie ist die Dosis anzupassen, da sonst die Gefahr einer Überdosierung besteht.

Tee und gerbstoffhaltige Nahrungsmittel

Art der Interaktionen
Die im Schwarztee und im Grünen Tee enthalten Gerbstoffe können mit Arzneistoffen Komplexe bilden, die dann zu einer schlechteren Resorption, d. h. Verzögerung der Resorption und/oder Verringerung der Bioverfügbarkeit führen können. Gerbstoffe finden sich daneben in vielen anderen Getränken und Nahrungsergänzungsmitteln (z. B. Mate-Tee, Guarana etc.).
Catechin-Gerbstoffe hemmen den organischen Anionentransporter im Darm und können die Resorption von Arzneistoffen dramatisch verringern.

Betroffene Arzneistoffe (Beispiele)
Mineralstoffe, insbesondere Eisensalze, Neuroleptika (Fluphenazin, Haloperidol), tri- und tetrazyklische Antidepressiva (z. B. Maprotilin), Fexofenadin, Etoposid, Aliskiren.

Vermeidung der Interaktionen
Die betroffenen Arzneistoffe nicht mit Schwarztee oder Grüntee einnehmen. Mindestens 2–3 h nach der Einnahme auf die Zufuhr von Gerbstoffen verzichten.

Tyramin

Das biogene Amin Tyramin entsteht durch Decarboxylierung aus der Aminosäure Tyrosin. Lebensmittel, deren Eiweiß reich an Tyrosin ist, oder die einem starken Gärungs- oder Fermentationsprozess unterliegen, können reich an Tyramin sein.

Art der Interaktionen
Tyraminreiche Nahrungsmittel können in Kombination mit unspezifischen MAO-Hemmern zu Blutdruckkrisen führen (verlangsamter Abbau der Monoaminoxidase). Tyramin wirkt als indirektes Sympathomimetikum und führt damit unter anderem zu Blutdruckanstieg. Im menschlichen Körper wird es aber durch die Monoaminoxidasen schnell abgebaut.

Betroffene Arzneistoffe (Beispiele)
Nichtselektive MAO-Hemmer (Tranylcypromin)

Vermeidung der Interaktionen
Unter der Therapie mit Tranylcypromin sollte auf den Genuss dieser Lebensmittel verzichtet werden.

Wasser/Flüssigkeiten

Art der Interaktionen
Die Aufnahme eines Arzneimittels folgt meist den Gesetzen der Diffusion. Große Flüssigkeitsmengen stellen eine gute Auflösung des Arzneimittels sicher, sodass die Ausbreitung des Arzneimittels über größere Resorptionsflächen möglich ist. Ferner beugt eine ausreichende Flüssigkeitsmenge dem Hängenbleiben der Arzneiform in der Speiseröhre vor.
Betrifft grundsätzlich alle wasserlöslichen Arzneistoffe.

Vermeidung der Interaktionen
Die Interaktion ist durchaus erwünscht. Lediglich bei Patienten mit starken Ödemen oder unter der Therapie mit Desmopressin muss die Flüssigkeitsmenge begrenzt werden.

Literatur

ABDA-Datenbank

Aktories K, Förstermann U, Hofmann F, Starke K. Allgemeine und spezielle Pharmakologie und Toxikologie. 10. Aufl., Urban & Fischer, München 2009

Ammon H.P.T. et al. Antidiabetika. 2. Aufl., Wissenschaftliche Verlagsgesellschaft Stuttgart, 2000

Bircher J. et. al. Klinisch pharmakologische Datensammlung. Wissenschaftliche Verlagsgesellschaft Stuttgart, 1999

Bracher et al. Arzneibuch-Kommentar. Wissenschaftliche Verlagsgesellschaft Stuttgart, 2013

DAZ-Beilage: Neue Arzneimittel 2002–2013, Wissenschaftliche Verlagsgesellschaft Stuttgart

DRUGDEX® Arzneimittel-Information. Wissenschaftliche Verlagsgesellschaft Stuttgart, 2005

DrugBank: www.drugbank.ca

Fachinformationen der Arzneimittelhersteller 2013, www.fachinfo.de

Lemmer B. Chronopharmakologie. 4. Aufl., Wissenschaftliche Verlagsgesellschaft Stuttgart, 2011

Schriftenreihe der Bayerischen Landesapothekerkammer, Heft 55–87, Govi Verlag, Eschborn

Merkus F.W.H.M. Arzneimittel vor, während oder nach der Mahlzeit? Ein Leitfaden für Ärzte und Apotheker. Wissenschaftliche Verlagsgesellschaft Stuttgart, 1984

Morck, H. Neue Arzneistoffe 2005–2012. Beilage zur PZ, Govi Verlag, Eschborn

Mutschler E. et al. Mutschler Arzneimittelwirkungen, 10. Aufl., Wissenschaftliche Verlagsgesellschaft Stuttgart, 2012

Rote Liste 2013, Editio Cantor Verlag, Aulendorf 2013, http://www.rote-liste.de

Saller R. et. al. Praktische Pharmakologie, 2. Aufl., F. K. Schattauer Verlag, Stuttgart 1983

Wunderer H. Arzneimittel richtig einnehmen. 2. Aufl., Govi-Verlag, Eschborn 2000

Sachregister

A

Abacavir 399
Abirateronacetat 358
Acamprostat 245
Acarbose 137
ACE-Hemmer 180
Acebutolol 186
Aceclofenac 28
Acemetacin 31
Acenocoumarol 202
Acetazolamid 231
Acetylcholinesterasehemmer 21
Acetylcystein 213
β-Acetyldigoxin 276
Acetylsalicylsäure 23
Aciclovir 391
Acitretin 410
Aescin 214
Agomelatin 119
Albendazol 58
Aldosteronantagonisten 230
Alendronat 334
Alendronsäure 334
Alfacalcidol 411
Alfuzosin 182
Algeldrat 383
Alginate 143
Aliskiren 192
Alkohol 469
Alkylantien 433
Allopurinol 254
Allylamine 208
Almotriptan 298

Aloe 284
Aloin 284
Alphablocker 182
Alprazolam 256
Alprenolol 186
Aluminiumchloridhydroxid 383
Aluminiumhydroxid 55
Aluminiummagnesiumsilikat 55
Aluminiumoxid 55, 383
Aluminiumphosphat 55
Amantadin 392
Ambroxol 209
Amfebutamon 246
Amfepramon 50
Amifampridin 331
Amilorid 233
Aminoglutethimid 438
Aminopenicilline 74
Amiodaron 67
Amisulprid 329
Amitriptylin 128
Amlodipin 188
Amoxicillin 74, 104
Amphotericin B 207
Ampicillin 74, 104
Amprenavir 404
α-Amylase-Hemmer 137
Anagrelid 196
Anastrozol 438
Androgene 359
Angiotensin-II-Rezeptorantagonisten 184
Anthrachinone 284

Antiandrogene 435
Antidepressiva
–, nicht trizyklische 122
–, tetrazyklische 128
–, trizyklische 128
Antiestrogene 361, 437
Antigestagene 362
Antikoagulantien, orale 202
Apixaban 198
Aprepitant 148
Aripiprazol 321
Aromatasehemmer 438
Artemether 76
Ascorbinsäure 413
Asenapin 321
ASS 23
Astemizol 62
AT$_1$-Blocker 184
Atazanavir 404
Atenolol 186
Atomoxetin 124
Atorvastatin 293
Atovaquon 78
Atropin 369
Atypische Neuroleptika 321
Axitinib 464
Azalide 79
Azathioprin 263
Azelastin 62
Azidocillin 109
Azidothymidin 399
Azilsartan 184
Azithromycin 79
Azole 204
Azosemid 234
AZT 399

B

Baclofen 312
Ballaststoffe 471
Bambuterol 221
Bamipin 62
Barbiturate 159
Basistherapeutika 25
Bazedoxifen 337
Bemetizid 236
Benazepril 180
Bendroflumethiazid 236
Benfotiamin 414
Benperidol 324
Benproperin 210
Benserazid 343
Benzbromaron 252
Benzocain 72
Benzodiazepine 256
– als Muskelrelaxanzien 313
Benzydamin 311
Betablocker 186
Betahistin 149
Betamethason 225
Bethanecholchlorid 379
Bezafibrat 292
Bicalutamid 435
Biguanide 130
Bilastin 62
Biotin 415
Biperiden 339
Bisacodyl 288
Bisoprolol 186
Bisphosphonate 334
Boceprevir 402
Bornaprin 339
Bosutinib 465

Brivudin 393
Bromazepam 256
Bromhexin 209
Bromocriptin 344
Brotizolam 256
Budipin 341
Bumetanid 234
Bunazosin 182
Buprenorphin 35
Bupropion 246
Busulfan 433
Butyrophenon-Typ 324

C

Calcidiol 416
Calcifediol 416
Calcimimetikum 351
Calcitriol 417
Calcium 300
Calciumacetat 383
Calciumantagonisten 188
Calciumcarbonat 54, 383
Candesartan 184
Capecitabin 440
Captopril 180
Carbamazepin 161
Carbergolin 344
Carbidopa 343
Carbimazol 356
Carboanhydrasehemmer 231
Carbocistein 213
Carmelose 143
Carvedilol 186
Cascara 284
Catechol-O-Methyl-Transferase-Hemmer 342

CCR5-Inhibitoren 394
Cefaclor 81
Cefadroxil 81
Cefalexin 81
Cefixim 81
Cefpodoximproxetil 81
Ceftibuten 81
Cefuroximaxetil 81
Celecoxib 26
Celiprolol 186
Cephalosporine 81
Cerivastatin 293
Cetirizin 62
Chenodesoxycholsäure 224
Chinidin 69
Chinin 69
Chininhaltige Limonaden 472
Chitin 143
Chloralhydrat 258
Chlorambucil 433
Chloramphenicol 83
Chlordiazepoxid 256
Chlormadinon 364
Chloroquin 25, 97
Chlorothiazid 236
Chlorprothixen 327
Chlortalidon 236
8-Chlortheophyllin 152
Ciclosporin 265
Cilazapril 180
Cilostazol 197
Cimetidin 373
Cinacalcet 351
Cinnarizin 239
Ciprofloxacin 89
Cisaprid 283

Citalopram 125
Clarithromycin 95
Clavulansäure 104
Clemastin 62
Clenbuterol 221
Clindamycin 93
Clobazam 256
Clobutinol 210
Clodronat 334
Clodronsäure 334
Clofibrat 292
Clomipramin 128
Clonazepam 256
Clonidin 194
Clopidogrel 200
Clozapin 321
Codein 35
Coffein 49
Colchicin 251
Colesevelam-HCl 295
Colestilan 380
Colestyramin 295
COMT-Hemmer 342
Cotrimoxazol 84, 85
COX-2-Hemmer 26
Coxibe 26
Crizotinib 460
CSE-Hemmer 293
Cyanocobalamin 419
Cyclophosphamid 433
CYP17A1-Inhibitor 358
Cyproteronacetat 435

D

Dabigatran 199
Dabrafenib 448
Dantrolen 314
Dapagliflozin 131
Dapoxetin 387
Darifenacin 381
Darunavir 404
Dasatinib 465
Deflazacort 225
Desloratadin 62
Desmopressin 262
Desogestrel 364
Dexamethason 225
Dexamfetamin 50
Dexchlorpheniramin 62
Dexibuprofen 43
Dexketoprofen 43
Dextrometorphan 210
DHA 76
Diaminobenzylpyrimidine 85
Diazepam 256
Dibenzepin 128
Diclofenac 28
Didanosin 399
Dienogest 364
Digitoxin 276
Digoxin 276
Dihydroartemisinin 76
Dihydrocodein 35, 210
Dihydroergotamin 296
Dihydroergotoxin 296
Dihydropyridin-Typ 188
Dihydrotachysterol 420
Dimenhydrinat 152
Dimercaptopropansulfonsäure 147
Dimethicon 223
Dimethylfumarat 228
Dimetinden 62

Dipeptidylpeptidase-Inhibitoren 132
Diphenhydramin 152, 260
Distigminbromid 370
DMARD 270
DMPS 147
Dolasetron 157
Domperidon 150
Donepezil 21
Dopadecarboxylasehemmer 343
Doxazosin 182
Doxepin 128
Doxycyclin 113
Doxylamin 260
DPP-Hemmer 132
Dronabinol 151
Dronedaron 67
Dropropizin 210
Drospirenon 364
Duloxetin 388
Dutasterid 357

E

Ebastin 62
Efavirenz 407
Eisen 302
Eiweiß 473
Eletriptan 298
Elvitegravir 396
Emtricitabin 399
Enalapril 180
Endothelin-Rezeptorantagonisten 190
Enkephalinase-Inhibitor 139
Enoxacin 89
Entacapon 342
Enzalutamid 363
Enzyminhibitoren 441

Ephedrin 50
Eplerenon 230
Eprosartan 184
Ergot-Dopaminagonisten 344
Ergotamin 296
Erlotinib 460
Erythromycin 95
Escitalopram 125
Eslicarbazepinacetat 161
Esomeprazol 378
17 β-Estradiol 366
Estradiolvalerat 366
Estriol 366
Estrogene 366
Etacrynsäure 234
Ethambutol 87
Ethanol 469
Ethinylestradiol 366
Ethosuximid 173
Etidronat 334
Etidronsäure 334
Etofibrat 292
Etofyllinclofibrat 292
Etoposid 442
Etoricoxib 26
Etravirin 407
Everolimus 267
Exemestan 438
Ezetimib 291

F

Faktor-Xa-Inhibitoren 198
Famciclovir 391
Famotidin 373
Fampridin 331
Febuxostat 254

Felodipin 188
Fenofibrat 292
Fenoterol 221
Fentanyl 35
Fesoterodin 381
Fett 474
Ω-3-Fettsäuren 481
Fexofenadin 63
Fibrate 292
Fidaxomicin 88
Finasterid 357
Fingolimod 269
Flavoxat 371
Flecainid 70
Fleroxacin 89
Flohsamen 285
Flucloxacillin 109
Fluconazol 204
Flucortolon 225
Fludrocortison 227
Flunitrazepam 256
Fluoridpräparate 336
5-Fluoruracil 440
Fluoxetin 125
Fluphenazin 327
Flupirtin 30
Flurazepam 256
Fluspirilen 326
Flüssigkeiten 487
Flutamid 435
Fluvastatin 293
Fluvoxamin 125
Folsäure 421
Fosamprenavir 404
Fosfestrol 443
Fosinopril 180

Frovatriptan 298
Fruchtsäfte 475
Füll-und Quellstoffe 285
Fumarsäureester 228
Fumarsäurehalbester 228
Furosemid 234

G

Gabapentin 163
Galantamin 21
Gallensäuren 224, 476
Gallopamil 193
Ganciclovir 395
Gefitinib 460
Gemfibrozil 292
Gerbstoffhaltige Nahrungsmittel 485
Gestagene 364, 444
Gestoden 364
Ginkgo-Extrakt 240
Glibenclamid 135
Glibornurid 135
Gliclazid 135
Glimepirid 135
Glinide 133
Glipizid 135
Gliptine 132
Gliquidon 135
Glisoxepid 135
Glitazone 134
Glucocorticoide 225
Glucosamin 422
Glyceroltrinitrat 280
Granisetron 157
Grapefruit 477
Griseofulvin 206
Grüner Tee 485

Guaifenesin 212
Guar 143
Guarana 485
Gyrasehemmer 89

H

H$_1$-Antihistaminika 62, 152, 260
H$_2$-Antihistaminika 373
Haloperidol 324
HCT 236
Hedgehog-Inhibitoren 445
Herzglykoside 276
HMG-CoA-Reduktase-Hemmer 293
5-HT$_3$-Antagonisten 157
5-HT$_4$-Rezeptoragonisten 283
Hydrochlorothiazid 236
Hydrocodon 35
Hydrocortison 225
Hydromorphon 35
Hydrotalcid 55
Hydroxychloroquin 25, 97
Hydroxyzin 66

I

I$_f$-Kanalblocker 278
Ibandronsäure 334
Ibuprofen 43
Ichthyol 229
Idarubicin 446
Imatinib 465
Imipramin 128
Indapamid 232
Indinavir 404
Indirekte Parasympathomimetika 370
Indirekte Sympathomimetika 50
Indometacin 31

INH 91
Insulin-Sensitizer 134
Integraseinhibitoren 396
Iod 353
Ionenaustauscher 380
Ionenaustauscher zur Cholesterinsenkung 295
Ipratropiumbromid 71
Irbesartan 184
ISDN 280
ISMN 280
Isoniazid 91
Isonicotinsäurehydrazid 91
Isosorbitdinitrat 280
Isosorbitmononitrat 280
Isotretinoin 423
Isradipin 188
Itraconazol 204
Ivabradin 278
Ivacaftor 216

J

JAK-Inhibitoren 447
Janus-Kinase-Inhibitoren 447
Josamycin 95

K

Kaffee 479
Kalium 304
Kaliumiodid 353
Kaliumkanalblocker 67
Kaliumkanalöffner 170
Kaliumsparende Diuretika 233
Kaliumsparer 233
Ketoconazol 204
Ketolide 95

Ketoprofen 43
Ketotifen 63
Kinase-Inhibitor 448
Kohle, medizinische 142
Kohlenhydrate, resorbierbare 482

L

Labetalol 186
Lacidipin 188
Lacosamid 164
β-Lactamase-Inhibitoren 104
Lactitol 286
Lactulose 286
Lamivudin 399
Lamotrigin 165
Lansoprazol 378
Lanthan-Salze 383
Lanthancarbonat 383
Lapatinib 462
Laxanzien 288
L-Dopa 345
Leflunomid 270
Leinsamen 285
Lenalidomid 449
Letrozol 438
Leukotrienantagonisten 217
Levacetylmethadol 35
Levetiracetam 166
Levocetirizin 63
Levodopa 345
Levodropropizin 210
Levofloxacin 89
Levomepromazin 327
Levomethadon 35
Levonorgestrel 364
Levothyroxin 354

Lidocain 72
Limonaden 483
Linaclotid 289
Linagliptin 132
Lincomycin 93
Lincosamide 93
Liothyronin 354
α-Liponsäure 350
Lisdexamfetamin 50
Lisinopril 180
Lithium 118
Lofepramin 128
Lokalanästhetika 72
Lomustin 451
Loperamid 141
Lopinavir 404
Loprazolam 257
Loracarbef 81
Loratadin 63
Lorazepam 257
Lormetazepam 256
Lornoxicam 38
Losartan 184
Lovastatin 293
Loxapin 321
L-Thyroxin 354
Lumefantrin 94
Lynestrenol 364

M

M_3-Rezeptorenblocker 381
Macrogol 290
Magaldrat 55
Magnesium 306
Magnesiumcarbonat 54
Magnesiumhydroxid 54

Magnesiumoxid 54
Makrolide 95
Malariatherapeutika 97
Manidipin 188
MAO-Hemmstoffe 120
MAO–B-Hemmstoffe 347
Maprotilin 128
Maraviroc 394
Mate-Tee 485
MCP 155
Mebendazol 58
Meclozin 154
Medazepam 257
Medizinische Kohle 142
Medroxyprogesteron 444
Mefloquin 97
Megestrolacetat 444
Melagatran 199
Melatonin 119
Melatoninagonisten 119
Meloxicam 38
Melperon 324
Melphalan 433
Memantin 346
Mephenesin 315
Mercaptopurin 263
Mesalazin 375
Mesterolon 359
Mestranol 366
Mesuximid 173
Metamizol 45
Metformin 130
Methocarbamol 316
Methotrexat 452
Methyldopa 191
Methylergometrin 296

Methylphenidat 50
Methylprednisolon 225
Metildigoxin 276
Metoclopramid 155
Metoprolol 186
Metronidazol 101
Mianserin 128
Miconazol 204
Midazolam 257
Mifepriston 362
Miglitol 137
Miglustat 249
Milch 480
Milchprodukte 480
Mineralcorticoide 227
Minocyclin 113
Minoxidil 279
Mirtazapin 123
Mizolastin 63
Moclobemid 120
Modafinil 52
Moexipril 180
Molsidomin 280
Monoaminoxidase-B-Hemmstoffe 347
Monoaminoxidase-Hemmstoffe 120
Montelukast 217
Morphin 35
Moxifloxacin 89
Moxonidin 194
MTX 452
Multikinase-Inhibitoren 454
Muscarinrezeptorantagonisten 381
Muskelrelaxanzien 319
Mutterkornalkaloide 296
Mycophenolatmofetil 271
Myotonolytika 319

N

N-Butylscopolamin 371
Na⁺-Kanalblocker 72
Nabumeton 33
Nadolol 186
Naftidrofuryl 241
Naloxon 34
Naltrexon 34
Naproxen 43
Naratriptan 298
Natamycin 207
Nateglinid 133
Natriumbituminosulfonat 229
Natriumfluorid 336
Natriumfluorophosphat 336
Natriumpicosulfat 288
Natriumselenit 308
Natriumvalproat 177
Nefazodon 122
Nelfinavir 404
Neostigminbromid 370
Neuroleptika 324, 326, 327, 329
–, atypische 321
Nevirapin 407
Niacin 425
Nicardipin 188
Nicergolin 242
Nicht trizyklische Antidepressiva 122
Niclosamid 59
Nicotin 247
Nicotinamid 425
Nicotinsäureamid 425
Nifedipin 188
Nilotinib 465
Nimodipin 188
Nimorazol 101

Nisoldipin 188
Nitisinon 250
Nitrate 280
Nitrazepam 257
Nitrendipin 188
Nitrofurantoin 99
Nitroglycerin 280
Nitroimidazole 101
Nitroprussid-Natrium 280
Nizatidin 373
Nomegestrolacetat 364
Non-Ergot-Dopaminagonisten 349
Nordazepam 257
Norethisteron 364
Norfloxacin 89
Norpseudoephedrin 50
Nortriptylin 128
Noscapin 210
Novaminsulfon 45
NRTI 399
Nukleosidanaloga 393, 398, 399
Nystatin 207

O

Ofloxacin 89
Olanzapin 321
Olmesartan 184
Olsalazin 375
Omeprazol 378
Ondansetron 157
Opioidantagonisten 34
Opioide 35
Opipramol 128
Orciprenalin 221
Orlistat 53
Orphenadrin 317

Oseltamivir 401
Östrogene 366
Oxazepam 257
Oxazolidinone 103
Oxcarbazepin 161
Oxicame 38
Oxybutynin 371
Oxycodon 36
Oxytetracyclin 115

P

Paliperidon 321
Palonosetron 157
Pantoprazol 378
Paracetamol 40
Parasympatholytika 371
Parasympathomimetika, indirekte 370
Paroxetin 125
Pazopanib 454
PDE-4-Inhibitor 218
PDE-5-Hemmer 385
Pefloxacin 89
PEG 290
Penbutolol 186
Penicillin V 109
Penicilline 104
Pentaerythrityltetranitrat 280
Pentazocin 36
Pentoxifyllin 243
Pentoxyverin 210
Perampanel 167
Perazin 327
Pergolid 344
Perindopril 180, 232
Perphenazin 327
Pethidin 36

Phenazon 45
Phenobarbital 159
Phenolphthalein 288
Phenothiazin-Typ 327
Phenoxymethylpenicillin 109
Phenprocoumon 202
Phenylbutazon 42
Phenylephrin 50
Phenylpropanolamin 50
Phenytoin 168
Phosphatbinder 380, 383
Phosphodiesterase-4-Hemmstoffe 218
Phosphodiesterase-5-Hemmstoffe 385
Phytomenadion 426
Pimozid 326
Pindolol 186
Pioglitazon 134
Pipamperon 324
Piperaquin 97
Piracetam 244
Pirenzepin 377
Piretanid 234
Pirfenidon 272
Piribedil 349
Piroxicam 38
Pitavastatin 293
Polyenantimykotika 207
Polyethylenglycol 290
Pomalidomid 449
Ponatinib 465
Posaconazol 204
PPI 378
Pramipexol 349
Prasugrel 200
Pravastatin 293
Praziquantel 60

Prazosin 182
Prednisolon 225
Prednison 226
Prednyliden 226
Pregabalin 163
Pridinolmesilat 318
Primidon 159
Probenecid 252
Procain 72
Procainamid 72
Procarbazin 456
Procyclidin 339
Profene 43
Proguanil 97
Promazin 327
Promethazin 327
Propafenon 73
Propicillin 109
Propiverin 371
Propranolol 186
Propylthiouracil 356
Propyphenazon 45
Proscillaridin 276
Proteaseinhibitoren 404
Proteaseinhibitoren zur
  Hepatitis-C-Therapie 402
Protonenpumpenblocker 378
Prucaloprid 283
Pseudoephedrin 50
Pyrazinamid 106
Pyrazolone 45
Pyridostigminbromid 370
Pyridoxin 427
Pyrimethamin 85
Pyrviniumembonat 61

Q
Quellstoffe 143
Quetiapin 330
Quinapril 180

R
Rabeprazol 378
Raloxifen 337
Raltegravir 396
Ramipril 180
Ranitidin 373
Ranolazin 282
Rapamycin 273
Rasagilin 347
Reboxetin 124
5α-Reduktase-Inhibitoren 357
Renininhibitoren 192
Repaglinid 133
Resorbierbare Kohlenhydrate 482
Retigabin 170
Retinol 428
Retinolpalmitat 428
Reverse-Transkriptase-Inhibitoren
–, nicht nukleosidische 407
–, nukleosidische 399
Rheumatherapie 25
Ribavirin 409
Riboflavin 430
Rifampicin 107
Rifaximin 108
Rilpivirin 407
Riluzol 333
Risedronat 334
Risedronsäure 334
Risperidon 321
Ritonavir 404

Sachregister

Rivaroxaban 198
Rivastigmin 21
Rizatriptan 298
Rofecoxib 26
Ropinirol 349
Rosiglitazon 134
Rosuvastatin 293
Roxatidinacetat 373
Roxithromycin 95
Rupatadin 63
Ruxolitinib 447

S

Salbutamol 221
Saquinavir 404
Sartane 184
Saure Getränke 483
Saxagliptin 132
Schleifendiuretika 234
Schmalspektrumpenicilline 109
Schwarztee 485
Sedativa 260
Sekretolytika 213
Sekretomotorika 213
Selegilin 347
Selektive Estrogenrezeptor-Modulatoren 337
Selektive Noradrenalin-Wiederaufnahmehemmer 124
Selektive Serotonin-Wiederaufnahmehemmer 125
Selen 308
Sennes 284
Sennosid B 284
SERM 337
Serotonin-Noradrenalin-Wiederaufnahmehemmer 388
Serotonin-Wiederaufnahmeverstärker 127
Serotoninantagonisten 157
Sertindol 321
Sertralin 125
Setrone 157
Sevelamer 380
Sildenalfil 385
Silikone 223
Silodosin 182
Simethicon 223
Simvastatin 293
Sirolimus 273
Sitagliptin 132
Smektid 145
Solifenacin 381
Sorafenib 454
Sotalol 186
Sparfloxacin 89
Spasmolytika 371
Spiramycin 95
Spirapril 180
Spironolacton 230
SSRI 125
Statine 293
Stavudin 399
Stickstofflost-Analoga 433
Stiripentol 171
Strontiumranelat 338
Succinimide 173
Sucralfat 57
Sulbactam 104
Sulfadiazin 111
Sulfalen 111

Sulfamethoxazol 84, 111
Sulfasalazin 375
Sulfonamide 111
Sulfonylharnstoffe 135
Sulpirid 329
Sulpirid-Typ 329
Sultamicillin 104
Sultiam 174
Sumatriptan 298
Sunitinib 454
Sympathomimetika 50
α_2-Sympathomimetika 194
β_2-Sympathomimetika 221

T

Tabakprodukte 484
Tacrin 21
Tacrolimus 274
Tadalafil 385
Talinolol 186
Tamoxifen 437
Tamsulosin 182
Tanninalbuminat 146
Tapentadol 36
Tee 485
Tegafur 457
Telaprevir 402
Telithromycin 95
Telmisartan 184
Temazepam 257
Temozolomid 434
Tenofovir 399
Tenoxicam 38
Terazosin 182
Terbinafin 208
Terbutalin 221

Terfenadin 63
Teriflunomid 275
Tertatolol 186
Testolacton 458
Testosteronundecanoat 359
Tetracyclin 115
Tetracycline 113, 115
Tetrahydrocannabinol (THC) 151
Tetrazepam 313
Tetrazyklische Antidepressiva 128
Tetroxoprim 85
Thalidomid 449
Theophyllin 219
Thiamazol 356
Thiamin 414
Thiazide 236
Thiazolidindione 134
Thioridazin 327
Thrombininhibitoren 199
Thrombozytenaggregationshemmer 200
Thyreostatika 356
Tiagabin 175
Tianeptin 127
Tibolon 367
Ticagrelor 200
Ticlopidin 200
Tilidin 36
Tiludronsäure 334
Timolol 186
Tinidazol 101
Tipranavir 404
Tizanidin 319
Tocopherolacetat 431
Tolbutamid 135
Tolcapon 342

Tolperison 320
Tolterodin 381
Tolvaptan 238
Topiramat 176
Torasemid 234
Toremifen 437
Tramadol 47
Trandolapril 180
Tranquillans 66
Tranylcypromin 120, 486
Trazodon 122
Treosulfan 459
Tretinoin 432
Triamcinolon 226
Triamteren 233
Triazolam 257
Triflupromazin 327
Trihexyphenidyl 339
Trimethoprim 84, 85
Trimipramin 128
Triphenylmethan-Typ 288
Triptane 298
Trizyklischen Antidepressiva 128
Trofosfamid 434
Tropisetron 157
Trospiumchlorid 371
Troxerutin 215
Tyramin 486
Tyrosinkinaseinhibitoren 460, 462, 465

U

Urapidil 182
Urikosurika 252
Ursodeoxychol 224

V

Valaciclovir 391
Valdecoxib 26
Valganciclovir 395
Valproinsäure 177
Valsartan 184
Vancomycin 117
Vandetanib 463
Vaptane 238
Vardenafil 385
Vareniclin 248
Vemurafenib 448
Venlafaxin 388
Verapamil 193
Vigabatrin 178
Vildagliptin 132
Vitamin A 428
Vitamin-A-Säure 432
Vitamin B_1 414
Vitamin B_2 430
Vitamin B_3 425
Vitamin B_6 427
Vitamin B_7 415
Vitamin B_{12} 419
Vitamin C 413
Vitamin E 431
Vitamin H 415
Vitamin K 426
Vitamin-K-Antagonisten 202
Voriconazol 204

W

Warfarin 202
Wasser 487
Weingeist 469

X

Xanthinoxidase-Inhibitoren 254
Ximelagatran 199
Xipamid 236

Y

Yohimbin 390

Z

Zalcitabin 399
Zaleplon 261
Zidovudin 399
Zink 309
Ziprasidon 321
Zofenopril 180
Zolmitriptan 298
Zolpidem 261
Zonisamid 179
Zopiclon 261
Zotepin 321
Zuclopenthixol 327

Die Autoren

Jürgen Krauß

Jürgen Krauß (Jg. 1968) hat an der TU Braunschweig Pharmazie studiert und von 1995–1998 dort im Fach pharmazeutische Chemie promoviert. Herr Krauß ist Fachapotheker für pharmazeutische Analytik. Seit 1998 ist Herr Krauß wissenschaftlicher Mitarbeiter am Lehrstuhl von Herrn Prof. Dr. F. Bracher, seit 2012 akademischer Rat ebenda (36 Originalarbeiten, 10 Bücher und Buchbeiträge, über 50 Vorträge). 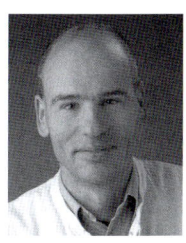 Neben der universitären Laufbahn ist Herr Krauß seit seiner Promotion bis heute in verschiedenen Apotheken tätig gewesen. Herr Krauß ist seit über 10 Jahren als Referent im Rahmen von Fort- und Weiterbildungsseminaren der Bayerischen Landesapothekerkammer tätig.

Doris Unterreitmeier

Doris Unterreitmeier (geb. 1975) hat an der LMU München Pharmazie studiert und anschließend am Lehrstuhl von Prof. Dr. F. Bracher im Fach pharmazeutische Chemie promoviert. Nach anschließender Tätigkeit in verschiedenen Apotheken hat Frau Unterreitmeier die Jahn Apotheke Gräfelfing als Inhaberin übernommen. Frau Unterreitmeier ist Mitglied des Vorstandes der Bayerischen Landesapothekerkammer und der 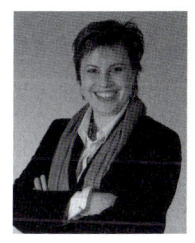 Regionalgruppe Oberbayern des Bayerischen Apothekerverbandes.

Petra Müller

Petra Müller (Jg. 1973) hat an der LMU München Pharmazie studiert und sich im Anschluss zur Fachapothekerin für Offizinpharmazie mit den Zusatzqualifikationen „Ernährungsberatung" und „Pharmazeutische Betreuung von Diabetespatienten" weitergebildet. Frau Müller hat 15 Jahre Berufserfahrung in der öffentlichen Apotheke. Daneben war sie als Dozentin der bayerischen Landesapothekerkammer für Fortbildungsver-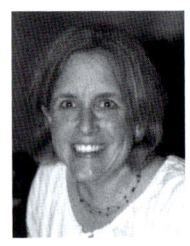
anstaltungen im Bereich Diabetes- und Ernährungsberatung und als Prüferin in den mündlichen Abschlussprüfungen zur Pharmazeutisch Technischen Assistentin tätig.

Seit 2011 unterrichtet Frau Müller als Lehrkraft für Arzneimittelkunde, Apothekenpraxis und Chemie an der Berufsfachschule für PTA in München.